江苏健康和信息消费服务业发展研究报告

2019

主 编　程永波

南京大学出版社

图书在版编目(CIP)数据

江苏健康和信息消费服务业发展研究报告. 2019 /
程永波主编. —南京：南京大学出版社，2020.7
ISBN 978 - 7 - 305 - 23373 - 9

Ⅰ. ①江… Ⅱ. ①程… Ⅲ. ①医疗保健事业—卫生服
务—研究报告—江苏—2019 Ⅳ. ①R199.2

中国版本图书馆 CIP 数据核字(2020)第 092217 号

出版发行　南京大学出版社
社　　址　南京市汉口路 22 号　　　　邮　　编　210093
出 版 人　金鑫荣
书　　名　**江苏健康和信息消费服务业发展研究报告(2019)**
主　　编　程永波
责任编辑　王日俊
助理编辑　秦　露

照　　排　南京开卷文化传媒有限公司
印　　刷　虎彩印艺股份有限公司
开　　本　787×1092　1/16　印张 17.25　　字数 422 千
版　　次　2020 年 7 月第 1 版　2020 年 7 月第 1 次印刷
ISBN 978 - 7 - 305 - 23373 - 9
定　　价　142.00 元

网　　址：http://www.njupco.com
官方微博：http://weibo.com/njupco
官方微信号：njupress
销售咨询热线：(025)83594756

指 导 委 员 会

主　任　张为付

副主任　宣　烨

委　员　李　杏　杨向阳　原小能　杨继军

编 辑 委 员 会

主　　编　程永波

副主编　杨向阳

编写人员　刘凯丰　夏　秋　夏　勇　吴永亮
　　　　　占　华　张晓磊　郑　玉

本书为江苏高校优势学科建设工程资助项目(PAPD)、江苏高校人文社会科学校外研究基地"江苏现代服务业研究院"、江苏高校现代服务业协同创新中心和江苏省重点培育智库"现代服务业智库"的阶段性研究成果。

书　　　名:江苏健康和信息消费服务业发展研究报告(2019)

主　　　编:程永波

出　版　社:南京大学出版社

目　录

第一篇　综合篇

第二篇　地区篇

第三篇　行业篇

第四篇　政策篇

第一篇　综合篇

第一章　国际健康消费服务业发展状况

作为具有巨大发展潜力的新兴产业,健康服务产业是以维护和促进人类身心健康为目标的各种服务产业的总称,主要包括医疗卫生服务、健康管理与促进服务、健康保险和保障服务以及其他与健康相关的服务等核心内容。美国著名经济学家保罗·皮尔泽将健康服务业定义为继 IT 产业之后的全球"财富第五波",目前已经成促进全球经济发展和社会公平的主要动力。近年来兴起的大健康产业更是为消费服务产业发展赋予了新的内涵,已经成为衡量经济发展和社会进步的重要标志,也越来越受到世界各国的普遍关注和高度重视。近年来,我国健康服务行业保持了高速增长,2019 年国内大健康产业产值预计将超过 7 万亿,占 GDP 比重有望突破 10%,为国民经济持续稳定发展增添了强劲动力。随着人均收入增长以及人口老龄化趋势日益显著,谋求健康服务业的发展已经成为世界各国实现经济社会可持续发展的迫切需要。

第一节　健康产业发展现状分析

一、健康消费服务业发展现状

(一)全球健康消费支出逐年增加

近年来,随着全球经济发展引致的居民收入水平快速增长,世界各国居民对健康需求的重视程度日益增加,全球健康投入也呈逐年增长趋势。世界卫生组织发布的全球卫生支出报告显示,现阶段全球卫生支出的增长速度超过了其他经济部门,占全球国内生产总值的 10% 左右。对中低收入国家而言,自 2000 年以来,政府的卫生支出增长尤为明显,平均增速达到 6%,高于高收入国家的 4%。图 1-1 显示,全球医疗费用在 2012 年为 9.5 万亿美元,2016 年达到 11.4 万亿美元,平均增速为 4.7%。同时,医疗费用占 GDP 的比重也保持了相应增长,从 2012 年的 9.4% 增至 2016 年的 10.5%,保持了较高的增速。

总体而言,高收入国家医疗健康支出比例最高,中低收入国家对健康产业的投入规模有待增加。其中,三分之一的 OECD 国家

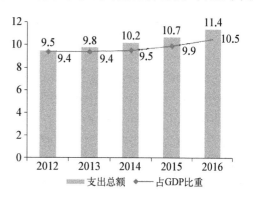

图 1-1　2012—2016 年全球医疗费用
开支及占 GDP 比重

数据来源:世界银行。

人均医疗开支超过了 2 000 美元，远超其他发展中国家。图 1-2 列出了 2018 年人均医疗开支排名前十的国家。可以看出，美国是现阶段医疗投入最高的国家，近十年来的人均医疗卫生支出呈现显著增加趋势，2018 年达到了 10 586 美元。德国、瑞典、加拿大、法国、日本、英国等国紧随其后，均超过了 4 000 美元。不仅如此，发展中国家的人均医疗支出也增长迅猛，如俄罗斯的人均医疗支出在 2012 年为 887 美元，2018 年为 1 514 美元，翻了将近一番。同期，中国的人均医疗卫生支出也从 322 美元增至 601 美元。根据德勤发布的《2019 全球医疗健康展望》报告，2013—2017 年全球医疗健康支出年增长率为 2.9%，并且其预测 2018—2022 年增长率将达到 5.4%，2022 年全球医疗健康支出预计将达到 10.059 兆美元（即 100 590 亿美元）。

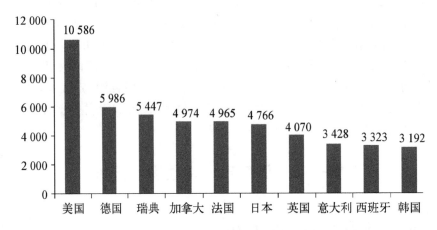

图 1-2 2018 年发达国家人均医疗支出费用（单位：美元）
数据来源：《2019 全球医疗健康展望》

相比之下，中国的健康服务业仍处于起步阶段，中国医疗健康支出指标严重低于世界平均值，未来成长空间巨大。2018 年，中国医疗卫生支出为 5.95 万亿元，占同期国内生产总值的比重为 5%，不足美国的 1/3。世界卫生组织数据显示，2018 年中国医疗卫生支出占 GDP 比重在全球排 145 位，具备巨大的增长潜力。

（二）全球健康服务市场需求旺盛

世界人口老龄化趋势的加快、慢性病和亚健康状态的日益普遍以及环境和气候的变化等为世界健康服务业创造了广阔的发展空间，全球健康服务市场需求空前巨大。

首先，世界人口老龄化为健康服务业的发展提供巨大空间。人口老龄化是世界各国面对的最严峻的社会问题之一。联合国人口发展基金会的统计数据显示，截至 2018 年底，全球 65 岁以上人口约为 7.05 亿，而 0—4 岁人口约为 6.8 亿，人类 65 岁以上人口数量有史以来第一次超过 5 岁以下人口数量。由图 1-3 可以看出，1960 年，全世界 65 岁及以上人口占比为 4.97%，到 2000 年，世界人口老年占比为 6.89%，40 年间仅增长了 1.92%。但进入 21 世纪，到 2019 年，世界老年占比已达到 9%，仅仅 19 年之间就"衰老"了 2.11%。

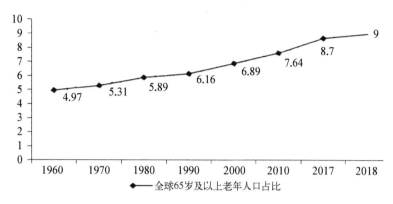

图 1-3 全球 65 岁及以上老年人口占比（单位：%）
数据来源：世界银行。

目前，全球 60 岁以上的人口已达到 8.1 亿，占全世界总人口的 11%；预计到 2050 年，60 岁以上的人口将达到 20.3 亿，占全世界总人口的 22%。目前，全世界 9 个人之中就有 1 人在 60 岁或 60 岁以上，预计到 2050 年，这个比例将会增加至 5 人中有 1 人。目前，日本是全球人口老龄化最严重的国家，65 岁以上人口比例达到了 27%，排名世界第一，而意大利 23%、德国 21% 位居第二和第三名。

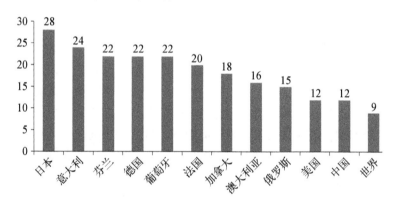

图 1-4 世界人口老龄化趋势（单位：%）
数据来源：世界银行。

由此可见，世界人口老龄化将给社会养老带来巨大压力，老龄人口的增多对世界各国医疗健康提出了新的要求，也为健康服务业的发展提供了广阔的市场前景。具体地，与养老相关的老年保健与医药用品、医疗器械以及其他健康辅助器具等健康产品的生产销售将迎来新的发展机遇。

其次，慢性病和亚健康状态的日益普遍极大地促进前端化健康服务业的发展。现代社会中，人们生活方式的改变使慢性病取代传染病成为 21 世纪人类健康的主要威胁，是世界人口死亡的主要原因。根据世界卫生组织发布的报告，在过去的十年中，世界十大死因主要有缺血性心脏病、中风、慢性阻塞性肺病、下呼吸道感染、阿尔兹海默病和其他痴呆症、肺癌、糖尿病、道路交通伤害、腹泻病和结核病。其中，非传染性疾病占六位，以中风与慢性阻塞性肺病等为代表的慢性病具有病程长、病因复杂、健康损害严重等特点，对健康服务的需求巨大。此外，全世界处于亚健康状态的人口也较多。据世界卫生组织公布的全球调查结果显示，全世界有75％的人处于亚健康状态，真正健康的人口仅占5％，上述亚健康问题日益引起世界各国人民的广泛关注，这些都将为健康消费服务业的发展带来前所未有的机遇。

专题阅读：世界卫生组织发布最新全球十大死因

据世界卫生组织（WHO）统计，2016年全球5 690万死亡人数中，半数以上（54％）缘于十大原因。缺血性心脏病和中风是最大"杀手"，2016年共造成1 520万例死亡。这两种疾病在过去15年里一直是全球人口的主要死亡原因。2016年，慢性阻塞性肺病夺走了300万人的生命；肺癌（包括气管和支气管癌）造成170万人死亡。相较2000年糖尿病导致死亡人数约100万人，2016年为160万人。2000年至2016年期间，痴呆症死亡人数增加了一倍以上，在死亡原因中也从排名第14名跃居为2016年的第五名。下呼吸道感染仍是最致命的传染病，2016年在全世界范围内造成了300万人死亡。2000年至2016年期间，腹泻病死亡人数减少了近100万，但在2016年仍导致了140万人死亡。同期，结核病死亡人数虽有所减少，但仍是十大死亡原因之一，死亡人数为130万人。艾滋病毒感染/艾滋病已经不再是十大死因之一，2000年为150万人，而2016年死亡人数则降低到100万人。2016年，道路交通伤害造成了140万人死亡，其中约74％为成年男性和未成年人。

再次，环境污染和气候变化也为健康消费服务业的发展增添了动力。在全球经济快速增长的过程中，资源消耗和污染排放问题也日益凸显，严重影响到各国经济增长的后续空间以及居民的生命健康。时任世界卫生组织（WHO）总干事陈冯富珍、世界气象组织（WMO）秘书长佩蒂瑞·塔拉斯、联合国环境规划署（UNEP）执行主任埃里克·索尔海姆在世界卫生组织2017年1月公报上发表了题为《联合国部门携手应对导致不健康的环境根源》的评论。评论指出，每年有大约1 260万人死于与环境危害相关的疾病，比如空气污染、水污染、土壤污染和气候变化，约占全球每年死亡人数的四分之一。同时，随着城市化进程的推进，到2050年，全球66％的人口将居住在城市，这些地区将面临污染、交通拥挤、住房条件不佳、水资源和卫生服务短缺以及其他威胁健康的问题。随着环境污染造成危害日益严重，居民的环保意识与健康意识也将显著增强，用于医疗健康支出也将相应增加，这些都将为未来健康服务产业增长提供了契机。

（三）世界各国医疗体系改革为健康服务业发展提供了政策支持

考虑到健康服务业的特征，其发展离不开世界各国政府的政策支持。总体来看，现阶段无论是欧美发达国家还是发展中国家，都普遍面临医疗成本过高的问题，而这显然无益于健康服务产业的发展壮大。对此，推行医疗制度改革为解决上述问题提供了有效的途径。作为世界人均医疗支出最高的国家，美国一直致力于通过医疗体制改革以提升其医疗效率。美国于2014年开始实行新的医疗体制改革方案，医改法案把医保覆盖到全美国3 200多万目前没有医保的人，从而实现全民医保的目标。相应地，中国也在积极推进医疗体制改革,力争为健康服务业的发展提供了良好的政策环境。国务院于2013年公布了《关于促进健康服务业发展的若干意见》,该意见提出,到2020年基本建立覆盖全生命周期的健康服务业体系,健康服务业(包括医疗护理、康复保健、健身养生等众多领域)总规模达到8万亿元以上。此外,2016年以来,我国密集出台了《"健康中国2030"规划纲要》《全民健身计划(2016—2020年)》《"十三五"卫生与健康规划》与《"十三五"深化医药卫生体制改革规划》等一系列规划纲要。此外,英国的保障产业、日本的养老产业、韩国整容业和室内绿植产业以及新加坡、泰国等国的国际医疗旅游业等都因特色鲜明。

专题阅读:英国的医疗卫生体制

英国实行福利性的全民医疗保险制度(NHS),其经费80%以上来源于中央财政,其余来自人们缴纳的国民保险费、看病处方费以及国民为享受及时、较高档次的医疗服务支付的费用。英国医疗卫生总费用约占国内生产总值的7%(美国约占17%),人均3 800多美元(美国人均约7 500美元)。随着公众对医疗服务需求的持续增加,医疗卫生费用不断增长,目前年支出已达1 000亿英镑左右,财政不堪重负。新医改法案的一大目的是节约开支,拟每年节省17亿英镑。2011年英国政府向国会提交的新的健康和社会保健法案草案就提出,国家医疗服务保障即NHS要引入竞争机制。私营医疗机构、志愿者组织将能够与国家服务体系定点医院一样在NHS体系内提供医疗服务。

英国模式为中国医疗改革提供了借鉴。英国覆盖全民的医疗服务体系每年占用了政府很大一部分财政预算,由此可见,政府在公共卫生和基本医疗服务中的投入十分重要。适度市场化的医疗为改善民生发挥了积极作用。发展社区医疗是解决居民看病难、看病贵的重要举措。推进以社区为基础,社区卫生服务机构与医院分工协作的医疗卫生服务体系建设,是英国国民健康服务体系的重要经验。社区医师的主要任务是预防疾病、宣传教育和常见病的诊疗,这样既方便了群众,又改变了社区医院无事可做的现状,大大缓解了大医院的压力,更好地发挥其治疗复杂危重病症的功能。全科医师的培养是提高社区医疗质量的关键。一方面是对现有的社区医师的在岗轮训,另一方面是在医学院校开设全科医师专业。如果政府提高社区医院医务人员待遇,使同等资质的医生到社区工作的待遇好于同期留在大医院的待遇,可以吸引高层次人才进入基层社区医院;或者允许大医院的医务人员到社区医院兼职,也是解决当前社区医院医疗水平不高的办法。

(四)科学技术发展促进健康服务业升级

生物科技的重大突破为健康服务业的发展提供动力。发达国家已经将健康服务业作为经济社会发展的战略重点,并大力发展包括基因工程、细胞工程、酶工程、蛋白质工程和发酵工程等相关生物工程技术。近年来,围绕DNA重组以及干细胞技术的为核心的现代生物技术的创立和发展,为生命科学注入了新的活力,其所提供的实验方法和手段极大地促进了植物学、动物学、遗传学、生理学与生物医学等传统生物学科的发展。上述领域科技能力的提升为医药健康领域技术革新提供了可能,促进了健康消费服务产业的发展。此外,其他领域的科技进步也对未来健康服务业的发展提供新的方向,如3D打印技术、人工智能以及区块链技术的突破也为医疗健康产业的发展提供了无尽可能。

1. 3D打印

在生物技术领域,3D打印为个性化的定制疗法提供了技术支持。尤其在生物技术领域,3D打印正在被探索为制造细胞和组织产品的新方法。例如,药物和疾病模型可以在3D打印的组织上进行测试,而不是在动物或人类身上。例如,定制的白细胞可以被设计成搜寻和攻击癌细胞。尽管3D打印等新兴技术的潜力得到了广泛认可,但目前对这些技术的监管仍处于萌芽状态。

2. 人工智能

人工智能算法可以从临床试验、健康记录、基因图谱和临床前研究中分析大数据集。利用数据中的模式和趋势可以帮助以比研究人员更快的速度验证临床假设,并迅速提供新的见解。在亚太地区,越来越多的生物制药公司正在使用人工智能重构新药研发的流程,人工智能在新药研发上的应用也开始从靶点筛选向更多方面拓展。

3. 区块链

区块链是由存储、链接在数字交易上的交易块所构建的能够共享、不可修改的交易记录,它使每个患者的数据源充当完整的、不可更改的"块",然后安全地与医疗保健提供者或其他研究组织共享。区块链在医疗领域的应用在国内外关注度日渐提高,区块链的触角已遍布各行各业,助推传统行业转型升级。目前,区块链技术已逐步在医疗领域得到应用,作为一门新兴技术,正在颠覆这一行业的经营模式甚至价值链。事实上,在亚太地区,一系列的数据显示区块链技术真正的潜力可能在于通过让不同公司甚至不同行业彼此分享数字资产以促进合作。

4. 基因治疗

基因治疗为个性化疗法提供了可能性,如新的CAR-T疗法。虽然这些疗法并没有完全普及,但人类遗传学和精准医学已经逐步通过创新的生物技术改变医疗保健。鉴于约80%的罕见病具有遗传起源,预计基因治疗将继续在罕见病的治疗中发挥重要作用。亚太地区也在探索利用基因疗法治疗孤儿疾病,如用健康基因替换缺陷基因,或使突变基因失去活性等方式。

二、健康消费服务业发展特征

(一)增长速度快

结合各国的发展经验,历年来健康产业产值增速与GDP增长率保持了高度耦合,但总体上高于全球经济增长率,同时具有较小的增长波动风险。金融危机期间,健康服务产业年均增长速度仍保持在4%左右,高出全球经济增长速度近2个百分点,成为各国抵抗经济风险的稳定器和促进经济增长的重要引擎。进一步地,随着以中国为代表的发展中国家经济发展和人们生活质量的提高,全球健康服务产业相关需求将得到进一步释放。

根据 WHO 预测,2015—2020 年的年均复合增长率达到 10.9%,到 2020 年全球健康产业总产值将达到 13.39 万亿美元,届时全球人均健康支出将达到 1 882 美元,表现出强劲的增长势头。据前瞻产业研究院发布的《中国大健康产业战略规划和企业战略咨询报告》统计数据显示,截至 2017 年,我国大健康产业规模为 6.2 万亿元,预计 2020 年我国大健康产业规模将突破 10 万亿元。未来五年(2019—2023)年均复合增长率约为 12.55%,并预测在 2023 年我国大健康产业规模将达到 14.09 万亿元。

(二)就业拉动作用大

现阶段,受到居民对健康日益重视的影响,健康消费服务业已由治疗型向预防型转变,且老龄化带来的养生养老产业发展吸纳了大量的就业人数,已经成为各国稳定国内就业的重要基石。以美国为例,美国劳工部的统计数据显示,2012 年有 1 697 万人从事健康服务与社会救助工作,约占当年全国就业人数的 12%,健康服务业中的非医疗就业人数将成为增长最快的领域,预计 2022 年行业就业人数占总就业人数比重将接近 1/3。据《日本统计年鉴》显示,2016 年日本医疗福祉就业人数达 742 万人,比 2012 年的 618 万人增长 20.1%,约占全国总就业人数的 13%,是就业人数增长最快的产业。健康消费业也是吸收中国就业的重要行业,以卫生技术人员为例,观察图 1-5 可以发现,2012 年就业人数为 668 万人,2018 年增至 950 万人,占全国总就业人数的 12.2%。

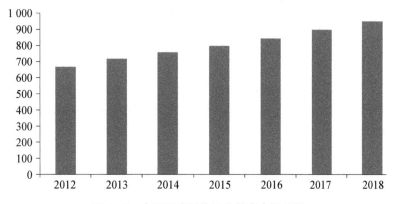

图 1-5 全国医疗机构卫生技术人员总数

数据来源:2018 年我国卫生健康事业发展统计公报。

(三)资本投入多

除技术密集型特征较为显著外,健康产业也是资本技术密集型产业,具有高投入、高风险和高效益的显著特征。以生物医药行业为例,其研发、产房和设备购入、生产与药品质量管理等环节需要大量的资金支持。加之周期较长引致的投资回报的不确定性,雄厚的资金支持是产品开发和上市的重要保证。根据公开披露交易数据显示,2018 全年医疗产业交易数量为 316 笔,交易总额达 631 亿美元。上述增长趋势在亚太地区尤为明显,该地区公开披露的交易额增长了 44%。同时,医疗界的交易主要以大型收购增多,2018 年有 8 笔交易价值超过 20 亿美元,而 2017 年只有 4 笔。总体来看,全球各个地区,医疗服务领域表现仍最为活跃,占交易数量和总额的一半以上。其次是生物制药领域,交易数量和金额均占到全球的1/4。美国仍是全球最大的医疗投资市场,2018年,北美共完成149笔交易,公开披露的交易金额总计296亿美元,远高于2017年的水平。

（四）技术含量高

技术进步是促进健康消费服务业发展的重要保证,健康服务业所依赖的生命科学已成为当今世界发展最迅速、影响最深远的科技创新领域之一,使得行业具有典型的知识密集特征。具体地,生命科学和生物技术的不断创新,推动健康产业成为最具创新力的产业,加之基因学等生物技术以及人工智能、3D打印等创新技术与产品的不断涌现,推动了行业的不断发展。也正因如此,消费服务产业的发展对于生命科学与其他相关领域的高端技术发展有着较高的依赖,也对相关企业的研发和创新能力提出了极高的要求。

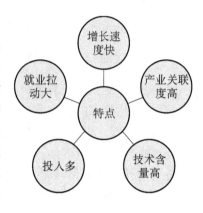

图1-6 生物医药行业的特征

（五）产业关联度高

健康产业与国民日常生活密切相关,且具有覆盖面广与融合性强等显著特征,故与其他行业关联度高、渗透性强、兼容性大。近年来,传统健康产业向大健康产业延伸拓展,健康基础产业、健康支撑产业与健康服务产业的产业融合和多元化发展趋势愈加明显。不仅如此,健康产业还与旅游、建筑等传统产业融合发展,形成了"医疗＋养生＋旅游""养老＋房地产"的模式,已经成为健康服务业新的增长点。同时,健康制造业向上下游产业链延伸的趋势也极其明显,如药企通过中草药生产基地,形成"药品制造＋观光"模式在中国有着较强的发展空间。

第二节　发达国家健康消费服务业的现状分析

一、美国健康产业的发展经验

自1935年罗斯福政府颁布了美国历史上第一部《社会保障法》后,美国社会保障制度的开端就促进了美国健康服务业的发展探索之路。至今,美国已经成为世界上健康产业发展的领头羊。大健康产业是其增速最快的产业,占国内GDP的比重接近10％,目前已稳居五大产业的行列。美国的医疗健康制度以私营医疗体制为核心,私人和家庭支付占全部健康支出的57％左右,联邦政府和州政府通过联邦医疗和联邦医助项目覆盖了43％的医疗支出。在私营医疗制度下,美国的健康产业可定义为提供预防、诊断、治疗、康复和缓和性医疗商品和服务的部门的总称,具体包括医药工业(制药、生物科技、医疗器械制造业等)、医药商业(医药批发、医药零售、医疗器械流通等)、医疗服务(医院、门诊等)、保健品(健康食品、有机食品等)、健康保健服务(医疗保险等)等领域。其中,健康服务业所占比重最大,且增速最快。接下来,主要从健康医疗产业和健康管理产业两方面加以阐述。

(一) 健康医疗产业

美国的健康医疗产业主要分为以下四个部分:医院等医疗系统、药品生产企业、健康管理服务业与医疗器械生产业。其中,不同的医疗机构具有精确的分工,满足患者不同层次的健康需求,不同机构间的竞争同时促进了各自的发展。值得提及的是,在大型医疗机构的辐射下,美国现阶段医疗资源呈现高度聚集趋势。以生物医药产业为例,美国是全球生物医药产业的最重要集聚区,其生物医药年销售额占全球总销售额 50% 左右。据统计,2018 年美国医药市场规模约为 4 850 亿美元,并以年均 5.5% 的速度保持了稳步增长,这与其日益完善的医疗保障及药品监督体系密不可分。此外,在空间布局上,美国生物医药产业的高度集聚特征也极为显著,许多州都将发展生物技术产业集群作为重要发展战略。目前已形成了旧金山、波士顿、华盛顿、北卡研究三角园、圣迭戈等五大生物技术产业集聚区。其中,位于旧金山的硅谷生物技术产业从业人员占美国生物技术产业从业人员的 50% 以上,相应的销售收入和研发投入分别约占全国总量的 60%。

现阶段美国生物医药产业产值不断趋升,并逐渐成为国家的支柱产业,究其原因,是政府、科研机构、投资机构以及企业本身共同影响的结果,主要表现为以下方面:

1. 政府给生物医药产业提供了良好的政策支持

首先,美国政府较早地意识到了生物医药产业的重要性,将其发展提升至国家战略层面,并相继出台了一系列的法律法规,为产业的发展提供了充实的法律保障。其次,政府以研发抵扣和投资抵扣等方式为生物医药产业发展提供了税收优惠。

2. 雄厚科研实力保障

生物医药产业是建立在学术研究上的产业,而保证其发展的重要因素在于研究机构的领域研究能力。美国基于生物医药产业,以大学、科研机构为依托,为生物医药业的发展培育了关键技术和充足人才。正是如此,美国的生物医药产业基本上都是围绕大学和科研院所建立起来。例如,马萨诸塞生物技术研究园附近有 8 所学院和大学,包括全国医学院前 20 名的麻省医学中心,拥有对生物技术研究开发有巨大支撑作用的最强健的大学及研究中心网络。

3. 风险投资的资金支持

鉴于生物医药产业具有开发投入大、周期长以及风险大等特点,缺乏具有冒险精神的风险资本家的支持,生物医药企业将难以起步。尤其对出于初创期的中小生物医药企业而言,没有风险投资的初期投入,就难以在市场竞争中立足,也无法实现产业化发展。美国各地政府除了采用财政激励、低息贷款等支持外,还提供包含风险投资等在内的多渠道投资来源,为企业成长提供资金保证。准确而言,风险投资不仅对美国生物医药产业有着重要的推动作用,更是推动全球生物技术革命的重要力量。

4. 生物医药产业集群的促进

生物医药产业是典型的知识密集型和资本密集型产业,其发展需要更多的资金和人力资本投入。经过多年的发展,美国形成了九大生物医药产业集聚群,集中了全国 75%

的生物医药企业,这些产业集群促进了研发人员和管理人才的集聚,进一步推动了生物医药产业的发展。龙头企业的带动。在将新创企业转变为地区性主导产业的过程中,领军企业发挥着关键的作用。在当前美国主要的生物医药产业园区中,都至少有一个相当成功的领袖型企业。如硅谷的 Genetch 和 Chiron,波士顿地区的 Biogen,圣迭戈的 IDEC 医药,华盛顿和巴尔的摩基因的 Celera 和人类基因组科学公司(HGSI)。与其他医药企业相比,生物技术企业在创造力上有着突出的要求。

5. 合理的管理模式

美国生物科技园区一般采用官、商、学共同管理模式,由政府、基金会或银行以及私营企业共同参与投资建设,组成不包括政府的董事会或者理事会,并通过招募专业管理团队对园区进行管理。政府则通过宏观规划调节、财政投入等发挥导向性的管理和调节作用。这种合作模式利用政府力量弥补了企业发展后劲不足的缺陷,为企业发展提供了良性科研智力环境,同时也避免了政府行政权力的过多干预,激发了大学和企业界的活力。

专题阅读:波士顿健康产业

波士顿位于美国东北部大西洋沿岸,人口约 460 万,是美国马萨诸塞州的首府和最大城市,也是新英格兰地区最大的城市。波士顿以医疗圣地而闻名,健康服务产业是第一支柱产业,而其中又以生物技术产业发展最为耀眼,无论是总收入,还是就业人数在当地都远高于其他产业。

医疗机构:波士顿是世界著名的健康、医疗教育和医疗研究中心,医疗服务业(包括社会援助服务)保持了快速稳定的增长,现阶段医疗服务业收入占波士顿总收入的 20% 以上,对当地就业和收入增长发挥了极大的贡献。目前,波士顿地区已经成为全球疑难杂症的研究与诊断、治疗中心,医院业务收入遥遥领先于美国医院平均收入。除各种专科医院外,波士顿拥有一整套的医疗健康服务,包括康复中心、医疗器械租赁服务、医疗咨询及管理服务、病床租赁服务、健康服务计划组织、健康服务法律机构等。

生物制药产业:马萨诸塞州是全球首屈一指的生物技术超级集群,州内有六大生物技术集聚区,波士顿—剑桥是其中的核心区,此外,还有东北区、伍斯特区、西区、128 公路以及南部海岸。州内有超过 550 家生物技术和制药公司云集,以马萨诸塞州为总部的公司有在研新药占到了全球在研药物项目的 7% 左右。

官产学研等良性互动:官产学研等良性互动是波士顿地区健康产业集群发展的保障。政府通过提供资金、政策和中介服务积极推动医疗产业发展,科研机构孕育出先进的科研成果,同时培养出大批的一流人才,企业则将科研机构研究成果产业化,推动了科研技术的推广。更为重要的是,波士顿市大力建设专业中介服务网络,促进了行业协会、政府中介、民营中介等官方及民间组织,为生物技术企业围绕研究开发、技术联系、成果转化、专利申请、风险投资以及市场开拓等整个产业链提供服务,提高了企业之间以及企业和公共教育部门之间的官产学研合作效率。

（二）健康管理产业

全球健康管理最早出现在美国,经过近 40 年的发展,美国已经形成了完善的健康服务体系,形成了政府、社区、医疗机构以及健康管理组织多方共赢的局面。从服务内容的层面分析,美国的健康管理由医疗保障系统支撑,主要服务各类群体,大致有三种模式:一是以医生作为健康管理的负责人;二是以雇主、管理者作为健康管理的负责人;三是私人、个人化的健康管理。政府制订健康管理计划"健康人民",每十年一个计划、执行、评价循环,旨在不断提高全国的健康水平;微观上,美国健康管理公司的具体运营情况是其服务对象是大众,但直接客户是健康保险公司。

从健康管理的策略上看,美国健康管理主要包含以下方式:一是生活方式管理,通过教育、激励、训练等干预手段矫正不良生活方式,以形成健康生活方式;二是自我需要管理,借助各种通讯方式使不同特征人群获悉医疗保健信息,并利用上述信息开展自我服务,满足自我需求;三是按疾病分类,为慢性病患者进行长期跟踪服务,以降低社会医疗成本,提升人群健康水平;四是重大疾病管理,对患有重大疾病的患者提供健康管理支持服务;五是伤残类人群管理,帮助伤残人士提高生活水平及能力;六是对综合性人群的管理,重点在于针对个性群体提供不同的健康管理方式[①]。

二、日本健康产业的发展经验

从 1979 年倡导中老年健康运动开始,大健康产业也一直是日本的重点投资对象,药品健康产业与养老产业发展迅速。目前,日本健康消费产业主要涉及以下健康用品领域:

表 1 - 1　日本健康消费涉及领域

健康产业	涵盖的产品
医疗	医院、药品、医疗机器、健康机器、诊断
闲暇	温泉疗法、三温暖、旅游胜地旅行
信息	健康杂志、媒体
营养	健康食品、营养补助食品、健康志向食品、保健食品
美容	化妆品、其他美容食品、美容机器
运动	运动饮料、用品、健康设施

资料来源:日本统计年鉴(2010)

（一）医疗保健产业

日本厚生劳动省公开的数据显示,2018 年,日本男性平均年龄为 81.25 岁,女性为87.32 岁,均达到了有史以来的最高值,排名世界第一。同时,日本男性平均寿命连续 7年保持增长,女性平均寿命连续 6 年保持增长。此外,公开资料显示,日本医疗资源分配、

---

① 邵刚,徐爱军,肖月,赵琨,单婷婷. 国外健康产业发展的研究进展[J]. 中国医药导报. 2015(6):147-150.

医疗水平、医药费负担公平性及药品管理等各个方面都在全球范围内有着较佳的表现。

日本医疗器械产业产值仅次于美国,目前是全球第二大医疗器械生产国。日本医疗器械产业历史悠久,泰尔茂、奥林巴斯医疗、东芝医疗、富士胶片等均创立于二战之前。二战后日本医疗器械行业实现了突破式的发展,跻身世界先进水平。现阶段,日本医疗器械市场规模约占全球市场的9%左右,是仅次于美国的第二大单一国家市场。纵观日本医疗器械的发展历史,综合行业增速、市场结构等维度,可以将其大致划分为两大阶段。第一阶段为20世纪70年代至80年代,日本医疗器械市场规模在1970年就已突破1 100亿日元,1987年首次破万亿,此阶段总体市场增速屡破新高,基本维持在10%的水平。20世纪90年代以后,日本医疗器械行业增速放缓,但依旧维持了较大规模,随着2010年后政府采取的一系列调整政策,日本医疗器械开始表现活跃,逐步走出全球经济危机阴影。

除此之外,日本也是现阶段全球健康产业发展较为迅猛的国家,其药品市场和天然健康产品市场位居世界第二。2016年日本健康食品行业团体"健康与食品协会"工作小组针对健康食品的消费情况进行了问卷调查,结果显示有高达73.7%的日本人几乎每日食用保健品[①]。此外,日本的药品市场比较规范,其有一套严格的治理和监管药品市场的法律制度,药品的制造、销售有非常严格的规定,保证药品市场安全有序。总体而言,日本药品健康产业在发展的过程中具有以下特点:一是注重品质,加强产品的多元化,满足消费者的不同需求;二是注重研发,增强生产企业核心竞争力,满足民众健康需求;三是关注生产企业形象,充分体现企业社会责任感;四是注重市场拓展,并购或投资海外市场。

专题阅读:大塚制药株式会社[②]

日本大塚制药株式会社始建于1921年,1964年成立了日本大塚制药集团公司;1971年成立了治疗药研发中心德岛研究所,为公司的开拓和发展提供了强力的技术支持,先后自行研发成功系列新药。目前,公司已成为集医药、保健品、健康食品、医学检验试剂等的研发、生产、销售为一体的国际知名大型综合性企业。其核心业务包括治疗疾病的医药品事业与支援人们每日健康的消费者商品事业,研发、生产并销售有助于人类健康的极富创新意义的产品。大塚制药作为一家健康关联企业,将始终保持高度的伦理观,培育充满活力的企业文化,谋求与当地社会共存,与自然环境协调,从而成为"全球性的价值创造企业"。

(1)重视国外市场。日本大塚制药集团公司高度重视亚洲市场,在1973年成立了泰国大塚,1981年在天津组建了国内第一家合资制药企业中国大塚,并先后建成印尼大塚、阿拉伯大塚、韩国大塚、广东大塚、浙江大塚等,并在北京成立了大塚临床研究所。

(2)重视品质。企业坚持"质量就是生命"的方针,严格遵守GMP操作流程,从各个环节上严把质量关,保证了出厂产品的优良品质。目前,大塚在中国的产品主要包括临床检查及诊断药、治疗药、营养保健品和药用化妆品。

---

① 荷伟. 看日本人怎样用保健食品. 中国食品报,2016-06-14.

② 张艳,王卫红. 美、日等国健康产业的发展经验及其对我国的启示. 产业研究. 2012(13):84-86.

（二）健康管理产业

20 世纪 60 年代,受经济增长引致的工作压力对健康生活带来的负面影响,日本政府高度重视健康知识推广和医疗知识普及,健康管理中心发展势头迅猛[1]。1978 年,日本政府开始对国民健康进行管理,厚生省相应推出国民健康运动计划,向国民推广健康体检计划。1988 年前后,厚生省又针对老人群体积极布局地区保健中心和健康运动指导师培育计划。随后,2000 年开始实施第三次打造国民健康对策,颁发了"健康日本 21 计划"。2007 年,日本出台了一项长达 10 年的"新健康开拓战略",覆盖心理健康、看护预防以及牙齿健康等多个领域[2],积极谋求提升全民健康素养的目标。

在政府与社会的多方努力下,日本的社区医疗保健体系尤为发达。日本拥有专业完善的社区医疗保健服务,具有成本低、覆盖面广、价格低廉以及专业性强等特征。社区医疗保健服务贯穿日本各地,居民足不出户便能享受到方便快捷的服务。政府对 1 万人以下的医疗社区安排全科医生坐诊,在超过 1 万人以上的社区则安排全科医生和专科医生为居民提供医疗服务。不仅如此,日本还拥有相对独立的保健系统,几乎每个社区都配有专业的保健师,为社区居民提供疾病预防与保健等相关常识的普及。上述岗位对医学人才有着较大的需求,不仅提供了巨大的就业岗位,而且也推动了日本经济的健康发展。

专题阅读:静冈医药谷[3]

位于日本富士山下的静冈县于 2001 年启动富士医药谷计划,以县立静冈癌症中心开设为契机,建立起以健康、医疗、生物试验、保养、度假为一体新型健康基地,成为日本乃至全球的著名医疗旅游目的地。除了打造以静冈癌症中心医院为核心,形成以药品临床实验、新药引进研发、药品生产供应为一体的医药产业链外,凭借着依山靠海的资源优势,开发田园康养休闲旅游。总体而言,静冈医药谷具有如下亮点:

1. 以发展医疗产业为核心

富士医药谷在建造之初就确立了以"静冈癌症中心医院"这一强势的医疗资源为核心,其中配备世界最先进的癌细胞检测仪器。此后,三岛、奥林帕斯等医药巨头进驻癌症中心北侧区域,它凭借"静冈癌症中心医院"这一强势的医疗资源,树立起在全球国际医疗旅游中国的独特优势。同时,在静冈癌症中心等核心医疗机构的带动下,静冈将县内高端医疗资源整合为医疗机构联合体,不仅提供了县内居民看病快捷,更加速了医疗观光的发展。

2. 借健康产业带动区域发展

富士医药谷以医学研究为中心,形成了一个以药品临床实验,新药引进研发、药品生产供应为一体的医药产业链,用医药支撑区域的发展。此外,在发展癌症和药物

① 曹江.浅谈日本健康管理——访日见闻之二[J].中国农村卫生事业管理,1994(6):42-43.
② 陈洋.日本健康管理成就长寿国家[N].生命时报,2014-12-25。
③ 主要摘自搜狐网 https://www.sohu.com/a/334 648 207_782 362。

研究的同时,还捆绑静冈的食品产业,把医疗保健融入食品产业中,发展健康和功能性食品研究集群,共同带动静冈产业经济的发展。

3. 构建全民健康休养生活方式

静冈医药谷为消费者构建健康的"休养生活方式",如给每位患者制定专属的"休养套餐"。套餐上详细列出日常的活动清单,不光列出每日吃药休息的时间、一日三餐的营养搭配建议、体验的疗养项目,还安排大量的时间让患者以运动的方式体验城市休养生活。

(三)日本健康产业发展的动因

日本健康产业的发展具有较为深刻社会背景,是日本国内社会、经济及政策因素多向互动的结果。首先,日本人口结构问题、环境卫生问题愈发突出,使得健康产业的观念深入人心,从而促进了医疗技术的飞速发展。其次,以健康产业的发展驱动经济走出低迷,成为日本政府尤其是现阶段日本政府的重要经济考量。再次,安倍政府推行的"新三支箭"为推动日本健康产业发展提供了政策支撑。

1. 社会因素

随着经济的快速增长,日本的社会也处于重构之中,主要以人口老龄化和少子化为主要特征。作为全球老龄化率最高、老龄化速度最快的国家,日本的人口老龄化问题在战后表现尤为突出,2018 年日本 65 岁以上人口数量达到 3 561.1 万人,占总人口的 28.2%。根据联合国 2017 年公布的世界人口前景预测,未来 50 年内日本 0—14 岁的少年儿童人口和 15—64 岁的劳动年龄人口占总人口的比重将大幅下降,65 岁以上老年人口的比重持续提高,预计在 2050 年达到 36.4%。与此同时,日本的少子化问题也日益突出,2005—2010 年,日本人口出生率低于死亡率,人口出现负增长,2015 年死亡率比出生率高出 2.3 个百分点。上述老龄化和少子化问题不仅加重了国家财政负担,同时也引发了经济结构和居民消费需求的转变,触发了健康产业的发展,成为推动日本健康产业发展的重要因素。以养老产业为例,自 20 世纪 70 年代以来,日本养老产业在长期发展过程中不断丰富养老服务内容和养老服务形式,目前已形成了完备的六大养老服务细分领域(具体见图1-7 所示)。

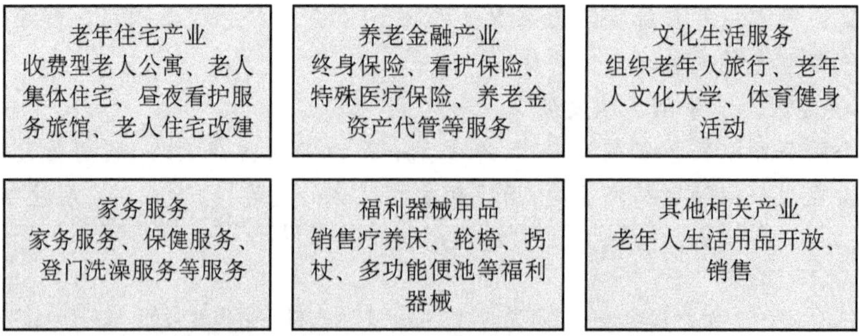

老年住宅产业 收费型老人公寓、老人集体住宅、昼夜看护服务旅馆、老人住宅改建	养老金融产业 终身保险、看护保险、特殊医疗保险、养老金资产代管等服务	文化生活服务 组织老年人旅行、老年人文化大学、体育健身活动
家务服务 家务服务、保健服务、登门洗澡服务等服务	福利器械用品 销售疗养床、轮椅、拐杖、多功能便池等福利器械	其他相关产业 老年人生活用品开放、销售

图 1-7 日本养老产业六大细分领域

2. 经济因素

结合日本经济发展的总体情况,日本健康产业的充分发展在很大程度上与其广阔的市场前景息息相关。随着人民收入水平大幅度提升,社会对健康的总体关注度日益增加。对应地,日本居民的消费结构愈加倾向保健产品、医疗器械等与健康服务相关的产业,以此来增强身体素质。厚生劳动省的统计数据显示,日本家庭保健产品及服务平均支出与日俱增。20 世纪 60 年代中期,日本家庭平均每月在保健医疗方面的消费支出不足 2 000 日元,在此后的 30 年间,该部分支出增长了近 7 倍。上述巨大的消费需求对促进国内健康产业快速发展发挥了极为重要的作用。

3. 政策因素

健康产业作为 21 世纪的朝阳产业,可成为国家经济健康发展的强大动力,日本各级政府给予了极大的重视。2010 年,日本经济产业省将医疗、治理和健康等产业发展作为推进国家产业结构升级的重要基石。随后 2013 年,日本政府将医疗和健康产业定位为经济增长战略的新重心。同时,政府管理部门不断放宽在新药开发、审批等方面的行政管制,激发企业参与健康产业发展的积极性。同时,日本政府用于医疗保健的财政支出也呈增加趋势,据统计,2015 年日本社会保障福利支出共计 114.86 万亿日元(比 2014 年增加 2.4%),占国民收入的 21.58%。其中,养老金占支出总额的 47.8%,医疗保健支出比重为 32.8%,社会福利等占 19.3%。社会保障支出增加、国民生活福利水平提高引发对健康产品及服务的需求,成为推动健康产业发展的重要因素之一。

三、美国与日本健康消费服务业发展对中国的启示

(一)明确健康产业的职能与定位

各级政府要重视健康服务业对经济增长的战略性作用,大力促进健康产业发展,基于地区经济发展实际情况适时出台合理有效的措施,做到资源合理利用。更为重要的是,在健康产业发展过程中要合理处理市场与政府间的关系。美国健康市场过于商业化,逐利的资源供给机制使卫生资源错配效率和社会公平造成了负面影响。对此,政府要明确保障居民基本健康需求的基础医疗产业和其他非基本需求的健康产业间的差异。其中,政府需在保证对基础医疗产业支持力度的基础上加大对健康产业的支持,同时发挥市场机制在健康产业发展中的核心地位,实现政府和市场在提供社会健康服务上的互补和融合。

(二)培育健康产业发展的市场环境

美国和日本健康产业市场集中度普遍较高,健康产业的聚集能有效增加行业发展的规模经济。但同时,企业规模上升也将通过增加价格控制力对有序的市场竞争发挥负面影响,这将无益于资源配置效率的提升,消费者福利也将受损。与美国、日本健康产业发展相比,我国的健康产业尚处于发展起步阶段,大多数企业呈现规模小、分布零散等状态,无法发挥规模经济的积极作用。鉴于此,政府应进一步通过税收优惠和降低信贷成本等财政金融政策,降低企业进入门槛,同时,也应不遗余力地扶持重点企业做大做强,适当增加市场集中度,培育出规范有序高效率的市场竞争环境,为健康产业发展提供有利条件。

（三）鼓励科技创新

健康产业有着显著的技术密集型特征,美国与日本健康产业的发展与充裕的技术资源密不可分,无论是企业、行业还是政府都大力鼓励创新,并积极营造良好的制度环境。相比之下,由于现阶段受到制度与资金层面的诸多束缚,我国现阶段健康产业企业平均创新投入水平较低,由此造成了产业总体国际核心竞争力偏低,难以有效抵抗国际健康产业的竞争压力。鉴于此,各级政府要鼓励创新,从人才、资源、设备等诸多方面给予政策支持,并极力完善知识产权保护制度,为企业创新提供良好的市场环境。

（四）加强社区医疗机构作用

目前,中国社区保健服务依旧存在较大的发展空间,而随着中国老龄化程度的不断提高,完善社区医疗服务迫在眉睫。日本作为完善的社区医疗保健体制的代表国家,在建立和完善其社区医疗的过程中积累了大量的经验。鉴于此,亟须结合中国具体国情发展具有中国特色的社区医疗保健服务。首先,要提高政府对社区医疗的重视,为其提供必要的财政支持和政策支持,及时更新医疗器械、培训全科医疗人员、改善居民就医环境。其次,在省、市、县、村镇设立不同层级的医疗保健中心,提高社区医疗卫生服务的覆盖率,以预防保健为主,疾病治疗为辅,积极开展健康教育和健康管理的宣传,提高居民的健康管理意识。

（五）大力发展老人产业

日本将老人产业作为新的经济增长点,在政府和市场的双重主导下,不仅满足了老龄人口对医疗服务及产品的需求,同时对日本经济的增长做出了巨大的贡献,上述发展经验值得中国借鉴。现阶段,中国健康产业仍处于起步阶段,养老业与医疗卫生行业的合作模式也在探索之中,老年健康服务人才缺口较大。截至2018年底,中国65岁及以上老年人口数量超过1.67亿,占总人口比重为11.9%。如此数量的老年人群体将形成巨大的养老压力,但同时蕴藏无限的消费商机。鉴于此,中国应将老人产业作为未来的支柱产业重点发展。在老龄产业发展的过程中,应将政府与市场机制相结合,动员全社会的资源和力量共同参与,以社会化、市场化的方式实现老人产业健康发展。

第三节　健康消费产业的发展趋势分析

一、与互联网信息技术相结合,促进健康服务业发展升级

互联网信息技术与健康服务业的结合是备受瞩目的新趋势。互联网信息技术的发展,尤其是移动互联网技术的发展将与健康服务业相结合,成为未来健康产业发展的一个新方向,也为未来健康服务业的发展提供了新的动力。借助于移动应用、大数据、远程医疗等新技术,人类健康管理水平已经达到一个前所未有的高度。

（一）大数据技术发展将显著提升健康服务和健康管理水准

健康大数据的发展和应用不仅可以促进更加精密的医疗检测设备、健康评估技术的开发和应用,大数据的推广还进一步促进医疗和健康两大产业的融合,人类健康信息的收集将更加专业化和普及化,健康信息共享得以促进,健康服务质量将进一步得到提高。当前,大数据技术应用在互联网医疗领域还处于初级阶段,特别是慢病数据价值还未充分体现,慢病管理领域群体基数巨大、数据收集便利、病程周期长,如果能依托大数据,将会在精准医疗、学术研究和产品研发方面带来巨大的价值。此外,随着影像云、电子病历云的进一步发展创新,互联网医疗走向大数据已是大势所趋,依托大数据技术的影像云计算,使人工识别带来的误诊率显著下降,还能进行病程管理,提前进行识别和判断发挥重要作用。

（二）互联网技术发展促进了健康信息沟通的便捷化

网络的发展和科技的进步在健康服务领域的应用促进了健康服务业供需方的相互沟通。作为现代社会人民生活不可或缺的社交工具,以智能手机为平台开发的健康管理应用促进了用户对自身健康的管理,健康管理应用开始替代基础健康管理人员,成为健康管理的新方向。

（三）互联网技术促进了健康管理服务的个人化发展

近年来,人们的健康观念发生了重大转变,除了治疗疾病的诉求,更加注意个人隐私和信息安全,医疗服务从单纯的疾病治疗向保健、护理、养生等多元化拓展,互联网医疗开始走向个性化、综合化、个人定制的精准医疗。越来越多的用户希望慢病管理应用可以提供更加个性化、综合化的个人健康管理服务,并期望与更多医生进行线上即时交流。个性化和综合化的健康管理服务将是未来慢病管理应用的发展方向,加之平台逐渐与多种医疗设备、可穿戴设备连接,像运动、疾病、睡眠等多维度数据可能会被导入慢病管理应用中,促进个人健康管理计划的完善。

二、健康服务业促进学科和领域融合趋势增强

健康服务业作为服务性产业,提供的产品多为多学科交叉融合的产物,与相关学科高新技术的发展紧密相连。如保健食品、诊疗技术、危险因素监测、评估手段等,均具有很高的附加值和技术含量。此外,随着健康服务业的快速发展,其产业链越来越宽,相关产品涉及越来越多的领域,例如,在日本,健康服务业已经成为日本政府优先发展和重点扶持的行业,其相关产品涉及农业、旅游、食品、机械、电子、建筑、金融和教育等行业,而且推动一些传统产业向新的领域发展。此外,医疗服务与休闲旅游相结合的医疗旅游业发展趋势也愈加明显。例如,印度 Apollo 医院与泰国 Bumrungrad 医院已经积累了丰富的国际医疗旅游经验,吸引了大量发达国家的患者。新加坡通过组建国际医疗保健中心,依托国际医疗会议等途径,每年吸引数十万国际游客接受医疗旅游服务。

专题阅读：泰国康民国际医院

康民国际医院(Bumrungrad International Hospital)成立于1980年，近40年来一直提供世界级医疗服务，向广大国际患者给予支持，是名副其实的全球先驱。医院位于国际大都会、享有"天使之城"美誉的泰国曼谷市中心，是一家得到国际认可的综合性医院，1989年在泰国证券交易所挂牌上市。作为东南亚规模数一数二的私立医院，康民国际医院每年为来自190多个国家的110多万名患者提供护理服务。

康民国际医院是亚洲第一家获得美国国际医院联合委员会(JCI)认证的医护机构，自2002年以来连续五次通过认证。2017年，康民还成为亚洲第一家获得DNV GL MIR抗感染风险认证的医院，第一家获得GHA全球医疗认证的非美国医院。康民国际医院有1 300多名医生和超过4 800名技术支持人员。大多数医生都在美国、英国、澳大利亚、日本等以高医疗、高质量标准闻名的发达经济体取得了相应国际委员会的认证。康民国际医院是创新医疗技术和患者服务的领导者。在最新的进展中，康民扩大了精准医疗科，该部门提供个人化的癌症治疗和最前沿的突破性治疗，这些疗法主要来自美国和欧洲。其使用的另一项尖端技术叫做CardioInsight，用于诊断心律失常，完全无侵入性，是亚太地区唯一具备此项技术的医疗中心。

三、健康服务业与健康制造业高度融合

随着现代信息技术的快速发展，制造业与服务业融合已经成为现代产业发展的主流趋势，也是推动全球产业升级的主要力量。结合现阶段发展情况，未来健康服务业与健康制造业之间融合互动、相互依存的共生态势也愈加明显。融产品于服务，寓服务于产品，实现二者的良性互动是健康服务业长足发展的必然途径。例如，一些可穿戴健康管理装备、植入治疗、医疗机器人、辅助康复装置等技术使健康服务行业成为硬件创新重镇的新领域。全球地区依托强大的健康制造业基础发展健康服务业，或是依托优质的健康服务业资源来促进健康制造业的例子不胜枚举。结合中国的实际情况，《中国制造2025》九项战略任务和重点之一就是"积极发展服务型制造和生产性服务业"。"十三五"规划纲要以及国务院《关于积极推进"互联网＋"行动的指导意见》《关于深化制造业与互联网融合发展的指导意见》等一系列文件也都将服务型制造作为制造业调结构、转方式的重要路径。

四、世界健康服务业呈现集团化、多元化发展

现阶段医疗健康资源高度集中趋势较为明显，目前健康服务业集群的核心业务是高端医疗服务。一方面，健康服务业集群可利于整合资源，有利于提升区域健康产业发展竞争力，另一方面，健康服务业的集团化发展也便于其提供种类齐全的医疗服务，能够有效满足众多患者的需求。通过观察美国和日本等国的健康产业发展不难发现，以核心企业为依托实现健康服务业集聚发展是实现其产业发展的内在动力。不仅如此，基于人们的多元化需求导向，未来健康服务业的多元化发展的趋势也表现明显。以迪拜健康城为例，

作为世界上第一个健康城,迪拜健康城由医疗区和健康护理社区构成,配备了健康疗养院、矿泉疗养浴场、运动医学部、五星级旅馆和购物中心等设施,为人们提供以医疗服务为核心并融合了东方医学和其他健康计划的多元化高端医疗服务。

五、区域合作趋势加强

作为近年来崛起的新兴产业,健康服务业已经成为各国的支柱产业之一,受到了世界各国的高度重视。一方面,为促进健康服务产业的发展,包括发达国家在内的各国均采取有效措施来积极推进其健康服务业发展,并将引进国际资本作为促进产业多元化发展的重要途径。不仅如此,健康服务业也是现阶段国际经济合作的重要领域,太平洋伙伴关系协定(TPP)、区域全面经济伙伴关系(RECP)与跨大西洋贸易与投资伙伴协议(TTIP)等区域贸易协定都将推进健康服务产业合作作为区域经济关系的重要方向,国际合作是发展中国家健康服务产业发展的必由之路。另一方面,人口老龄化、慢性病、环境污染和气候变化等给全球发展提供了挑战,现阶段世界国家积极通过寻求国际合作以应对其负面影响,同时也给全球健康产业发展提供了契机。除世界卫生组织外,世界健康组织联盟、国际健康与环境组织、国际健康产业协会等健康相关国际化组织也相继成立,围绕健康服务业相关的国际论坛层出不穷,成为全球健康产业合作的重要纽带。

专题阅读:博鳌亚洲论坛全球健康论坛大会

首届博鳌亚洲论坛全球健康论坛大会于2019年6月10日在中国青岛拉开帷幕,大会以"健康无处不在——可持续发展的2030时代,人人得享健康"为主题,旨在提升中国及其他发展中国家在大健康领域的话语权及影响力,打造产学商研结合的综合性、世界级健康思想领导力平台。

作为大健康领域2019年中国举办的最受瞩目的会议之一,全球健康论坛大会由开幕式大会、三十个分论坛、100余个大健康创新项目路演、全球健康博览会等多项活动构成,博鳌亚洲论坛咨委、世界卫生组织荣誉总干事陈冯富珍博士担任大会主席。这也是博鳌亚洲论坛本年度年会外举办的规模最大会议,大会就"实现全民健康""创新促进健康""健康融入所有政策"等大健康领域热门议题与国际同行开展交流对话,内容涉及生命科学、生物医药、健康产业政策、互联网医疗等多个领域。国际化、权威性、多元化将成为本届全球健康论坛大会的主要特点。包括世界卫生组织、世界知识产权组织等在内的联合国相关组织,国家卫健委、国家市场监管总局、国家医疗保障局等卫生机构,以及大健康领域新兴经济实体将深入参会,以政商高峰圆桌对话等形式共商发展大计、发布权威声音;诺贝尔医学奖得主、知名医院管理人士、医药健康行业及大健康跨领域领导者等专业力量也将亮相大会,针对人类社会面临的诸多生命健康挑战,探寻公共政策、现代管理、尖端技术、产业革命等层面的应对策略。

参考文献

[1] 刘艳飞,王振.美国健康管理服务业发展模式及启示[J].亚太经济,2016(3):75-81.

[2] 倪郭明,朱菊萍,李思慧.大健康产业发展的国际经验及其对我国的启示[J].卫生经济研究,2018(12):66-70.

[3] 王禅,杨肖光等.美国健康产业发展及对我国的启示[J].中国卫生经济,2014(12):116-119.

[4] 程承坪,吴琛.健康战略下发达国家发展养老健康产业借鉴研究——以美国、德国、日本为例[J].当代经济管理,2018(3):89-94.

[5] 唐鼎.国外健康产业发展模式对我国的借鉴意义[J].企业改革与管理,2015(10):161.

[6] 陈志恒,丁小宸.日本健康产业发展的动因与影响分析[J].现代日本经济,2018(4):52-62.

[7] 陈德福,车春鹏.国际健康服务业集群发展经验及启示[J].现代经济信息,2014(22):435-436.

[8] 蒋收获,谢洪彬,袁璧翡等.健康服务业的发展特征与未来趋势分析[J].上海预防医学,2019(7):527-532.

[9] 张瑾.大健康产业发展现状与趋势分析[C].中国经济分析与展望,2018.

[10] 张艳,王卫红.美、日等国健康产业的发展经验及其对我国的启示[J].现代商业,2012(13):64-66.

[11] 浙江省发改委课题组.国内外健康产业发展之经验借鉴[J].浙江经济,2013(16):29-32.

[12] 鲍勇,王甦平.基于国际经验的中国健康产业发展战略与策略[J].中华全科医学,2019(6):887-890.

[13] 陈醒.医疗健康产业投资:从边缘走向核心[J].国际融资,2010(1):14-15.

[14] 余莉,董微微.美国健康服务产业发展经验对我国的启示[J].中国商论,2017(23):75-76.

[15] 侯韵,李国平.健康产业集群发展的国际经验及对中国的启示[J].世界地理研究,2016(6):109-118.

[16] 何达,金春林,陈珉惺等.健康服务业集群化发展的国际经验及启示[J].中国卫生资源,2016(2):65-68.

[17] 阎逸,夏谊.发达国家健康产业发展经验及启示[J].今日浙江,2015(7):52-53.

[18] 夏艳玲.健康产业发展新模式的国外经验与借鉴[J].经济研究参考,2018(65):79-83.

[19] 王昊,张毓辉,王秀峰等.国际健康产业发展趋势与经验研究[J].卫生软科学,2018(6):9-11.

第二章　全国健康、信息服务业发展研究

第一节　健康服务业发展研究

我国已步入中等偏上收入国家行列,经济增长动能开始发生转变,目前处于由高速增长阶段向高质量发展阶段。发展健康服务业代表了中国经济发展的新方向,代表了人民群众对美好生活的新诉求,是我国经济高质量发展的现实选择,具有极其重要的划时代意义。

第一,发展健康服务业是满足广大人民群众对美好生活向往的需要。现阶段,人民日益增长的美好生活需要和不平衡不充分的发展之间的矛盾已经成为现阶段的主要矛盾。随着经济的发展和人民生活水平的提高,人民对健康的关注度也会越来越高。

第二,发展健康服务业是我国经济转型的重要着力点。中等收入国家跨越"中等收入陷阱",需要转变经济发展方式,实现经济持续、高质量发展。发展健康服务业,顺应我国经济转型的方向,有利于促使我国经济转向依靠内需驱动,有利于促使我国经济平稳地向高质量发展转变。

第三,发展健康服务业是我国供给侧改革的重要方面。供给侧改革要从提高供给质量出发,用改革的办法推进结构调整,矫正要素配置扭曲,扩大有效供给,提高高级结构对需求变化的适应性和灵活性,提高全要素生产率,满足广大人民群众的需要。可以看出,供给侧改革的最终目的是满足广大人民群众的需要。发展健康服务业,要满足广大人民群众对健康的需求,合理分配要素,实现供给与需求的有效匹配,推动经济高质量发展。

第四,发展健康服务业符合新发展理念的要求。坚持创新、协调、绿色、开放、共享的发展理念是新时代发展的重要行动指导,协调发展解决不平衡问题,共享发展实现公平正义。发展健康服务业,改善卫生医疗区域、城乡不平衡问题,使全民共享改革成果,符合新时代发展理念的要求。

一、健康服务业发展现状

从全球来看,健康服务业已经成为现代服务业的重要组成部分,众多国家都把发展健康和以健康促发展作为国家战略。2013年,国务院《关于促进健康服务业发展的若干意见》作为我国首个健康服务业的指导性文件,从我国国情出发,借鉴国外经验,明确剔除了健康服务业的内涵和外延,即以维护和促进人民群众身心健康为目标,主要包括医疗服务、健康管理与促进、健康保险以及相关服务,设计药品、医疗器械、保健用品、保健食品、健康产品等支撑产业。近年来,我国健康服务业在相关政策的促进下有了快速发展,中国

人民健康保险股份有限公司、中国社会科学院人口与劳动经济研究所、社会科学文献出版社发布的《大健康产业蓝皮书:中国大健康产业发展报告(2018)》指出,截止到 2016 年,我国大健康产业增加值规模增加到 72 590.7 亿元,占 GDP 的比重提高到 9.76%。具体而言,我国健康服务业发展现状主要包括以下几点:

(一)医疗卫生支出比重逐年增加

国家对于医疗卫生事业的发展给予了大量支持,表 2-1 的数据显示,2018 年全国卫生总费用达到 59 121.90 亿元,其中,政府支出 16 399.13 亿元,社会卫生支出 25 810.78 亿元,个人现金卫生支出 16 911.99 亿元;卫生支出总费用占 GDP 比重为 6.57%,较 2017 年提高了 0.21%。从图 2-1 中可以看出,全国卫生总费用在 2000—2018 年间呈现加速上升趋势;2000—2010 年间全国卫生占 GDP 的比重在波动中略有上升,然而,该比重自 2010 年起呈现加速上升趋势,说明近年来国家对于卫生事业愈加重视。目前,发达国家卫生总费用占 GDP 比重普遍在 9%—10%,美国更是达到了 17% 左右。随着我国经济的进一步发展,我国医疗卫生事业仍有较高的增长空间。

表 2-1　全国卫生费用支出情况

年份	卫生总费用（亿元）	政府卫生支出（亿元）	社会卫生支出（亿元）	个人现金卫生支出（亿元）	人均卫生费用（元）	卫生总费用与 GDP 之比(%)
2000	4 586.63	709.52	1 171.94	2 705.17	361.88	4.57
2001	5 025.93	800.61	1 211.43	3 013.88	393.80	4.53
2002	5 790.03	908.51	1 539.38	3 342.14	450.75	4.76
2003	6 584.10	1 116.94	1 788.50	3 678.67	509.50	4.79
2004	7 590.29	1 293.58	2 225.35	4 071.35	583.92	4.69
2005	8 659.91	1 552.53	2 586.02	4 520.98	662.30	4.62
2006	9 843.34	1 778.86	3 210.92	4 853.56	748.84	4.49
2007	11 573.97	2 581.58	3 893.72	5 098.66	875.96	4.28
2008	14 535.40	3 593.94	5 065.60	5 875.86	1 094.52	4.55
2009	17 541.92	4 816.26	6 154.49	6 571.16	1 314.26	5.03
2010	19 980.39	5 732.49	7 196.61	7 051.29	1 490.06	4.84
2011	24 345.91	7 464.18	8 416.45	8 465.28	1 806.95	4.98
2012	28 119.00	8 431.98	10 030.70	9 656.32	2 076.67	5.20
2013	31 668.95	9 545.81	11 393.79	10 729.34	2 327.37	5.32
2014	35 312.40	10 579.23	13 437.75	11 295.41	2 581.66	5.48
2015	40 974.64	12 475.28	16 506.71	11 992.65	2 980.80	5.95

续表

年份	卫生总费用（亿元）	政府卫生支出（亿元）	社会卫生支出（亿元）	个人现金卫生支出（亿元）	人均卫生费用（元）	卫生总费用与GDP之比（%）
2016	46 344.88	13 910.31	19 096.68	13 337.90	3 351.74	6.23
2017	52 598.28	15 205.87	22 258.81	15 133.60	3 783.83	6.36
2018	59 121.90	16 399.13	25 810.78	16 911.99	4 236.98	6.57

数据来源：历年《中国统计年鉴》

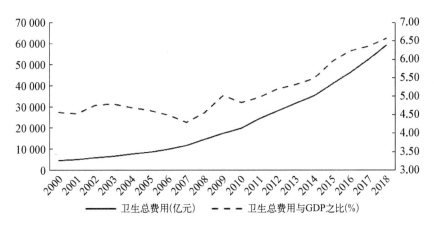

图 2-1　中国卫生总费用情况

数据来源：历年《中国统计年鉴》

从人均角度来看，2018 年人均卫生费用达到 4 236.98 元，是 2000 年人均卫生费用的 11.7 倍；2000—2018 年间人均卫生费用呈现出比卫生总费用更快的增长趋势。伴随着人民生活水平的不断提高，对健康重视程度逐年增加；中国人口老龄化的加剧，逐渐步入老龄化社会；城镇化的进一步推进和二孩政策实施等因素，预期人均卫生费用和卫生总费用在未来仍将呈现高速增长趋势。

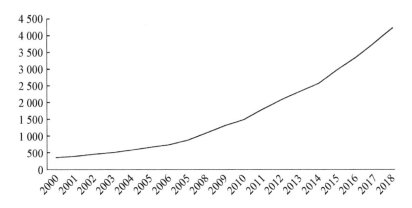

图 2-2　中国人均卫生费用情况

数据来源：历年《中国统计年鉴》

从全国卫生总费用的各个分项来看,政府卫生支出、社会卫生支出和个人现金卫生支出在 2018 年分别达到 16 399.13 亿元、25 810.78 亿元和 16 911.99 亿元,与2017 年相比均有较大幅度增长。从图 2-3 中可以看出,2000—2018 年间,政府卫生支出、社会卫生支出和个人现金卫生支出均呈现上升局势,特别是社会卫生支出,自 2010 年后呈现加速上升趋势,目前已远高于政府卫生支出和个人现金卫生支出。这也一定程度上反映了我国社会保险和非公立医院的发展状况。

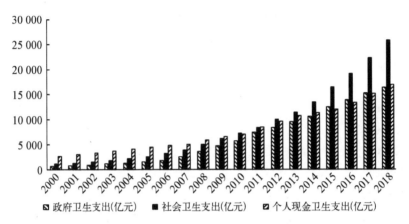

图 2-3　中国卫生支出分项情况

数据来源:历年《中国统计年鉴》

表 2-2 的数据显示,我国居民人均医疗保健消费支出在 2013—2018 年间增长迅速,由 2013 年的 912 元增长到 1 685 元,增长了将近一倍,占人均消费支出的比例由 6.90%增长到 8.49%。由表 2-3 和图 2-4 可以看出,我国城镇居民与农村居民人均医疗保健费用存在较大差距,特别是农村居民人均医疗保健消费支出占农村居民人均消费支出的比例于 2018 年超过 10%,一方面反映出城镇居民和农村居民对健康程度重视有所不同,另一方面也反映出农村居民面临较大的医疗压力。

表 2-2　中国居民人均消费支出和人均医疗保健支出

年份	人均消费支出(元)	人均医疗保健消费支出(元)	人均医疗保健支出占人均消费支出比重(%)
2013	13 220	912	6.90
2014	14 491	1 045	7.21
2015	15 712	1 165	7.41
2016	17 111	1 307	7.64
2017	18 322	1 451	7.92
2018	19 853	1 685	8.49

数据来源:中华人民共和国国家统计局。

表 2-3 中国城镇居民和农村居民人均消费支出和人均医疗保健支出

年份	城镇居民		农村居民	
	人均消费 支出(元)	人均医疗保健 消费支出(元)	人均消费 支出(元)	人均医疗保健 消费支出(元)
2013	18 488	1 136	7 485	668
2014	19 968	1 306	8 383	754
2015	21 392	1 443	9 223	846
2016	23 079	1 631	10 130	929
2017	24 445	1 777	10 955	1 059
2018	26 112	2 046	12 124	1 240

数据来源:中华人民共和国国家统计局。

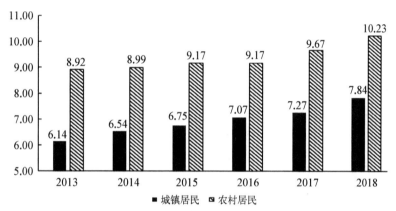

图 2-4 中国城镇居民和农村居民人均医疗保健消费占人均消费比重
数据来源:中华人民共和国国家统计局。

(二)医疗条件持续改善

从总量上看,全国医院和基层医疗卫生机构数量在 2005—2018 年间不断增长,分别由 2005 年的 18 703 个和 849 488 个上涨到 2018 年的 33 009 个和 943 639 个;而专业公共卫生机构数量在 2013 年剧增,这是由于该年统计数据加入了原计生部门主管的计划生育技术服务机构,而之后我国逐渐开放二胎政策,计划生育技术服务机构逐年减少,专业公共卫生机构数量于 2014 年后锐减。

表 2-4 全国医疗卫生机构数量

年份	医院	基层医疗卫生机构	专业公共卫生机构	合计
2005	18 703	849 488	11 177	882 206
2006	19 246	884 818	11 269	918 097
2007	19 852	878 686	11 528	912 263
2008	19 712	858 015	11 485	891 480
2009	20 291	882 153	11 665	916 571

年份	医院	基层医疗卫生机构	专业公共卫生机构	合计
2010	20 918	901 709	11 835	936 927
2011	21 979	918 003	11 926	954 389
2012	23 170	912 620	12 083	950 297
2013	24 709	915 368	31 155	974 398
2014	25 860	917 335	35 029	981 432
2015	27 587	920 770	31 927	983 528
2016	29 140	926 518	24 866	983 394
2017	31 056	933 024	19 896	986 649
2018	33 009	943 639	18 033	997 433

数据来源:历年《中国统计年鉴》

医疗卫生机构数量的增长,需要各类技术人才的支持与参与。从表2-5中可以看到,2005—2018年间,我国各类卫生技术人员数量普遍大幅增长,卫生技术人员合计由2005年的644.72万人增长到2018年的1 230.03万人,增长幅度超过九成;其中,乡村医生和卫生员数量在2011年达到峰值,由2005年的91.65万人增加到2011年的1 126.44万人,之后逐渐降低,到2018年为90.71万人,这可能是我国城镇化进程的结果;其他技术人员由2005年的22.57万人增加到2018年的47.66万人;管理人员由2005年的31.28万人增加到2018年的52.90万人;工勤技能人员由2005年的42.81万人增加到2018年的85.84万人。

表2-5　2005—2018年中国各类卫生技术人员

年份	卫生技术人员	乡村医生和卫生员	其他技术人员	管理人员	工勤技能人员	合计
2005	4 564 050	916 532	225 697	312 826	428 141	6 447 246
2006	4 728 350	957 459	235 466	323 705	436 204	6 681 184
2007	4 913 186	931 761	243 460	356 569	519 413	6 964 389
2008	5 174 478	938 313	255 149	356 854	527 009	7 251 803
2009	5 535 124	1 050 991	275 006	362 665	557 662	7 781 448
2010	5 876 158	1 091 863	290 161	370 548	578 772	8 207 502
2011	6 202 858	1 126 443	305 981	374 885	605 873	8 616 040
2012	6 675 549	1 094 419	319 117	372 997	653 623	9 115 705
2013	7 210 578	1 081 063	359 819	420 971	718 052	9 790 483
2014	7 589 790	1 058 182	379 740	451 250	755 251	10 234 213
2015	8 007 537	1 031 525	399 712	472 620	782 487	10 693 881
2016	8 454 403	1 000 324	426 171	483 198	808 849	11 172 945
2017	8 988 230	968 611	451 480	509 093	831 558	11 748 972
2018	9 529 179	907 098	476 569	529 045	858 434	12 300 325

数据来源:历年《中国统计年鉴》

从人均来看,从表 2－6 和图 2－5 中可以看到,2005—2018 年间,我国每千人医疗卫生机构床位数、职业(助理)医师和注册护士均有较为稳定的增长,特别是每千人医疗卫生机构床位数,增长较快,年均增速为 6.86%,由 2005 年的 2.58 张增长到 2018 年的 6.03 张;而每千人职业(助理)医师增长速度最慢,年均增速仅为 3.98%,由 2005 年的 1.56 人增长到 2018 年的 2.59 人;每千人注册护士也获得了较快增长,由 2005 年的 1.03 人增长到 2018 年的 2.94 人。

表 2－6　2005—2018 年中国每千人医疗条件

年份	医疗卫生机构床位	执业(助理)医师	注册护士
2005	2.58	1.56	1.03
2006	2.67	1.60	1.09
2007	2.80	1.61	1.18
2008	3.04	1.66	1.27
2009	3.31	1.75	1.39
2010	3.58	1.80	1.53
2011	3.84	1.82	1.66
2012	4.24	1.94	1.85
2013	4.55	2.04	2.04
2014	4.85	2.12	2.20
2015	5.11	2.22	2.37
2016	5.37	2.31	2.54
2017	5.72	2.44	2.74
2018	6.03	2.59	2.94

数据来源:历年《中国统计年鉴》

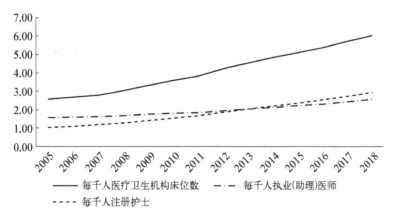

图 2－5　2005—2018 年中国每千人医疗条件

数据来源:历年《中国统计年鉴》

（三）基本医疗保险参保人数不断增加

表 2-7 2005—2018 年中国基本医疗保险参保人数

年份	职工基本医疗保险年末参保(万人)	城乡居民基本医疗保险年末参保(万人)	年末参保人数(万人)
2005	13 782.90		13 782.90
2006	15 731.80		15 731.80
2007	18 020.00	4 291.10	22 311.10
2008	19 995.63	11 826.00	31 821.63
2009	21 937.40	18 209.57	40 146.97
2010	23 734.67	19 528.27	43 262.94
2011	25 227.10	22 116.13	47 343.23
2012	26 485.56	27 155.70	53 641.27
2013	27 443.14	29 629.43	57 072.57
2014	28 296.03	31 450.89	59 746.92
2015	28 893.12	37 688.53	66 581.65
2016	29 531.54	44 860.02	74 391.55
2017	30 322.71	87 358.65	117 681.36
2018	31 680.84	102 777.77	134 458.61

数据来源:历年《中国统计年鉴》

从表 2-7 中可以看出,2005 年后基本医疗保险参保人数剧增,由 2005 年的 1.38 亿人增长到 2018 年的 13.44 亿人,13 年间增加了将近 9 倍,参保覆盖面超过了 95%,其中,职工基本医疗保险年末参保人数由 2005 年的 1.38 亿人增长到 2018 年的 3.17 亿人;城乡居民基本医疗保险年末参保人数由 2007 年的 0.43 亿人增长到 2018 年的 10.28 亿人,呈现爆发式增长。随着基本医疗保险参保人数的增加,基本医疗保险基金收支和累计结余也相应增加,具体情况如表 2-8 所示。基本医疗保险基金收入、基金支出和累计结余分别由 2005 年的 1 405.30 亿元、1 078.70 亿元和 1 278.10 亿元增长到 2018 年的 21 384.39 亿元、17 823.00 亿元和 23 440.00 亿元。

表 2-8 2005—2018 年中国基本医疗保险收支及累计结余

年份	基金收入(亿元)	基金支出(亿元)	累计结余(亿元)
2005	1 405.30	1 078.70	1 278.10
2006	1 747.10	1 276.74	1 752.38
2007	2 257.20	1 561.80	2 476.90
2008	3 040.40	2 083.60	3 431.70
2009	3 671.90	2 797.41	4 275.95
2010	4 308.93	3 538.10	5 047.12

续表

年份	基金收入(亿元)	基金支出(亿元)	累计结余(亿元)
2011	5 539.18	4 431.37	6 179.99
2012	6 938.68	5 543.62	7 644.51
2013	8 248.26	6 801.03	9 116.45
2014	9 687.24	8 133.59	10 644.77
2015	11 192.91	9 312.11	12 542.81
2016	13 084.25	10 767.09	14 964.30
2017	17 931.30	14 421.80	19 385.64
2018	21 384.39	17 823.00	23 440.00

数据来源:历年《中国统计年鉴》

(四)商业健康保险规模持续扩大

商业健康保险能够促使非基本医疗卫生服务需求有效转化为健康消费,是健康服务业的促进和保障机制。随着居民收入的持续增加、人口老龄化加剧、国家政策环境的不断优化等原因,我国商业健康保险规模持续扩大。据中保协调研数据显示,截至2017年底,我国商业健康保险产品总数超过2 400个。从图2-6中可以看出,2010—2018年间,商业健康保险原保费收入从2010年的691.72亿元迅速增长至2018年的5 448.13亿元,健康险深度由2010年的0.17%增长至2018年的0.61%。

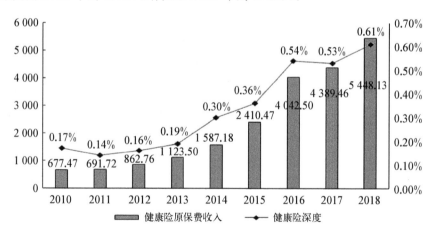

图2-6 2010—2018年中国商业健康险原保费收入及健康险深度

数据来源:历年《中国统计年鉴》、前瞻产业研究院。

(五)多元办医格局迅速发展

2009年以来,国务院、发改委、卫计委(现卫健委)等发布了一系列政策措施(如表所示),鼓励社会资本办医,以解决供求问题,如表2-9所示。在政策的支持下,资本纷纷涌入医疗市场,民营医院数量剧增,公立医院数量逐年下降,民营医院数量在2015年超过公立医院数量,并更快地实现资源整合和市场扩张,在管理、医疗技术、服务质量以及规模化运营各方面实现了升级。从表 2-10 中可以看到,2008—2018 年间,中国医院总数从 19 712 家增长到 33 009 家;而公立医院数量从 2008 年逐年下降,由 2008 年的 14 309 家下降到 2018 年的 12 032 家;民营医院数量自 2008 年起持续增加,十年间从 2008 年的 5 403家上涨到 2018 年的20 977 家。

表 2-9 2009—2018 年中国鼓励社会资本进入健康服务业相关政策文件

时间	部门	文件名称
2009.03	国务院	中共中央国务院关于深化医药卫生体制改革的意见
2010.11	发改委等	关于进一步鼓励和引导社会资本举办医疗机构的意见
2013.01	国务院	关于促进健康服务业发展的若干意见
2014.01	卫计委	关于加快发展社会办医的若干意见
2014.04	发改委等	关于非公立医疗机构医疗服务实行市场调节价有关问题的通知
2014.05	国务院	深化医药卫生体制改革 2014 年重点工作任务
2014.07	卫计委等	关于开展设立外资独资医院试点工作的通知
2014.11	国务院	关于创新重点领域投融资机制鼓励社会投资的指导意见
2015.06	国务院	关于促进社会办医加快发展若干政策的通知
2015.12	人社部	关于完善基本医疗保险定点医药机构协议管理的指导意见
2016.08	卫计委	医疗机构设置规划指导原则(2016—2020 年)
2017.03	卫计委	医师执业注册管理办法
2017.03	国务院	关于进一步激发社会领域投资活力的意见
2017.05	国务院	关于支持社会力量提供多层次多样化医疗服务的意见
2017.08	卫计委	关于深化"放管服"改革激发医疗领域投资活力的通知
2018.04	国务院	关于促进"互联网+医疗健康"发展的意见

表 2-10 2008—2018 年中国公立医院和民营医院数量

年份	公立医院	民营医院	合计
2008	14 309	5 403	19 712
2009	14 051	6 240	20 291
2010	13 850	7 066	20 918
2011	13 539	8 440	21 979
2012	13 384	9 786	23 170
2013	13 396	11 313	24 709
2014	13 314	12 546	25 860
2015	13 069	14 518	27 587
2016	12 708	16 432	29 140
2017	12 297	18 759	31 056
2018	12 032	20 977	33 009

数据来源:《中国卫生健康统计年鉴》

（六）智慧医疗蓬勃发展

2009年，IBM首次提出智慧地球概念，其中包括智慧医疗理念，设想将物联网技术应用到医疗领域，建立以病人为中心的医疗信息管理和服务体系，从而提升医疗护理效率、降低医疗开销和提升健康水平。近年来，国家政府各部门为了推进智慧医疗发展，制定了多项相应的政策规划。2018年4月，国务院正式发布了《关于促进"互联网＋医疗健康"的发展意见》，明确支持"互联网＋医疗健康"发展，要求健全"互联网＋医疗健康"服务体系，完善"互联网＋医疗健康"支撑体系，加强行业监管和安全保障；2018年7月，国家卫生健康委员会、国家中医药管理局联合发布《关于深入开展"互联网＋医疗健康"便民惠民活动的通知》，要求加快推进智慧医院建设，改善就医体验，"让百姓少跑腿，数据多跑腿"。

一方面，随着多项医卫信息化政策的出台和新医改的不断摄入，促使医疗管理从以"治疗为中心"到以"病人为中心"过渡，对智慧医疗建设提出了更高的要求；另一方面，近年来，5G技术、云计算、大数据、人工智能等技术的不断发展也为智慧医疗提供了可能性。

目前，我国的智慧医疗市场需求不断增长，市场规模迅速扩大，已经成为仅次于美国和日本的世界第三大智慧医疗市场。据统计，2015年，我国智慧医疗市场销售额为260亿美元，同比增长35.5％，占全球市场份额为10.5％。在国家政策技术的共同驱动下，基于全民健康信息化和健康医疗大数据的智慧医疗体系正在形成，开始形成跨空间、跨部门的医疗体系融合应用雏形。区域内，形成了智慧医院系统、区域卫生系统、家庭健康系统和个人健康系统为一体的智慧医疗系统。区域之间，医疗机构跨地区合作，以数据共享为基础的医联体正快速形成，在区域卫生系统统一数据标准的基础上，形成地区医联体，有效地解决地区医疗需求、资源流通性问题。

2016年和2017年我国智慧医疗行业投资规模分别达到437亿元和552亿元，截止到2018年底，我国智慧医疗行业投资规模超过700亿元，智慧医疗行业投资迅速增长。在中国2 751家智慧医疗企业中，北京、广东、上海、江苏、浙江五大产业集聚区已经形成。以智能硬件（智能温度计、智能血压计、智能胎心仪、智能血糖仪等）、远程医疗（跨地区、跨医院远程医疗协作协同）、移动医疗（预约挂号、问诊、患者社区、医药电商、互联网医院等）、医疗信息化（HIS、PACS、MIS、电子病历、转诊平台等）为核心的产业集群也基本形成。

二、健康服务业存在的主要问题

（一）健康服务业定位、内涵不够清晰

2014年4月，国家统计局根据国务院《关于促进健康服务业发展的若干意见》中对健康服务业内涵和范围的界定，制定了《健康服务业分类（试行）》，为健康服务提供了重要的基础信息。然而随着新业态、新形式的不断涌现，其分类已经不能反映我国健康服务业的发展现状，缺乏统一的概念和统计口径，难以为政策制定提供准确的产业信息。另外，健

康服务业在经济社会发展中的定位,以及与卫生事业的关系等认识不清晰、不同意,在一定程度上也影响了相关政策的制度和健康服务业的发展。健康服务业本质上是经济活动,应遵循市场经济规律,通过市场机制引导产业发展。而我国健康服务业的供给主体主要以政府开办的医疗卫生机构为主,在健康服务业的发展过程中,政府应该扮演何种角色需要进一步确定。

(二)产业融合程度较低、集聚效应有待提升

各地健康服务业融合发展程度较低与支撑产业互动不足,阻碍了健康服务业产业集群的进一步升级和壮大。一方面,健康服务业内部融合的发展模式与路径仍处于探索阶段,例如,商业保险与医疗服务机构、健康管理服务机构等相关产业之间缺乏合作,相关保险产品开发不足,商业健康保险仍处于初级阶段;另一方面,忽视了支撑产业在产业发展中的重要作用,例如,法律、金融和财务等专业性服务和住宿餐饮等配套服务,有利于协助企业规避商业保险,促进企业规范化经营,从而间接推动企业规模的扩张和产业集群的健康发展。从地方实践看,我国部分地区仍以"粗放式"招商引资方式发展健康服务业,所引进的企业相互之间往往缺乏产业活动上的联系,导致健康服务业体系主导产业不明确或对关联产业带动效应较弱,这使得目前的许多"健康产业集群"大多呈现出一种松散的地理集中特征,各自发展,缺乏有机联系,对地方经济的综合拉动作用并不明显,产业集聚效应有待优化提升。

(三)医疗卫生服务业发展不平衡、不充分

随着我国的经济增长,人民生活水平的不断提高,一方面对健康的需求提高,另一方面也要求更加注重健康公平,要求缩小区域、城乡的健康差异。然而,目前我国医疗卫生资源总量不足、结构不合理,基层服务能力仍是突出的薄弱环节。首先,卫生总体投入偏低。2018 年我国卫生总费用占 GDP 的比重为 6.57%,人均卫生总费用 4 236.98 元,与发达国家的差距较大。其次,区域、城乡发展不平衡。优质医疗资源普遍分布在东部沿海地区大型城市,特别是北京、上海、广州。根据复旦大学医院管理学院 2018 年发布的中国医院排行榜可以看到,入选前 100 的医院在全国的分布呈现由东向西逐渐减少,北京、上海和广州三市上榜医院分别达到了 23 家、18 家和 10 家,总计 51 家,超过了全国总和的一半,分布极不均衡。城乡之间医疗条件的差异也较大,从表 2-11 中国城乡千人卫生技术人员数量来看,2005—2018 年间城乡之间卫生技术人员的差距不仅没有缩小,反而有逐渐扩大的趋势。

表 2-11　2005—2018 年中国城乡千人卫生技术人员数量

年份	卫生技术人员		职业(助理)医师		注册护士	
	城市	农村	城市	农村	城市	农村
2005	5.82	2.69	2.46	1.26	2.10	0.65
2006	6.09	2.70	2.56	1.26	2.22	0.66
2007	6.44	2.69	2.61	1.23	2.42	0.70

年份	卫生技术人员		职业（助理）医师		注册护士	
	城市	农村	城市	农村	城市	农村
2008	6.68	2.80	2.68	1.26	2.54	0.76
2009	7.15	2.94	2.83	1.31	2.82	0.81
2010	7.62	3.04	2.97	1.32	3.09	0.89
2011	7.90	3.19	3.00	1.33	3.29	0.98
2012	8.54	3.41	3.19	1.40	3.65	1.09
2013	9.18	3.64	3.39	1.48	4.00	1.22
2014	9.70	3.77	3.54	1.51	4.30	1.31
2015	10.21	3.90	3.72	1.55	4.58	1.39
2016	10.79	4.04	3.92	1.61	4.91	1.49
2017	10.87	4.28	3.97	1.68	5.01	1.62
2018	10.91	4.63	4.01	1.82	5.08	1.80

数据来源：历年《中国统计年鉴》

（四）社会办医仍存在诸多问题

1. 技术人才短缺

长期以来，民营医院人才质量和人才梯队远远落后于公立医院，特别是高层次技术人才的缺乏，限制了民营医院医疗质量的提高，也制约了民营医院资金和大型设备等方面的优势发挥，使得民营医院竞争力不足，无法与公立医院实现差异化竞争，难以形成品牌效应和规模效应。尽管近年来进行了多方面的改革，然而情况并没有根本性改变。

2. 税收、医保等支持政策乏力

税收政策方面，根据有关部门规定，我国对于营利性医疗卫生机构自用的土地及房屋自其取得执业登记起三年内，免征城镇土地使用税和房产税。但是，从实际情况看，由于医院投资规模较大，回报周期较长，投资者收回投资成本并取得收益一般需要5—8年的时间，税收的优惠政策效果并不明显。医保政策方面，虽然社会办医疗卫生机构逐渐被列入到医保定点范围内，但与公立医院相比，在医保报销额度、项目方面仍然有所区别，影响社会办医疗卫生机构的市场占有率。

（五）商业保险尚处于初级阶段，难以满足消费者需求

尽管我国商业健康保险发展迅速，但仍处于初级阶段。首先，商业健康保险无论是深度还是密度都与发达国家有一定差距，法国、英国、德国、日本、美国2016年健康险深度均超过6%，而我国2018年仅为0.61%，具有较大的提升空间。第二，长期护理保险和失能保险供给严重不足，无法满足老龄化及失能人群的需求。据中保协的调研显示，截至2017年底，受调查的28家保险公司的商业健康保险主要以医疗产品为主，占比超过50%；而长期护理险和失能险的比例分别为5.4%和3.9%。第三，我国商业保险与医疗

服务机构、健康管理服务机构等相关产业之间的连接不紧密，难以形成"产品＋支付＋服务"产业链生态圈；另外，缺乏医疗卫生数据，也使商业健康保险的发展受到很大制约。

（六）产业发展要素短缺、核心竞争力不足

健康服务业是典型的知识密集、技术密集型产业，然而，我国目前面临产业人才、科技、资金等多方面的要素短缺问题，造成我国健康服务业核心竞争力不足。

第一，人才资源供给严重不足。我国专业医生和护士的配研体系比较完善，然而与健康服务业相关的其他学科体系和人才培养体系不够健全，师资力量缺乏，复合型、技术型、应用型人才短缺，难以满足健康服务业的发展需要。另外，在医师多点执业方面，仍存在很多政策障碍，限制了高层次人才流动。

第二，我国卫生与健康科技创新体系仍不完善，稳定、可持续性投入不足，医产学研协同创新不够，造成行业整体研发水平和能力较低，具有自主知识产权的新药、医疗器械市场竞争力较差。

第三，目前我国多数健康服务业机构规模较小、分布零散，尚未形成合理的体系结构和有序的竞争秩序。并且在行业发展初期，部分产品和服务的质量较差，甚至出现虚假广告、诱导消费和恶意竞争等现象，不仅对居民健康造成不良影响，还失去了消费者对相关产品和服务的信任。

三、推动健康服务业发展的对策措施

鉴于我国健康服务业发展中存在的一些问题，提出以下几点对策措施，以促进健康服务业发展：

（一）科学界定健康服务业内涵外延，处理好健康服务业和健康事业的关系

在《健康服务业分类（试行）》的基础上，明确健康服务业的内涵外延，建立科学合理的健康服务业行业统计体系和数据库，形成国家、省、市、县级分析系统，从而满足健康服务业政策制定和管理、监测等方面的需要。同时，还要处理好健康服务业与健康事业的关系，健康服务业以维护和促进居民的健康为根本目的和落脚点，要处理好人民群众日益增长的健康需求和医疗卫生费用不断增长之间的矛盾，明确政府在健康事业中的主导责任。因此，政府应在健康服务业发展过程中应发挥引导作用，调动社会力量，积极推进健康服务业相关产业发展，以便在降低个人医疗卫生服务费用负担的同时，提高居民健康和保障水平。

（二）健全健康服务业相关政策，加强顶层设计和统筹推进

发展健康服务业应依据经济社会和卫生事业发展的总体战略，在国家层面将健康服务业作为战略性新兴产业进行部署，对健康服务业的定位、目标、布局和重点策略等进行顶层设计。在摸清我国健康资源现状的基础上，围绕人民健康需求，借鉴国际健康全程管理理念，对健康服务业进行整体规划和布局；选择发展前景好的健康产业项目作为建设重点，制定专项规划。在总体规划布局的基础上，制定相应配套政策，引导和鼓励健康服务

业发展,增强我国健康服务业核心竞争力。

第一,明确健康服务业产业结构政策,引导各地在分析其自身健康服务业供给、需求和发展情况的基础上,明确自身优势和核心竞争力,优化自身产业布局。

第二,完善健康服务业产业布局政策,包括重点产业领域的选择和空间布局政策,引导各地结合自身特点及优势,合理定位、科学规划,建设各具特色的健康服务业示范基地,并探索可复制、可推广的试点经验。推动区域内、省内协作,形成统筹规划、优势互补的格局,实现健康服务业科学有序发展。

第三,健全我国健康服务业产业技术政策,通过加强知识产权、加大财政税收支持力度、加强国际合作等途径,在土地规划、机构准入、人才引进、营商环境等方面给予政策支持和倾斜,推动健康服务业企业增加研发投入,以促进健康服务业技术创新能力,推动产学研结合、科技成果转化,从而增加健康产品和服务的有效供给。要通过加强科技支撑,深化行政审批制度改革、产业政策引导等综合措施,培育一批医疗、药品、医疗器械、中医药等重点产业,打造一批具有国际影响力的知名品牌。

第四,推动产业融合,促进健康服务业集聚发展。积极推动互联网、物联网等信息技术产业向健康服务业渗透、融合,加强健康服务业内部的渗透、融合,催生更多新业态、新模式。

第五,培育健康服务业相关支撑产业,大力发展第三方服务。引导发展专业的医学检验中心和影像中心,支持发展第三方的医疗服务评价、健康管理服务评价以及健康市场调查和咨询服务;鼓励药学研究、临床试验等生物医药研发服务外包;完善科技中介体系,大力发展专业化、市场化的医药科技成果转化服务。

第六,建立健全行业监管体系,加强行业监督。充分发挥第三方组织在监督中的作用,形成政府主导、第三方组织协助管理、社会公众参与监督的多元化行业监管体系,营造健康有序的行业发展环境。

(三)加快形成多元办医格局、大力提高医疗服务水平,统筹区域、城乡协调发展

尽管近年来我国在医疗卫生事业的支出逐年提高,医疗卫生条件也不断改善,然而从全球来看,我国医疗卫生总费用、医疗卫生条件仍然处于较低的水平,特别是区域间、城乡间差异较大。

第一,应切实落实政府办医责任,合理制定区域卫生规划和医疗机构设置规划,明确公立医疗机构的数量、规模和布局,坚持公立医疗机构面向城乡居民提供基本医疗服务的主导地位。同时,进一步鼓励企业、慈善机构、基金会、商业保险机构等出资新建、参与改制、托管、公办民营等多种形式投资医疗服务业。大力支持社会资本办医,进一步放宽中外合资、合作办医政策,加快落实对非公立医疗机构和公立医疗机构在市场准入等政策,提高税收、医保等政策支持,引导通过社会办医提高我国医疗服务水平。

第二,统筹区域、城乡协调发展。一方面,大力支持社会资本举办营利性医疗结构和非营利性医疗机构,特别是在欠发达的中西部地区以及农村,应给予更多的政策优惠,缩小区域、城乡之间的差距;另一方面,加大政府医疗卫生支出,改善中西部地区和农村的基本医疗服务。

第三,推动发展专业、规范的护理服务。推进临床护理服务价格调整,更好地体现服务成本和护理人员技术劳动价值。强化临床护理岗位责任管理,完善质量评价机制,加强培训考核,提高护理质量,建立稳定护理人员队伍的长效机制。科学发展护理支撑评定,评价标准侧重临床护理服务数量、质量、患者满意度以及医德医风等。加大政策支持力度,鼓励发展康复护理、老年护理、家庭护理等,以适应不同人群需求,提高规范化服务水平。

第四,优化医疗服务资源配置。公立医院资源丰富的地区应加快推进公立医疗机构改制试点,部分地区加快推行公立医院改制试点;引导非公立医疗机构向专业性医院管理集团发展,从而达到高水平、规模化发展。

(四)鼓励商业健康保险发展

丰富商业健康保险产品。在完善基本医疗保障制度、稳步提高基本医疗保障水平的基础上,鼓励商业保险公司提供多样化、多层次、规范化的产品。鼓励发展与基本医疗保险相衔接的商业健康保险,推进商业保险公司承办城乡居民大病保险,扩大人群覆盖面。鼓励商业保险公司开发长期护理险以及与健康管理、养老等服务相关的商业健康保险产品。推行医疗责任保险、医疗意外保险等多种形式医疗执业保险。

发展多样化健康保险服务。引导、探索、建立商业保险公司与体检、医疗、护理等医疗服务机构合作机制,加强对医疗行为和医疗费用的监督,促进医疗服务行为规范化,为参保人提供健康风险评估、健康风险干预等服务,并在此基础上探索健康管理组织等新型组织形式。鼓励以政府购买服务的方式委托具有资质的商业保险机构开放各类医疗保险经办服务。

(五)进一步健全人力资源保障机制

加大人才培养和职业培训力度。支持高等院校和中等职业学校开设健康服务业相关学科专业,引导有关高校合理制定相关专业人才培养体系。鼓励社会资本举办职业院校,规范并加快培养护士、养老护理员、药剂师、营养师、按摩师、康复治疗师、育婴师、健康管理师、健身教练、社会体育指导员等从业人员。建立、健全健康服务业从业人员继续教育制度。

促进人才流动。加快推进规范的医师多点执业。鼓励地方探索、建立区域性医疗卫生人才充分有序流动机制。不断深化公立医院人事制度改革,推动医务人员保障社会化管理,逐步变身份管理为岗位管理。探索公立医疗机构与非公立医疗机构在技术和人才等方面的合作机制,对非公立亿元机构的人才培养、培训和进修等给予支持。对于养老机构从业的具有职业资格的医护人员,在职称评定、专业技术培训和继续医学教育等方面,与医疗机构医护人员享有同等待遇。深入实施医药卫生领域人才项目,吸引高层次医疗卫生人才回国服务。

(六)加快健康产业融合发展,支持发展多样化健康服务

加快健康产业与健康休闲运动产业融合发展,支持和鼓励举办业余体育赛事,包括马

拉松、徒步等群众性体育活动,开展全民健身运动,宣传普及科学健身知识,提高人民群众健身意识,并培育符合地方特色的时尚休闲运动项目;加快健康产业和旅游产业融合发展,鼓励和扶持健康旅游项目建设,发展中医药、特色医疗、疗养康复、美容保健等健康旅游,打造一批健康旅游基地;支持健康文化类企业发展,鼓励出版健康养生图书,支持创作健康相关影视作品、电视专栏节目,倡导健康生活方式。

参考文献

[1] 贺功建."互联网+智慧医疗"现状及发展展望[J].电子技术与软件工程,2017(23):12-13.

[2] 互联网医疗健康产业联盟.5G时代智慧医疗健康白皮书.2019.

[3] 蒋收获,谢洪彬,袁璧翡,朱素蓉,卢伟.健康服务业的发展特征与未来趋势分析[J].上海预防医学,2019,31(07):527-532.

[4] 梁应涛,崔光平.基于"互联网+"的视角谈智慧医院建设[J].经济师,2019(10):214-215.

[5] 林悦."互联网+智慧医疗"现状及发展展望[J].中国医疗器械信息,2019,25(18):15-16.

[6] 刘敏.消费新常态中信息消费可持续发展问题研究[J].求索,2016(05):73-77.

[7] 糜泽花,钱爱兵.智慧医疗发展现状及趋势研究文献综述[J].中国全科医学,2019,22(03):366-370.

[8] 王荣荣,张毓辉,王秀峰,王昊,郭锋.我国健康产业发展现状、问题与建议[J].卫生软科学,2018,32(06):3-6.

[9] 王宇喆.智慧医疗的发展与实践探究[J].通讯世界,2018,25(12):221-222.

[10] 张颖熙,夏杰长.新时代健康服务业发展的战略思考[J].劳动经济研究,2018,6(05):82-98.

[11] 赵道致,杨立成,杨洁.新型"互联网+"医疗体系建设研究[J].中国农村卫生事业管理,2018,38(10):1262-1265.

[12] 郑英,张璐,代涛.我国健康服务业发展现状研究[J].中国卫生政策研究,2016,9(03):6-10.

[13] 杨克俊.浅谈新政策下民营医院发展的对策[J].中国管理信息化,2019,22(20):114-115.

[14] 杨利春.依靠智慧科技创新满足群众健康需求[N].中国人口报,2019-09-30(003).

第二节 中国信息消费服务业发展研究

改革开放四十年来,中国经济实现了快速增长。1978—2007年间,中国GDP的平均增长速度高达9.9%,但是自2008年美国金融危机爆发以来,中国GDP增长速度开始放缓,GDP增长速度已经从2007年的14.7%降低为2018年的6.6%,中国经济开始步入中低速增长时期。资本积累速度下降、人口红利消失和"干中学"技术进步效应消减，限制了中国经济的高速增长。特别是 2018 年以来，外部环境复杂严峻，经济面临下行压力较大。最近三年，最终消费对经济增长的贡献连续保持在 50% 以上，对我国经济稳定运行起了重要作用。信息消费作为新兴的消费领域，是消费的重要组成部分，对推动我国经济高质量发展发挥着重要作用。互联网、大数据、人工智能等新一代信息技术与实体经济深度融合，农业、制造业和服务业加快向数字化、网络化、智能化转型，有力地推动了供给体系改革，促进了经济运行效率。

近年来，国务院、工业和信息化部、发改委等发布了多项政策促进信息消费。2017年 8 月，经李克强总理签批，国务院印发《关于进一步扩大和升级信息消费持续释放内需潜力的指导意见》（以下简称《意见》）。《意见》指出，信息消费已成为当前创新最活跃、增长最迅猛、辐射最广泛的经济领域之一，对拉动内需、促进就业和引领产业升级发挥着重要作用；明确了消息消费的发展目标，到 2020 年，信息消费规模预计达到 6 万亿元，年均增长 11% 以上。《意见》中提出三个方面的措施，着力推进信息消费升级：（1）提高信息消费供给水平；（2）扩大信息消费覆盖面；（3）优化信息消费发展环境。2018 年，工业和信息化部、发改委为贯彻落实《意见》，印发《扩大和升级信息消费三年行动计划（2018—2020）》（以下简称《计划》），部署了新型信息产品供给体系提质、信息技术服务能力提升、信息消费者赋能和信息消费环境优化四大主要行动，为信息消费营造良好的政策环境。

一、信息消费服务业发展研究

（一）信息消费服务业发展现状

2018 年，在国务院、工信部和发改委等部委的大力支持下，随着电信业、互联网和软件业等信息服务业的快速发展，互联网、大数据、人工智能、云计算等新一代信息技术与实体经济深度融合，农业、制造业和服务业加快向数字化、网络化、智能化转型，不仅极大地促进了居民信息消费能力，还带动了传统服务业的数字化转型，催生了智能零售、数字创意内容、在线教育、医疗健康等大量新应用、新模式、新业态，不仅满足了大众的消费需求，还推动了信息服务消费快速增长。据初步统计，2018 年我国信息消费规模约为 5 万亿元，占最终消费支出比重达 10%，同比增长超过 10%，增速远超 2018 年的 GDP 增速，对我国经济增长有显著的拉动作用。信息消费供给质量不断提高，总体呈现加快发展、量质齐升的良好态势，主要表现为以下几点：

1. 信息消费创新生态日益成熟

信息产品方面，国产品牌建设成果显著，特别是智能手机行业。随着智能手机的普及，全球手机市场略显疲态，然而国产智能手机出货量和占有率均有了较大提升，具体情况如表 2-12 所示。据 IDC 统计，2018 年全球智能手机出货量为 14 亿部，较去年下降 4.1%，中国智能手机出货量 3.98 亿部，较去年同比下降 10.5%。然而国产手机出货量却逆市上扬，华为、小米、OPPO 出货量均进入全球前五。其中，华为全年出货量达 2.06 亿部，同比上涨 33.6%，占据全球智能手机市场的 14.7%；小米出货量也达到 1.23 亿部，同比上涨 32.2%。OPPO 虽然出货量同比仅小幅上扬,但也达到了 1.13 亿部,占据全球智能手机市场 8.1% 的份额。另外,平板电脑、智能家电、智能家居以及智能手表、手环等智能可穿戴产品层出不穷,消费产品加速向智能化方向转变。

表 2-12　2018 年全球智能手机出货量

排名	品牌	智能手机出货量(亿部)	市场占有率	增长率
1	三星	2.923	20.80%	−8.00%
2	苹果	2.088	14.90%	−3.20%
3	华为	2.060	14.70%	33.60%
4	小米	1.226	8.70%	32.00%
5	OPPO	1.137	8.10%	1.30%

数据来源:IDC

从信息服务看,线上线下融合是互联网的发展方向,逐渐成为主流消费方式。文化旅游、教育培训、交通出行、商贸零售、医疗养老等各个领域形成了线上线下相结合的消费闭环,不断满足大众个性化需求。以新零售为例,随着电商的不断发展,市场竞争已经进入到白热化的境地,线上的电商企业也面临着流量严重衰竭的困境。与此同时,线下的传统供应链体系也面临着需要借助互联网技术来朝着更加高效的方向转型。在这样一种趋势下,马云指出,纯电商时代很快就会结束,单纯的零售模式也将被打破,未来一定有新的零售模式出现,阿里称之为新零售,新零售必将在未来开启一轮新的商业模式,而随着新零售概念不断深入人心,线上电商和线下实体正在由对抗开始转向融合。线上线下融合正在成为新时代零售行业变革的主要方向。2018 年"双 11"各大电商平台首次形成了线上线下联动的全渠道购物模式,成交数据再创新高,当天全国网络零售交易额超过 3 000 亿元。由表 2-13 可以看出,2014—2018 年间,中国网络零售交易额高速增长,由 2014 年的 2.82 万亿元增长到 2018 年的 9.01 万亿元,占全社会零售消费品的比例也由 2014 年的 10.6% 增长到 2018 年的 18.4%。网络零售极大地便利了大众的生活。

表 2-13　2014—2018 年中国网络零售交易额情况

年份	交易额(万亿元)	增长率	占全社会零售消费品比例
2014	2.82	49.70%	10.6%
2015	3.83	35.70%	12.7%
2016	5.16	26.20%	15.2%
2017	7.18	39.17%	19.6%
2018	9.01	23.90%	18.4%

数据来源:国家统计局

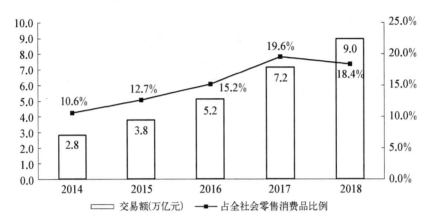

图 2-7 2014—2018 年中国网络零售交易额及占全社会零售消费比例
数据来源:国家统计局。

2018 年,中国信息消费服务业的竞争远未结束。在淘宝、天猫、京东处于垄断地位的网络零售领域,拼多多将用户下沉至三四线城市,依靠社交裂变增长模式迅速崛起;在虎牙、斗鱼等网络直播火遍全国的情况下,抖音依靠短视频迅速走红,并引起了新一轮的市场争夺;以 B 站为代表的二次元等圈层属性明显的节目走向大众,彰显了小众市场的巨大潜力;小程序和快应用的迅速发展,开启了流量入口的激烈竞争;88VIP 以及“爱奇艺&京东”“饿了么&哔哩哔哩”等新兴会员形式的出现令生态化会员成为新的争夺焦点,等等。这些均表明在信息消费领域的创新在未来仍将延续。

2. 基础设施建设进一步改善

在“宽带中国”专项行动、网络提速降费等政策的推动下,我国建成了大容量、高速率的信息通讯网络,为信息服务消费奠定了坚实的基础。从图 2-8 中可以看到,从互联网的普及率来看,2013—2018 年间,城市互联网普及率和乡村互联网普及率同步提升,城市

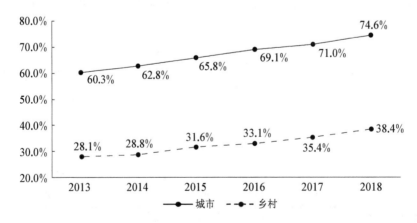

图 2-8 2013—2018 年中国互联网普及率
数据来源:中国互联网络发展状况统计调查。

互联网普及率由 2013 年的 60.3％增长到 2018 年的 74.6％;乡村地区互联网普及率由 2013 年的 28.1％增长到 2018 年的 38.4％。尽管城镇地区和乡村地区互联网普及率均有所上升,然而城乡之间的差距并没有缩小的趋势,缩小城乡间信息基础设施的差距应该是未来一段时期内的工作重点。

从光纤用户数量来看,由图 2-9 可以看到,2012—2018 年间,我国光纤用户数量快速增长,截止到 2018 年底,我国光纤用户数量超过 3.68 亿人,较 2017 年底增加 4 770.5 万人;光纤用户占互联网宽带接入比例为 90.4％,较 2017 年提高了 6.1％。

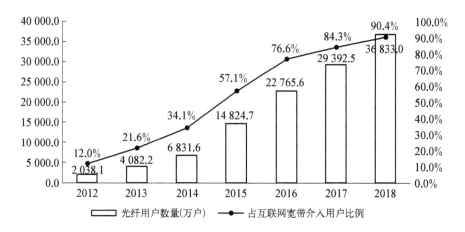

图 2-9　2012—2018 年中国光纤用户数量及占互联网宽带接入用户比例

数据来源:中国工业和信息化部。

从移动网络的建设来看,2013—2018 年间,移动电话基站数快速增长,特别是 3G/4G (移动宽带)基站数,2013—2018 年中国移动电话基站数具体情况如表 2-14 和图 2-10 所示。可以看到,3G/4G 基站数占移动电话基站数比例从 2013 年的 45.23％增长到 2018 年的 753.46％。截止到 2018 年底,我国移动电话基站数达到 648 万个,较 2017 年净增 29 万个,其中,3G/4G 基站数达到 489 万个,较 2017 年净增 28 万个,新增基站绝大部分为 3G/4G 基站。

表 2-14　2013—2018 年中国移动电话基站数

年份	移动电话基站数(万个)	3G/4G 基站数(万个)	3G/4G 基站占比
2013	241	109	45.23％
2014	351	213	60.68％
2015	466	320	68.67％
2016	559	405	72.45％
2017	619	461	74.47％
2018	648	489	75.46％

数据来源:中国工业和信息化部。

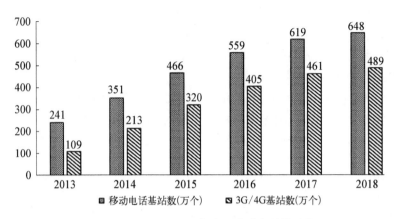

图 2-10　2013—2018 年中国移动电话基站数
数据来源:中国工业和信息化部。

随着固定宽带和移动宽带基础设施的建设,用户网络环境有了极大改观,2016—2018 年中国移动互联网和固定宽带网络平均下载速率如表 2-15 和图 2-11 所示。可以看到,截止到 2018 年底,我国 4G 网络平均下载速度达到 22.05Mbps,固定宽带网络平均下载速度达到 28.06Mbps,较 2016 年第三季度分别增长 86.4% 和 154.4%,用户网络平均下载速度均有显著提高。

表 2-15　2016—2018 年中国移动互联网和固定宽带网络平均下载速率

时间	4G 网络平均下载速率(Mbps)	固定宽带网络平均下载速率(Mbps)	时间	4G 网络平均下载速率(Mbps)	固定宽带网络平均下载速率(Mbps)
2016Q3	11.83	11.03	2017Q4	18.18	19.01
2016Q4	11.93	11.9	2018Q1	19.12	20.15
2017Q1	12.39	13.01	2018Q2	20.22	21.31
2017Q2	13.46	14.11	2018Q3	21.46	24.99
2017Q3	15.41	16.4	2018Q4	22.05	28.06

数据来源:宽带发展联盟。

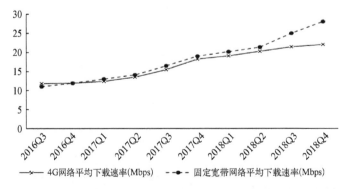

图 2-11　2016—2018 年中国移动互联网和固定宽带网络平均下载速率
数据来源:宽带发展联盟。

3. 新兴信息消费群体崛起

第一财经、第一财经商业数据中心(CBNData)主办的"年轻不合理·2018 第一财经数据盛典"以消费分级时代下的"年轻不合理"为主题,充分显示了新兴消费群体的特征。在该盛典上,第一财经商业数据中心发布的《2018 中国互联网消费生态大数据报告》显示,尽管"80 后"是中国互联网消费的中坚力量,但"90 后"的消费力正在迅速崛起,线上人均消费持续走高,成为消费升级的重要驱动力。CBNData 消费大数据显示,从天猫"双十一"的历年数据来看,自 2016 年起"90 后"消费占比就开始超过"80 后",到 2018 年更是达到了 46%。以"90 后"为代表的年轻消费群体不再具有整齐划一的特征,他们的生活观和消费观更为个性,展现出兴趣优先、注重体验、懒人经济等多元新消费特征,完美契合"年轻不合理"的主题,深刻影响着互联网消费的未来走向。

4. 共享经济洗牌加剧,共享消费理念更加深入人心

2017 年,共享经济红遍中国,共享单车、共享汽车、共享雨伞、共享充电宝、共享办公室、共享 KTV,等等,共享经济扩展到生活的方方面面,成为投资创业的风口。然而,一年过后,共享经济风光不再,能否存活是企业面临的最大考验。以共享单车为例,中消协调查发现,70 家共享单车平台中有 34 家倒闭,共享单车、共享汽车的押金问题引起了大众的广泛关注。2018 年,创业者、投资者、消费者对共享经济的态度逐渐回归理性,共享经济洗牌加剧,走向规范有序发展。

尽管共享经济正经历发展的低潮期,但是"使用而不购买"的共享消费理念更加深入人心。在共享消费理念的指引下,越来越多的人热衷于"以租代购"的消费模式,深刻地影响了大众的消费习惯。目前,共享经济在知识技能、物流运输、生产制造等领域渗透,有效提升了实体经济创新能力和生产能力。据统计,2018 年我国共享经济市场交易额达 2.9 万亿元,较 2017 年增长 41.6%,有效地推动了我国的经济增长。

5. 网络付费模式加速兴起,免费付费之争仍将延续

在信息消费的初期,文学、视频、音乐、游戏、教育等信息服务企业通常不直接面向用户收费,而是选择用户免费,并通过第三方广告等方式获利,这意味着在使用产品的过程中,会牺牲一部分用户体验。而现在,越来越多的用户愿意为优质的产品付费,付费群体日益壮大。据喜马拉雅披露,2018 年喜马拉雅"123 知识狂欢节"开场 1 小时,内容消费总额超过 1 802 万元,全天内容消费总额超过 4.35 亿元,是 2017 年的 2.2 倍,参与用户超过 2 135 万。为喜爱的内容付费逐渐成为人们习以为常的生活方式。

然而,这并不意味着免费模式将淡出信息消费市场,免费与付费之争仍将延续。以网络文学为例,根据 Quest Mobile 检测的在线阅读市场排名显示,从 2017 年 12 月到 2018 年 12 月,排名前十的网文平台中,有三个席位易主。特别是连尚免费读书凭借免费阅读这一利器,在 2018 年 9 月上线仅仅 4 个月后,月活成绩就跻身网文行业第九名。免费阅读,通过以降低阅读体验的方式争取下沉市场和对价格敏感的网文消费用户,迅速增长。爱奇艺阅读、米读小说、QQ 阅读均在探索免费阅读模式,寻求免费阅读和产品留存之间的平衡;阅文集团也于 2019 年下半年上线了免费阅读 APP 飞读小说。网络文学领域,免费与付费之争在 2018 年激化,预期在未来这种竞争仍将延续。

6. 移动支付持续高速增长

随着智能手机、平板电脑等在内的移动工具快速普及,以及相关政策的驱动下,移动支付以其快捷、便利的优势迅速增长,并向生产生活领域渗透。2013 年 10 月,国标委发布了《基于射频的移动支付》国家标准;2015 年 12 月,中国人民银行发布《非银行支付机构网络支付业务管理办法》;2016 年 7 月,中国银行发布《条码支付业务规范》等一系列政策措施,很好地促进了移动支付产业的健康发展。中国移动支付迅速增长,目前已经成为全球移动支付第一大市场,在移动支付用户规模、交易规模、渗透率等方面都处于大幅领先地位,迈向"轻现金社会"。

从交易规模方面来看,根据中国人民银行发布支付体系运行总体情况可以看到,2011—2018 年间,我国银行业移动支付金额和移动支付笔数均有极大幅度增长,特别是2011—2015 年间,银行业移动支付成爆发式增长。截止到 2018 年,银行业金融机构全年共处理移动支付业务 605.3 亿笔,交易金额 277.4 万亿元,较 2017 年分别增长 61.19% 和36.69%。

表 2 - 16　2011—2018 年中国银行业移动支付交易规模

年份	移动支付金额(万亿)	移动支付笔数(亿)
2011	1.0	2.5
2012	2.3	5.4
2013	9.6	16.7
2014	22.6	45.2
2015	108.2	138.4
2016	157.6	257.1
2017	202.9	375.5
2018	277.4	605.3

数据来源:中国人民银行。

二、信息消费服务业面临的问题

(一)基础设施建设不足,"数字鸿沟"阻碍信息消费服务业发展

尽管工业和信息化部、发改委在 2018 年发布了《扩大和升级信息消费三年行动计划(2018—2020 年)》,部署了新型信息产品供给体系提质、信息技术服务能力提升、信息消费者赋能和信息消费环境优化四大主要行动,地方主管部门也已建立或正加紧推进多部门联动的工作协同推进机制、发展规划、项目建设等工作,然而目前我国信息通信基础设施建设仍然面临不足的问题,限制了我国信息消费服务业的发展。2018 年,M-Lab 联合Google、Princeton 以及 Open Technology Institute 等多家机构联合发布了 2018 年全球网络宽带速度测试的相关结果。结果显示,中国网速全球排名 141 位,而网费全球排名40 位。这在一定程度上反映了我国目前通信基础设施建设还存在着不足,而且收费

偏高。

不仅如此,由于所处地区、年龄、受教育程度等引起的"数字鸿沟"也在一定程度上影响了我国信息消费服务业的进一步发展和需求潜力的释放。例如,我国目前还存在着城乡之间基础设施建设的差异。2018年我国城市宽带普及率达到74.6%,而农村宽带普及率仅38.4%,远远低于城市宽带普及率,阻碍了信息消费需求潜力的释放和信息消费服务业的发展。

(二)平台支撑保障能力有待提升

信息消费与传统消费不同,具有供给创造需求的特性,信息消费是创新消费模式。信息通信技术发展历程表明,信息技术、产品以及服务的升级换代与创新有着密不可分的关系。近年来,随着互联网、大数据、人工智能、云计算等新一代信息技术迅速发展,我国信息消费服务业也取得了高速发展。然而,现阶段我国知识产权保护不完善,在互联网等领域很多同质化的竞争或者抄袭现象比较常见,这在一定程度上也造成了我国信息消费服务业高端和有效供给不足的问题,难以很好地通过技术创新引领产业发展。

另一方面,信息技术的应用方面也有待提升。例如,工信部信息化和软件服务业司信息服务业处副处长李琰在2018年9月4日召开的《扩大和升级信息消费三年行动计划(2018—2020年)》的解读会上就指出,很多领域在云计算方面仍然处在不会用、不敢用或者不能用的阶段,整体应用水平偏低。

(三)信息消费安全缺乏保障

2018年1月,中国信息通信研究院发布了《中国信息消费行为调查报告》,报告显示,53.3%和48.3%的用户认为个人信息安全和在线支付安全是影响用户使用信息产品及服务的重要因素,而近四成用户遇到过安全问题,主要包括流氓软件捆绑下载(38.3%)、虚假宣传(38.2%)、个人信息泄露(33.7%)、无故乱收费(24.3%)、服务质量难以保证(20.7%)。信息消费安全一直以来都是我国信息消费的一大顽疾,多年过去,实际上并没有明显改善。目前,针对信息消费方面的投诉处理,特别是个人信息保护、垃圾信息骚扰方面,面临防范难、举证难、索赔难等诸多问题。目前,物联网、云计算、大数据、移动互联网等信息消费发展,越来越依靠互联网新兴业务发展,如果不能尽快出台相应法律法规并付诸实施,保护消费者信息安全,必然会影响我国信息消费服务业的发展。

(四)信息消费环境日趋复杂,行业规范欠缺

我国信息消费环境日趋复杂主要包括以下两个方面:一方面,互联网提供的信息量较大,信息内容良莠不齐,而中国低龄化网民众多,低劣的信息对青少年、儿童,甚至成年人都会造成不良影响;另一方面,目前信息消费服务业线上和线下问题融合交错,网络安全保障形势依然很严峻。造成我国信息消费环境复杂的根本原因,是行业规范与基本准则严重缺失。尽管互联网消费早已存在,然而我国网络管理法律基础薄弱,互联网领域法律缺失、监管体系不完善的问题一直存在,特别是随着信息消费的迅速发展,法律缺失和监管体系不完善的问题变得更加严重。

（五）高端和有效供给不足

随着信息消费的迅速发展,各行各业都着重发展各自的产品,以实现服务的数字化、网络化、智能化,包括文化产品的全面数字化、生活服务产品的智能化等,多种多样的产品终端层出不穷,信息消费已经渗透到各个行业和领域。然而,大量质量差、内容低端的粗制产品在人们信息化生活中广泛传播,造成了不利影响,信息消费应用的广度和深度仍有待拓展。特别是在一些优质的数字内容供给等方面存在比较大的缺口,比如,一些中高端、前沿的信息产品有效供给不足,不能满足居民消费需求。

（六）移动支付面临发展政策瓶颈

对于移动支付来说,近几年快速发展,随之而来的监管政策也越来越严。首先,从支付额度来看,2017年底中国人民银行发布《条码支付业务规范(试行)》规定,对于生活中常见的扫码(扫描商户二维码)的消费方式,限额为每人每天500元;其次,从商户收款额度来看,《条码支付业务规范(试行)》规定,小微商户基于信用卡的条码支付的收款额每天不超过1 000元,每月不超过1万元。另外,2015年中国人民银行发布《非银行支付机构网络支付业务管理办法》规定,通过支付账户余额完成支付每年不得超过20万元。各种各样的限额方式在一定程度上保护了账户的安全,然而也限制了移动支付的发展。

三、推动信息消费服务业发展的对策措施

根究我国信息消费服务业目前所面临的问题,提出以下几点措施,以促进我国信息消费服务业的发展:

（一）完善基础设施建设

我国城乡之间、东西部之间的信息基础设施的建设水平差距十分明显,而网络基础设施建设是未来互联网的产业机遇,因此,应大力加强基础设施建设水平,合理制定宽带价格,大力推进宽带加速战略等。政府部门应增加对广大西部地区和农村地区信息基础设施的投入投资力度,缩小城乡、东西部居民间信息基础设施的不平衡性,释放农村和中西部地区的消费潜力,促进消费服务业发展。另外,加快网络通信基础设施建设和升级改造,同时提升4G网络的覆盖面和服务质量,并在重点城市、地区布局5G网络,全面推进三网融合,为信息消费服务业的发展提供坚实的基础设施。

（二）完善相关法律法规,优化发展环境

知识产权保护、个人信息保护不完善,严重制约了我国信息消费服务业的发展,究其根本原因,在于我国相关法律法规不完善。

第一,加强知识产权保护。信息消费服务业的发展严重依赖于技术创新,而技术创新本身具有极高的不确定性,只有保护创新者或企业的研发收益,才能促进技术创新,形成以创新驱动行业发展的可持续发展模式。政府应加强对知识产权的保护,严厉处罚抄袭、模仿等侵犯知识产权的行为。

第二,加强消费者信息和支付安全保护。个人信息安全和在线支付安全是影响用户使用信息产品及服务的重要因素,政府必须尽快出台、完善相关法律法规,加大对信息市场的监管力度,规范信息市场的交易规则,建立完善的信息消费服务体系,为信息产业和信息消费市场的发展创造一个良好的环境。

(三)出台相应政策鼓励中小企业信息消费

信息技术与其他产业的融合,可以有效提升生产效率,然而我国目前在诸多领域仍处在不会用、不敢用或者不能用的阶段,特别是信息技术在生产活动中的应用可能具有较高的成本,中小企业难以负担。政府尽快出台相应的政策鼓励措施,促进中小企业在生产制造、管理和市场开拓等方面云计算、大数据、人工智能等信息技术的应用水平,在提升中小企业生产效率的同时,促进信息消费服务业的发展。组织召开全国性的中小企业信息消费推进工作经验交流会。各级政府主管部门强化为中小企业信息化的专业服务,重点培育和推广一批试点示范典型企业支持中小企业信息化。健全中小企业信息化服务平台网络,积极引导信息通信技术(ICT)厂商、专业咨询机构、科研机构等社会资源有效对接中小企业信息消费的市场需求。

(四)丰富消费内容

信息产品虽然众多,但真正经得起考验的产品并不多;信息服务方式虽然不断变化、出新,但有长足发展的也不多。针对精品内容不足的问题,应大力鼓励智能终端产品的研发,通过创新供给引导消费,拓展新兴服务业态,通过国家层面的资金、财税等政策倾斜和扶植,加快信息消费中内容生产创作的基础设施建设,通过数字化文化资源的共享,推动数字内容产业的发展。大力发展数字出版等新兴文化产业,促进动漫游戏、数字音乐、网络艺术品等数字文化内容的消费。

(五)完善移动支付安全、改善移动支付监管

近年来,随着智能手机、移动网络的快速发展,以及二维码、指纹识别、面部识别等新技术的应用,移动支付逐渐成为消费者付款的主要方式之一。不可否认的是,在将来移动支付规模将越来越大,移动支付有可能成为消费者付款的最重要方式。然而,出于对消费者支付安全以及监管方面的考虑,中国人民银行出台了一系列相关政策措施通过对支付金额、转账金额等方式保护移动支付安全,这在一定程度上制约了信息消费服务业的发展。对于移动支付安全和监管等方面,更应该从技术层面上解决,通过银行以及支付宝等其他支付相关企业的技术研发去实现对支付安全的保障和监管,而不是设置支付金额、转账金额。

参考文献

[1]国家信息中心,中国经济信息社,蚂蚁金融服务集团.2019中国移动支付发展报告——移动支付提升城市未来竞争力.2019.

[2]何锴.我省扩大新消费的现状、思路与领域分析[J].市场周刊(理论研究),

2017(06):55-57.

[3] 景丽彩.城乡互联网信息消费鸿沟的成因及对策[D].山东师范大学,2016.

[4] 杨春立.信息消费:拉动内需增长的重大领域——信息消费发展特征及政策建议[J].中国科学院院刊,2014,29(02):223-230.

[5] 杨婕.健全信息消费法治环境,维护消费者合法权益[J].电信网技术,2017(12):24-25.

[6] 张红明.互联网信息消费行为及其特征[D].山东师范大学,2016.

[7] 中国互联网信息中心.中国互联网络发展状况统计报告.2019.

[8] 中国人民银行金融稳定分析小组.中国金融稳定报告2019.2019.

[9] 中国信息通信研究院.中国信息消费发展态势及展望报告2019.2019.

第二篇　地区篇

第三章 江苏地区健康消费服务业发展现状

党的十八届五中全会制定了《"健康中国 2030"规划纲要》(以下简称"《纲要》"),明确指出要以提高人民健康水平为核心,提升健康投资,运用大数据、互联网等技术建设健康信息化服务体系,持续推进健康领域的可持续发展。现今家庭医疗消费支出已成为我国居民继住房、教育后的第三大支出①。

江苏省的人均 GDP 超过一万美元,资源环境约束却日趋趋紧。根据《中共江苏省委关于制定江苏省国民经济和社会发展第十三个五年规划的建议》,江苏省将编制实施美丽宜居新江苏建设规划,逐步形成全民共享的安居体系、配套完善的适居服务、品质卓越的宜居环境。推进绿色城镇化,尊重自然格局,建立完善城市绿地生态系统,推进绿色城市、智慧城市、森林城市建设。科学确定城镇开发强度,推动城市有机更新,促进城市地上地下空间复合利用,推进海绵城市建设,实施城市地下管网改造和综合管廊建设行动计划。"十三五"期间,江苏将先行开展生态环境管理制度综合改革试点,实行区域发展战略环境影响评价,健全自然资源资产产权制度,建立国土空间开发保护制度,建立空间规划体系,完善资源总量管理和全面节约制度,健全资源有偿使用和生态补偿制度,建立健全环境治理体系,健全环境治理和生态保护市场体系,完善生态文明绩效评价考核和责任追究制度修订。

第一节 苏南地区健康服务业发展研究

一、概况

苏南是江苏省南部地区的简称,地处中国东南沿海长江三角洲中心,东靠上海,西连安徽,南接浙江,东北依长江(苏中,苏北)、东海;是江苏经济最发达的区域,也是中国经济最发达、现代化程度最高的区域之一。苏南地区包括南京、镇江、苏州、无锡、常州,土地总面积 27 872 平方公里,占江苏省土地总面积的 27.17%,其中,平原面积占苏南土地总面积 50.45%,山丘面积占 28.4%,水域面积占 21.15%;拥有广袤的太湖平原,水网密集,长江东西横贯境内;常住人口 8 050.70 万人(2018 年)。2018 年 GDP 总量达到了 9.23万亿元,人均 GDP 为 11.52 万元,接近发达国家水平;城镇化率超过 80%,所有县(市)都进入全国综合实力百强县行列,其中有 7 个县(市)进入前十。

二、健康消费发展现状分析

健康服务业以维护和促进人民群众身心健康为目标,主要包括医疗服务、健康管理与

---

① 韩永,李成明.移动支付促进家庭医疗健康消费支出了吗?[J].金融与经济,2019(09):50-56.

促进、健康保险以及相关服务,涉及药品、医疗器械、保健用品、保健食品、健康产品等支撑产业,覆盖面广,产业链长。加快发展健康服务业,是深化医改、改善民生、提升全民健康素质的必然要求,是进一步扩大内需、促进就业、转变经济发展方式的重要举措,对稳增长、调结构、促改革、惠民生,全面建成小康社会具有重要意义。苏南地处中国东南沿海长江三角洲中心,是中国经济最发达、现代化程度最高的区域之一,其服务业的发展发挥着很大的作用,其中,健康服务业的提出也受到重视,我们将从医疗保健消费情况、卫生机构数量以及人寿保险销售三个方面来考察苏南健康服务业发展情况。

(一)城镇医疗保健支出高于农村,但是农村医疗保健支出占比高于城镇

苏南地区经济发展迅速,走在全国前列,人民的消费支出也位于全国前列,但是医疗保健的消费支出占家庭消费支出的比重却比较低。这也反映出苏南地区人们对医疗保健消费的观念认识还不够,还未跟上经济发展和收入提高的步伐。

表3-1　苏南地区医疗保健消费情况(元)

年份	城镇常住居民			农村常住居民		
	人均家庭总支出	医疗保健支出	医疗保健占比	人均家庭总支出	医疗保健支出	医疗保健占比
2014	26 487	1 375	5.19%	12 924	819	6.34%
2015	28 477	1 479	5.19%	15 524	1 029	6.63%
2016	30 444	1 615	5.30%	17 423	1 129	6.48%
2017	32 034	1 736	5.42%	18 872	1 273	6.75%
2018	34 078	1 896	5.56%	20 190	1 388	6.87%

数据来源:历年《江苏统计年鉴》

从表3-1可以看出,2014—2018年,苏南地区城镇与农村常住居民的人均家庭总支出额一直处于快速上升状态,医疗保健支出额一直在上升,但是从整体来看,城镇和农村常住居民的医疗保健支出占家庭总支出的比重仍然较低。另外,苏南地区农村常住居民人均家庭总支出和医疗保健支出额与城镇常住居民相比,相对要少,处于逐年上升趋势,但是农村常住居民医疗保健支出占比却要高于城镇医疗保健支出约1%左右。

表3-2　苏南城镇常住居民人均消费性支出(元)

地区	2014年	2015年	2016年	2017年	2018年
南京	25 855	27 794	29 772	31 385	33 537
无锡	27 358	29 466	31 438	32 972	35 016
常州	23 590	25 358	27 080	28 445	30 351
苏州	28 973	31 136	33 305	35 104	37 403
镇江	21 310	22 859	24 388	25 637	27 278

数据来源:历年《江苏统计年鉴》

从表3-2和图3-1可以看出,2014—2018年,苏南五市城镇常住居民年人均消费性

支出随着收入的增加还是呈上升趋势的,且各个城镇由于经济水平的差异,城镇常住居民年人均收入支出额稍有差异。2014—2018 年,苏州城镇常住居民人均消费性支出每年都排名第一,这与苏州的经济发展水平是全省第一有关;而南京与无锡城镇常住居民人均消费性支出水平较为接近,但无锡稍领先,而常州和镇江的城镇常住居民人均消费支出水平和苏南其他城市相比较低。

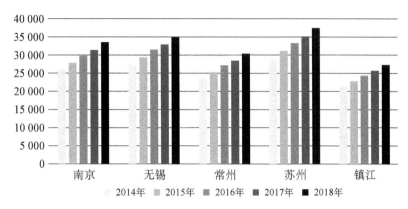

图 3-1　苏南城镇常住居民人均消费性支出柱状图(元)

数据来源:历年《江苏统计年鉴》

表 3-3　苏南城镇常住居民人均医疗保健支出(元)

地区	2014 年	2015 年	2016 年	2017 年	2018 年
南京	1 437	1 554	1 734	1 804	1 962
无锡	1 612	1 743	1 886	2011	2 136
常州	1 518	1 655	1 780	1 969	2 121
苏州	1 199	1 286	1 411	1 564	1 776
镇江	1 078	1 089	1 128	1 729	1 259

数据来源:历年《江苏统计年鉴》

表 3-4　苏南城镇常住居民人均医疗保健支出占消费支出比重(%)

地区	2014 年	2015 年	2016 年	2017 年	2018 年
南京	5.56%	5.59%	5.82%	5.75%	5.85%
无锡	5.89%	5.92%	6.00%	6.10%	6.10%
常州	6.43%	6.53%	6.57%	6.92%	6.99%
苏州	4.14%	4.13%	4.24%	4.46%	4.75%
镇江	5.06%	4.76%	4.63%	6.74%	4.62%

数据来源:历年《江苏统计年鉴》

从表 3-3 可以看出,2014—2018 年,苏南各地区城镇常住居民人均医疗保健支出都呈现上升趋势。其中,无锡城镇常住居民人均医疗保健支出最高,其次是常州和南京,接着是苏州,最后是镇江。从表 3-4 可以看出,2014—2018 年,除南京和镇江以外,苏州、无锡和常州这三个苏南城镇常住居民人均医疗保健支出占消费支出比重呈现上升趋势,而南京呈现先降后增,镇江则呈现先增后降趋势。总体上看,苏南城镇常住居民人均医疗保健支出占消费支出比重均较低,常州在苏南五市中相对占比最高,而镇江占比最低。

表3-5 苏南农村常住居民年人均消费性支出(元)

地区	2014年	2015年	2016年	2017年	2018年
南京	11 507	14 041	15 773	17 155	18 457
无锡	13 778	16 469	18 463	19 998	21 460
常州	12 367	14 764	16 567	17 849	19 116
苏州	13 915	16 761	18 820	20 298	21 587
镇江	10 140	14 217	15 925	17 127	18 463

数据来源:历年《江苏统计年鉴》

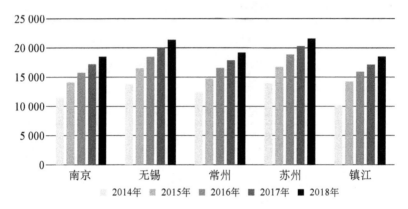

图3-2 苏南农村常住居民人均消费性支出柱状图(元)
数据来源:历年《江苏统计年鉴》

从表3-5和图3-2可以看出,2014—2018年,苏州农村常住居民人均生活消费支出最多,其次是无锡,南京、常州和镇江三市差不多,整体上来看,苏南各城市农村常住居民人均生活消费支出每年都在上升。2014—2018年,苏州农村常住居民人均消费性支出每年都排名第一,这与苏州的经济发展水平是全省第一有关,其次是无锡,而南京、常州和镇江的农村常住居民人均消费支出水平和苏南其他两个城市相比较低。

表3-6 苏南农村常住居民人均医疗保健支出(元)

地区	2014年	2015年	2016年	2017年	2018年
南京	675	828	864	928	1 962
无锡	914	1 151	1 294	1 440	2 136
常州	1 009	794	1 380	1 537	1 489
苏州	815	1 219	1 194	1 338	1 776
镇江	703	1 089	895	972	1 259

数据来源:历年《江苏统计年鉴》

表 3-7 苏南农村常住居民人均医疗保健支出占消费支出比重

地区	2014 年	2015 年	2016 年	2017 年	2018 年
南京	5.87%	5.90%	5.48%	5.41%	10.63%
无锡	6.63%	6.99%	7.01%	7.20%	9.95%
常州	8.16%	5.38%	8.33%	8.61%	7.79%
苏州	5.86%	7.27%	6.34%	6.59%	8.23%
镇江	6.93%	7.66%	5.62%	5.68%	6.82%

数据来源:历年《江苏统计年鉴》

从表 3-6 可以看出,2014—2018 年,除了常州,苏南各地区农村常住居民人均医疗保健支出都呈现逐年大幅增加的趋势。其中,无锡农村居民人均医疗保健支出最高,其次是南京和苏州,接着是常州,最后是镇江。从表 3-7 可以看出,2014—2018 年,苏南五市的农村常住居民人均医疗保健支出占消费支出比重大多呈现上升趋势。总体上看,苏南农村常住居民人均医疗保健支出占消费支出比重均较低,但占比总体上高于苏南五市城镇常住居民,南京在苏南五市中相对占比最高,而镇江占比最低。

(二)苏南医疗保健投入整体上升,卫生机构数基本处于增长状态

随着苏南地区经济的发展,政府财政收入的提高,医疗服务上的财政支出迅速增加,医疗服务能力大幅提升。医疗卫生服务体系更加完善,形成以非营利性医疗机构为主体、营利性医疗机构为补充,公立医疗机构为主导、非公立医疗机构共同发展的多元办医格局。康复、护理等服务业快速增长。各类医疗卫生机构服务质量进一步提升。健康管理与促进服务水平明显提高。中医医疗保健、健康养老以及健康体检、咨询管理、体质测定、体育健身、医疗保健旅游等多样化健康服务得到较大发展。下面从医疗卫生支出以及医疗机构数两方面分析一下苏南地区几个城市在医疗保健投入情况。

表 3-8 苏南地区医疗卫生支出情况(亿元)

地区	2014 年	2015 年	2016 年	2017 年	2018 年
南京	60.23	72.54	75.15	89.61	95.86
无锡	40.58	45.66	50.46	58.34	65.46
常州	32.05	38.51	44.75	41.72	47.18
苏州	70.07	71.43	43.97	68.14	112.89
镇江	18.66	16.73	12.18	13.99	29.94
合计	221.59	244.87	226.51	271.8	351.33

数据来源:历年《江苏统计年鉴》

从表 3-8 可以看出,苏南地区不管是从整体来看还是从各个城市来看,医疗卫生支出均一直处于快速上升状态,苏州医疗卫生支出额最高,其次是南京、无锡、常州,最后是镇江。这体现了苏南各个地方政府对医疗卫生支出这一领域的重视,同时也反映出人们对这一方面的需求也是逐年增加的。

表3-9　苏南地区主要年份卫生机构数（所）

地区	2014年	2015年	2016年	2017年	2018年
南京	2 383	2 337	2 383	2 340	2 801
无锡	1 181	1 225	1 281	1 343	1 447
常州	760	957	1 015	1 067	1 128
苏州	1 489	1 500	1 514	1 545	1 636
镇江	416	406	420	415	414
合计	6 229	6 425	6 613	6 710	7 426

数据来源：历年《江苏统计年鉴》

从表3-9和图3-3可以看出，2014—2018年，苏南各地区的卫生机构数排名没有什么变化，依次为南京、苏州、无锡、常州、镇江。从图3-4可以看出，2017—2018年，苏南五市的卫生机构数呈现出不同的增长趋势；2014—2018年，除镇江的卫生机构数有所下降以外，苏南其余四市的卫生机构数都有增速上扬的趋势。随着经济水平的发展，人们对自身健康越来越重视，对卫生机构的需求也越来越多，这是卫生机构逐年上涨的成因之一。

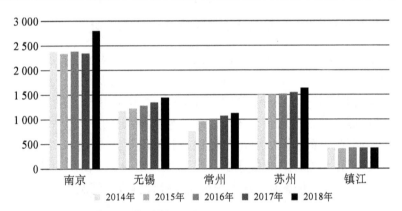

图3-3　苏南地区主要年份卫生机构数发展图（所）

数据来源：历年《江苏统计年鉴》

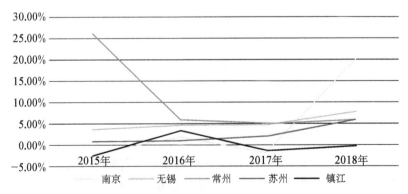

图3-4　苏南地区主要年份卫生机构数增长趋势图（%）

数据来源：历年《江苏统计年鉴》

（三）人寿保险销售整体呈上升趋势

随着经济的不断发展和健康消费的进一步提高,人们对健康保险的需求也在不断增长,健康保险在人们生活中占据越来越重要的地位。近年来,苏南地区健康保险服务进一步完善,商业健康保险产品更加丰富,参保人数大幅增加,商业健康保险支出占卫生总费用的比重大幅提高,形成较为完善的健康保险机制。

从表3-10可以看出,苏南五市人寿保险销售额排名依次是南京、苏州、无锡、常州和镇江。2014—2018年,苏南地区除了2018年有所下降外,其他年份人寿保险销售额一直在上升,说明人们更加重视对人寿保险的投入。从苏南地区整体来看,人寿保险销售额在2014—2017年一直持续上升,而随着2017年134号文件——《中国保监会关于规范人身保险公司产品开发设计行为的通知》以及一系列严监管新规的颁布,2018年苏南五市的保险收入出现了明显的下降。

表3-10　苏南地区人寿保险销售情况（亿元）

地区	2014年	2015年	2016年	2017年	2018年
南京	170.88	197.07	252.43	471.65	353.30
无锡	100.87	113.30	17.82	272.29	238.51
常州	79.11	89.50	123.87	188.86	172.57
苏州	138.20	165.95	263.99	363.10	323.43
镇江	41.62	49.48	64.59	77.67	27.06
合计	530.68	615.3	722.7	1 373.57	1 114.87

数据来源:历年《江苏统计年鉴》

（四）以南京为例,各项健身设施指标数据逐年递增

健康服务相关支撑产业规模显著扩大。药品、医疗器械、康复辅助器具、保健用品、健身产品等研发制造技术水平有较大提升,具有自主知识产权产品的市场占有率大幅提升,相关流通行业有序发展。作为具有代表性的健身产品,社区体育的发展程度及水平是衡量社会繁荣程度以及人们生活质量高低的标尺之一。南京市作为省会城市,在健身设施上投入较多。从表3-11可以看出,2014—2018年,南京投资在社区健身设施上的金额逐年增加,建设数、器材数以及建设面积都有大幅增加,表明南京市政府对居民健康质量的重视。

表3-11　南京市社区健身设施建设情况

指标	2014年	2015年	2016年	2017年	2018年
建设数(个)	4 400	4 810	5 576	6 078	7 901
器材数(件)	48 233	52 333	59 429	63 353	69 246
面积(万平方米)	185.58	191.78	205.17	244.51	303.65
投资金额(万元)	10 740	11 724	14 004	18 076	22 211

数据来源:南京统计年鉴

三、现状分析

综上所述,可以得出如下结论:

(1)从医疗保健支出占年人均消费支出的比重来看,苏南地区城镇居民的比重呈现出不稳定现象,城镇、农村居民则一直处于上升阶段,收入水平的提高将增强其对健康的关注程度,从而提高医疗保健支出。

(2)从卫生机构数来看,2014—2018年,苏南各地区卫生机构数的排名依次为南京、苏州、无锡、常州、镇江,南京的卫生机构数在苏南五市中最多,增长速度呈先降后增的趋势。开始的下降可能是由于政府对卫生机构的审查,严格建设,后续的增长可能来自人民日益增长的医疗健康的需要。其次,南京市作为江苏省的省会,高校众多,人力资源比较丰厚,带动经济发展,人们生活水平自然较好;无锡靠近上海,受上海经济辐射影响,经济比较发达;常州处于中间地带,相比苏州和无锡离上海较远,降级发展有一定的落后,但是相比镇江而言又要好点。

(3)从人寿保险销售情况来看,苏南地区2017年总体在大幅增加,而2018年有所下降,说明随着可支配收入的增加,人们对健康保障方面的重视程度也有所提升。从整体上看,南京的人寿保险销售收入高于苏南的其他四市,这是由于南京是江苏省省会,大部分保险公司的江苏省总部都在这里,且南京地区人们总体的知识层次比苏南其他城市要高,对保险的认识要多于其他城市。其次是苏州、无锡、常州、镇江,这还是与各地区人民的经济收入水平相关的。

(4)随着居民对健身设施需求增多,从南京地区的健身设施建设来看,其各项指标都在上升,面积由185.58万平方米上升至303.65万平方米,投资金额由2014年的10 740万元扩大到2018年的22 211万元,说明政府更加重视居民的健身需求,并很快落实于行动。

(5)从江苏省的发展现状和上文各项反映健康消费的一些指标可以看出,居民人均医疗健康消费支出逐年增加,医疗健康支出占消费性支出的比重不断提高。总量虽然一直呈上升趋势,但占比在各项指标中还存在波动性,还没有形成成熟的变化趋势,这也从侧面反映出健康消费行业的市场尚未饱和,还有待进一步发展。

第二节 苏中地区健康服务业发展研究

一、概况

苏中是江苏省中部地区的简称,苏中地区共有扬州、泰州、南通3个地级市,9个县级市(高邮、仪征、靖江、兴化、如皋、海门、海安、启东、泰兴),以及2个县(如东、宝应);按市辖区分为广陵区、邗江区、江都区、海陵区、高港区、姜堰区、港闸区、通州区、崇川区。土地面积2.09万平方公里,2018年苏中地区常住人口为1 647.69万人,面积和人口分别占江苏省的20%、20.5%。苏中地区位于长江下游北岸,苏中三市皆为长三角16个中心城市之一,正处上海、南京、苏锡常都市圈辐射区;加之抓住了国家"一带一路"、长江经济带建设等政策机遇,目前苏中地区已成为长江三角洲地区重要的经济增长极和江苏省经济发展最快地区之一。

苏中地区工业经济起步较早,纺织、机电、医药、汽车、建筑等传统产业具有明显优势,是支撑苏中经济增长的特色产业,也是提高区域竞争力的重要基础。此外,苏中土地、耕地面积数量充足,土地资源潜力巨大,对维持生态平衡,促进经济发展有着重要的作用;苏中地区具有丰富的石油和矿产资源,对资源短缺的江苏和华东地区具有重要的开采价值;农副产品较为丰富,是全国重要的商品粮、商品棉基地;农村剩余劳动力较多,能够提供一个低生产成本和低交易成本的发展条件;长江及海洋资源十分丰富,这是一笔巨大的财富,是跨越发展的潜力所在。

苏中经济区域在江苏省位于沿海和沿江两大经济带的结合处,对实现江苏经济区域协调发展起着"承南启北"的作用。近年来,苏中作为上海、南京三小时经济圈内的地区,凭借其明显的区位优势得到了较大的发展。同时,抓住了国家沿江与沿海开发的重大机遇,积极承接国际国内制造业的转移,努力构筑产业发展优势,使得经济增长不断加快,主要指标占全省的比重及在沿江区域的地位不断提高,承南启北的纽带作用正逐步得到发挥。但是与苏南等发达地区相比,无论从质上还是量上都还有很大的差距。如何抓住机遇,实现经济更好更快发展,不仅需要依靠自身资源发展工业、制造业,还必须不断培育现代服务业,提升服务业产业结构。健康服务业作为现代服务业的大类以及未来发展的趋势,苏中地区需要加大其发展力度。

二、健康消费发展现状分析

(一)城镇医疗保健支出占比低于农村,但是城乡占比情况五年间都较为稳定

表 3-12　苏中地区医疗保健消费情况(元)

年份	城镇常住居民			农村常住居民		
	人均家庭总支出	医疗保健支出	医疗保健占比	人均家庭总支出	医疗保健支出	医疗保健占比
2014	20 336	1 264	6.22%	11 049	692	6.26%
2015	21 861	1 362	6.23%	12 062	784	6.50%
2016	23 311	1 443	6.19%	13 460	863	6.41%
2017	24 549	1 511	6.16%	14 644	952	6.50%
2018	26 236	1 611	6.14%	15 671	1 060	6.76%

数据来源:历年《江苏统计年鉴》

从表 3-12 可以看出,2014—2018 年的五年中,苏中地区城镇与农村常住居民的人均家庭总支出额逐年增加,带动医疗保健支出逐年递增;但城镇和农村常住居民医疗保健支出占家庭总支出比重仍较低,不足 7%。此外,苏中地区农村常住居民人均家庭总支出和医疗保健支出相比城镇常住居民较少,两者基本均为城市居民支出的 50% 左右,但近年来该比例有所上升,城乡差距正逐渐缩小;更值得注意的是,农村常住居民医疗保健支

出占比高于城镇,农村居民承担医疗负担大于城镇居民。从总体上来看,城乡常住居民医疗保健消费占人均家庭总支出比重在五年间都较为稳定。

表 3-13　苏中城镇常住居民人均消费性支出（元）

地区	2014 年	2015 年	2016 年	2017 年	2018 年
南通	22 035	23 680	25 217	26 510	28 259
扬州	18 417	19 780	21 064	22 093	23 718
泰州	19 517	21 008	22 480	23 824	25 488

数据来源:历年《江苏统计年鉴》

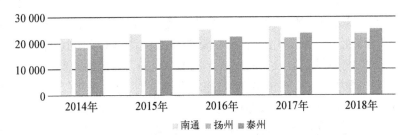

图 3-5　苏中城镇常住居民人均消费性支出柱状图（元）
数据来源:历年《江苏统计年鉴》

从表 3-13 和图 3-5 可以看出,2014—2018 年,苏中各地区城镇常住居民人均消费性支出稳步增长,苏中三市之间的支出差距可能是由各个城镇经济水平的差异所导致的,其中,南通的城镇居民人均消费性支出最高,其次是泰州,最后是扬州,但扬州和泰州差异不大。

表 3-14　苏中城镇常住居民人均医疗保健支出（元）

地区	2014 年	2015 年	2016 年	2017 年	2018 年
南通	1 430	1 535	1 635	1 729	1 849
扬州	1 029	1 088	1 116	1 149	1 254
泰州	1 228	1 349	1 452	1 511	1 584

数据来源:历年《江苏统计年鉴》

表 3-15　苏中城镇常住居民人均医疗保健支出占消费支出比重（%）

地区	2014 年	2015 年	2016 年	2017 年	2018 年
南通	6.49%	6.48%	6.48%	6.52%	6.54%
扬州	5.59%	5.50%	5.30%	5.20%	5.29%
泰州	6.29%	6.42%	6.46%	6.34%	6.21%

数据来源:历年《江苏统计年鉴》

表 3-14 显示,2014—2018 年,苏中各地区城镇常住居民人均医疗保健支出均呈上升趋势,且这一期间内,南通的人均医疗保健支出最高,其次是泰州,最后是扬州,该结论与年人均消费性支出一致。由表 3-15 则可以看出,南通和泰州近五年城镇常住居民人均医疗保健支出占消费支出比重呈现先上升后下降的趋势;扬州市则逐年下降至 2018 年有所回升;但总体变化幅度不大,医疗保健支出比重较为稳定。另一方面,苏中地区城镇

常住居民人均医疗保健支出占消费支出比重均较低,南通在苏中三市中相对占比最高,而扬州占比最低。

表 3-16　苏中农村常住居民人均消费性支出(元)

地区	2014 年	2015 年	2016 年	2017 年	2018 年
南通	11 051	12 052	13 440	14 637	15 624
扬州	11 266	12 316	13 722	14 766	15 848
泰州	10 849	11 844	13 250	14 543	15 576

数据来源:历年《江苏统计年鉴》

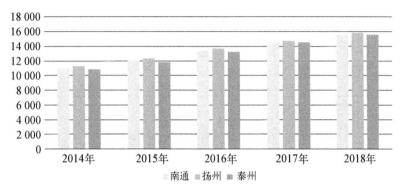

图 3-6　苏中农村常住居民人均消费性支出柱状图(元)

数据来源:历年《江苏统计年鉴》

从表 3-16 和图 3-6 可以看出,2014—2018 年,苏中三市农村常住居民人均生活消费支出持续上升;扬州地区农村常住居民人均生活消费支出最多,其次是南通,最后是泰州,但三市之间的差距仅为 200—300 元,差距不大,与三市城镇居民人均消费支出情况存在明显差异。

表 3-17　苏中农村常住居民人均医疗保健支出(元)

地区	2014 年	2015 年	2016 年	2017 年	2018 年
南通	607	685	790	871	982
扬州	789	899	933	1 034	1 119
泰州	745	829	908	1 013	1 123

数据来源:历年《江苏统计年鉴》

表 3-18　苏中农村常住居民人均医疗保健支出占消费支出比重(%)

地区	2014 年	2015 年	2016 年	2017 年	2018 年
南通	5.49%	5.68%	5.88%	5.95%	6.29%
扬州	7.00%	7.30%	6.80%	7.00%	7.06%
泰州	6.87%	7.00%	6.85%	6.97%	7.21%

数据来源:历年《江苏统计年鉴》

从表 3-17 可以看出,2014—2018 年,苏中各地区农村常住居民人均医疗保健支出呈现逐年增加的趋势,增长幅度保持在每年 10% 左右。2017 年之前,三市中医疗保健支出最多的是扬州,其次是泰州,然后是南通;2018 年,泰州农村常住居民医疗保健支出超过扬州;但由于基数小,南通的医疗保健支出增幅最快。表 3-18 显示,五年间,南通农村常住居民人均医疗保健支出占消费支出比重呈现持续上升趋势;而扬州和泰州则表现为波动上升。总体上来看,苏中农村常住居民人均医疗保健支出占消费支出比重均较低,但除南通外,比重均高于城镇居民。三市之中,扬州和泰州医疗保健支出比重相近,南通较为落后。

(二)医疗卫生支出总体呈逐年上升趋势,卫生机构数量总体较为稳定

表 3-19 苏中地区医疗卫生支出情况(万元)

地区	2014 年	2015 年	2016 年	2017 年	2018 年
南通	53.83	63.57	69.59	81.05	84.37
扬州	26.09	32.38	37.80	44.38	40.36
泰州	31.53	39.63	39.65	43.27	48.04
合计	111.45	135.58	147.04	168.7	172.77

数据来源:历年《江苏统计年鉴》

从表 3-19 可以看出,在 2014—2018 这五年内,除扬州 2018 年医疗卫生支出较 2017 年有所下降外,苏中地区其余两个城市的医疗支出均呈现较快上升的趋势,反映出苏中地区政府对于医疗卫生领域建设的重视程度逐年增加。总体上看,南通地区医疗卫生支出最多,基本为扬州、泰州两市之和。

表 3-20 苏中地区主要年份卫生机构数(所)

地区	2014 年	2015 年	2016 年	2017 年	2018 年
南通	3 262	3 147	3 131	3 181	3 276
扬州	1 782	1 780	1 787	1 756	1 813
泰州	1 978	1 953	1 963	1 981	1 997
合计	7 022	6 880	6 881	6 918	7 086

数据来源:历年《江苏统计年鉴》

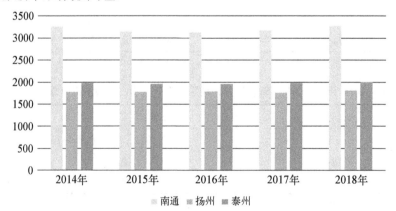

图 3-7 苏中地区主要年份卫生机构数发展图(所)
数据来源:历年《江苏统计年鉴》

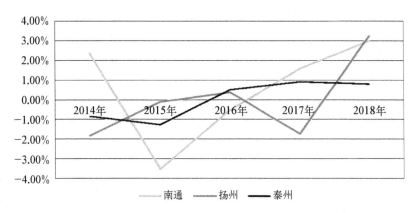

图3-8 苏中地区主要年份卫生机构数增长趋势图(%)

数据来源:历年《江苏统计年鉴》

如表3-20和图3-7所示,2014—2018年,苏中地区各城市卫生机构数量均经历了上下波动的阶段,卫生机构数在南通和扬州呈现先下降后上升的趋势,泰州则在2015和2017年下降,其余年份均有所增加,但三市变化幅度都不大。由图3-8可以看出,苏中三市在近五年中卫生机构数量变化幅度上下均不超过3%,其中,泰州增长趋势最为平稳,其次是扬州,南通波动最大。总体来看,卫生机构数量总体较为稳定,且南通的卫生机构数一直领先于苏中其他城市。

(三)苏中各地区人寿险稳步增加,南通领先于其余两市

2014—2018年,苏中各地区人寿险销售收入稳步增加,在2017年达到顶峰(除扬州外)后有所下降。如表3-21所示,扬州地区五年内人寿险销售逐年增加;南通和泰州都呈现先增加后下降的趋势,可能是由于2017年增长幅度太大而2018年的后续推进不足导致。总体上看,五年间各市人寿险销售稳步增加;南通人寿险销售远超其他两个地区,基本为扬州和泰州销售收入之和。

表3-21 苏中地区人寿保险销售情况(万元)

地区	2014年	2015年	2016年	2017年	2018年
南通	104.83	123.44	170.71	230.69	193.37
扬州	69.2	92.26	85.00	107.47	119.41
泰州	61.43	84.02	72.77	126.98	107.64
合计	235.46	299.72	328.48	465.14	420.42

数据来源:中国保险监督管理委员会江苏监管局

三、现状分析

综上所述,可以得出如下结论:

(1)从医疗保健支出占家庭消费的比重来看,苏中地区各个城市的城镇居民与农村

居民的医疗保健支出仍处于发展阶段,医疗保健占家庭总支出比重较为稳定但仍有增长空间;城镇居民医疗保健支出占比存在下降趋势,农村居民则相对上升,说明农村居民医疗负担相对较高;医疗保健市场有待进一步扩大,居民关注身体健康意识日益增强,但对医疗保健的消费还有待提高。

(2)从医疗卫生支出来看,苏中各个地区在这方面的财政支出一直在增加,各城市对这一方面足够重视,但是未出现明显飞跃式的发展,说明政府仍需维持并加大投入,为居民提供良好的基础医疗卫生设施建设等。

(3)从人寿险销售和卫生机构数量来看,近五年,总体都呈现上升的趋势,但人寿险增长幅度远大于卫生机构数量增长幅度。这说明苏中地区居民对于自身健康的重视程度在近几年尤为凸显,倾向于为自身健康提供保障;同时,社会医疗条件的供给较为稳定。

第三节　苏北地区健康服务业发展研究

一、概况

苏北是江苏北部地区的简称,主要包括徐州、连云港、宿迁、淮安、盐城共五个地级市。苏北地区以平原为主,经济繁荣、交通发达,拥有全省一半的土地和三分之一的人口,位于以上海为龙头的长江三角洲地区,是中国沿海经济带重要组成部分,在全省发展大局中占有重要的位置。

目前,苏北在省委、省政府的大力扶持和苏北地方政府、企业和人民的共同努力之下,正积极实施"长江三角洲地区区域规划""江苏沿海地区发展规划""东陇海地区国家主体功能区规划""国家东中西区域合作示范区"四大国家战略以及"振兴苏北""振兴老工业基地""苏北计划""苏北中心城市建设""徐州都市圈""东陇海产业带""南北挂钩合作""城乡发展一体化综合配套改革"八大省级战略等各种政策措施,已成为华东地区重要的经济增长极和中国经济发展最快的地区之一。此外,苏北地区人民的消费水平也在急速上升,这对拉动苏北经济的发展做出了巨大的贡献。

二、健康消费发展现状分析

(一)苏北农村医疗保健支出占比高于城镇,总体上呈现上升趋势

在医疗保健支出方面,虽然苏北地区的城镇和农村常住居民的医疗保健支出都要低于苏南和苏中地区,但从医疗保健支出占人均家庭总支出的比例来看,城镇医疗保健支出占比要高于苏南地区,低于苏中地区;农村常住居民的医疗保健支出占比则要普遍高于苏南与苏中地区,这可能是由苏北地区经济发展水平相对落后所导致的。

表 3-22 苏北地区医疗保健消费情况(元)

年份	城镇常住居民			农村常住居民		
	人均家庭总支出	医疗保健支出	医疗保健占比	人均家庭总支出	医疗保健支出	医疗保健占比
2014	14 956	875	5.85%	8 870	597	6.73%
2015	16 105	950	5.90%	9 792	667	6.81%
2016	17 163	1 028	5.99%	10 929	735	6.73%
2017	18 035	1 041	5.77%	11 763	794	6.75%
2018	19 264	1 229	6.38%	12 449	901	7.24%

数据来源:历年《江苏统计年鉴》

从表 3-22 可以看出,2014—2018 年,苏北地区城镇与农村常住居民人均家庭总支出均呈现快速上升状态,医疗保健支出也逐年增长。但从整体来看,苏北地区医疗保健支出明显低于苏南和苏中地区,医疗保健支出占家庭总支出比值也较低,这可能与地区经济发展状况相关;和苏南、苏中相同,农村常住居民医疗保健支出占比高于城镇居民,两者在五年间除一年占比有所下降外,其余年份均呈现上升趋势。

表 3-23 苏北城镇常住居民人均消费性支出(元)

地区	2014 年	2015 年	2016 年	2017 年	2018 年
徐州	15 005	16 143	17 255	18 234	19 463
连云港	16 016	17 259	18 344	19 315	20 445
淮安	14 703	15 867	16 912	17 788	19 015
盐城	15 372	16 539	17 546	18 434	19 731
宿迁	13 463	14 494	15 521	16 241	17 255

数据来源:历年《江苏统计年鉴》

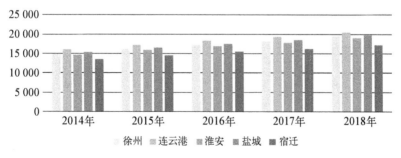

图 3-9 苏北城镇常住居民人均消费性支出柱状图(元)

数据来源:历年《江苏统计年鉴》

从表 3-23 和图 3-9 可以看出,2014—2018 年,苏北各地区城镇常住居民人均消费性支出呈现逐年上升的趋势,且每年增幅在 6%—7% 左右;苏北地区城镇常住居民人均消费性支出从高到低排序依次为连云港、盐城、徐州、淮安和宿迁,且各地级市之间的差异逐渐扩大,这与各地区人民收入水平经济发展情况相关。

表 3 - 24 苏北城镇常住居民人均医疗保健支出(元)

地区	2014 年	2015 年	2016 年	2017 年	2018 年
徐州	1 144	1 257	1 371	1 405	1 489
连云港	903	960	1 031	1 085	1 156
淮安	694	745	819	830	884
盐城	757	813	828	849	1 285
宿迁	725	803	925	994	1 067

数据来源:历年《江苏统计年鉴》

表 3 - 25 苏北城镇常住居民人均医疗保健支出占消费支出比重

地区	2014 年	2015 年	2016 年	2017 年	2018 年
徐州	7.62%	7.79%	7.95%	7.71%	7.65%
连云港	5.64%	5.56%	5.62%	5.62%	5.65%
淮安	4.72%	4.70%	4.84%	4.67%	4.65%
盐城	4.92%	4.92%	4.72%	4.61%	6.51%
宿迁	5.39%	5.54%	5.96%	6.12%	6.18%

数据来源:历年《江苏统计年鉴》

由表 3 - 24 可以看出,2014—2018 年,苏北各地区城镇常住居民人均医疗保健支出均呈上升趋势,但各市之间差异较大。总体来看,徐州地区城镇常住居民人均医疗保健支出明显高于其他四市,淮安则呈现明显落后状态,其余三市较为相近。由表 3 - 25 可以看出,除宿迁市城镇居民人均医疗保险支出占消费支出比重逐年上升外,其余四市占比均经历了上下波动,其中,连云港变化幅度最小。总体来看,盐城和宿迁占比明显上升,其余三市变化幅度不大。

表 3 - 26 苏北农村常住居民人均消费性支出(元)

地区	2014 年	2015 年	2016 年	2017 年	2018 年
徐州	9 011	9 873	11 059	12 038	12 902
连云港	8 282	9 052	10 113	10 825	11 545
淮安	7 836	8 615	9 633	10 526	11 210
盐城	10 782	11 819	13 145	14 153	14 515
宿迁	7 702	8 444	9 395	10 252	10 948

数据来源:历年《江苏统计年鉴》

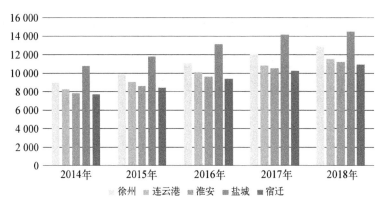

图 3-10　苏北农村常住居民人均消费性支出柱状图（元）
数据来源：历年《江苏统计年鉴》

　　从表 3-26 和图 3-10 可以看出，2014—2018 年，苏北各地区农村常住居民人均消费性支出也呈现出逐年递增的趋势，但增幅逐渐变缓。与城镇居民不同，苏北地区农村常住居民人均消费性支出从高到低排序依次为盐城、徐州、连云港、淮安和宿迁。

表 3-27　苏北农村常住居民人均医疗保健支出（元）

地区	2014 年	2015 年	2016 年	2017 年	2018 年
徐州	701	794	892	942	1 016
连云港	457	492	539	613	661
淮安	710	795	884	994	1 083
盐城	597	643	672	701	954
宿迁	432	483	552	620	688

数据来源：历年《江苏统计年鉴》

表 3-28　苏北农村常住居民人均医疗保健支出占消费支出比重

地区	2014 年	2015 年	2016 年	2017 年	2018 年
徐州	7.78%	8.04%	8.07%	7.83%	7.87%
连云港	5.52%	5.44%	5.33%	5.66%	5.73%
淮安	9.06%	9.23%	9.18%	9.44%	9.66%
盐城	5.54%	5.44%	5.11%	4.95%	6.57%
宿迁	5.61%	3.78%	5.88%	6.05%	6.28%

数据来源：历年《江苏统计年鉴》

　　从表 3-27 可以看出，2014—2018 年，苏北各地区农村常住居民人均医疗保健支出呈稳步增长的趋势。和消费性支出结构不同，农村常住居民人均医疗保健支出最多的地区为淮安和徐州，其次是盐城，然后是连云港和宿迁。从医疗保健支出占消费支出比重来看，苏北各市农村居民和城镇居民在这五年间的医疗保健支出占比变动表现出高度一致性（除宿迁地区外），可能与医疗制度改革和政府医疗卫生的投入增加相关。如表 3-28 所示，总体上，苏北各地区表现为波动上升，比重均有所增加，其中，盐城和宿迁增加幅度最大，连云港最为稳定。

（二）苏北各城市医疗卫生支出逐年递增，但卫生机构数量有所下降

表 3 - 29　苏北地区医疗卫生支出情况（万元）

地区	2014 年	2015 年	2016 年	2017 年	2018 年
徐州	52.38	58.24	59.58	67.08	74.02
连云港	24.12	28.26	28.42	31.93	38.74
淮安	32.14	33.81	43.69	44.33	46.24
盐城	49.89	60.7	69.76	75.74	78.30
宿迁	27.07	34.57	39.53	43.16	44.14
合计	185.60	215.58	152.98	217.91	281.44

数据来源：历年《江苏统计年鉴》

从表 3 - 29 可以看出，2014—2018 年五年间，苏北地区各城市医疗卫生支出增长迅速，这与苏北地区近年来财政收入大幅增加有关，同时也反映了苏北地区政府对医疗卫生这一领域的重视程度逐年递增。但各地级市之间还存在一定差异，连云港和其他四市之间医疗卫生支出差距逐渐拉大。

表 3 - 30　苏北卫生机构数（个）

地区	2014 年	2015 年	2016 年	2017 年	2018 年
徐州	4 620	4 601	4 584	4 509	4 599
连云港	2 702	2 708	2 762	2 703	2 700
淮安	2 257	2 228	2 237	2 184	2 229
盐城	3 217	3 242	3 233	3 214	3 211
宿迁	2 462	2 426	2 365	2 349	2 394
合计	15 258	15 205	15 181	14 959	15 133

数据来源：历年《江苏统计年鉴》

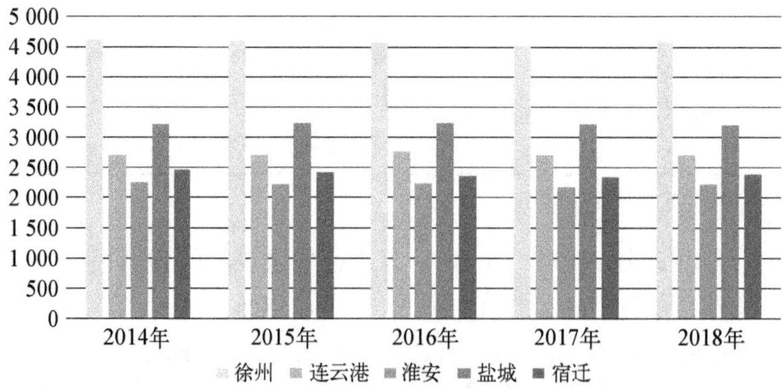

图 3 - 11　苏北地区主要年份卫生机构数发展图（所）

数据来源：历年《江苏统计年鉴》

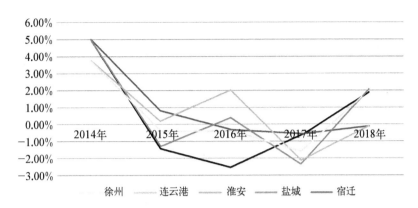

图 3 - 12　苏中地区主要年份卫生机构数增长趋势图(%)

数据来源:历年《江苏统计年鉴》

从表 3 - 30 和图 3 - 11 可以看出,2014—2018 年,苏北地区的卫生机构数的排名一直保持为徐州、盐城、连云港、宿迁和淮安,这与各市的医疗卫生支出排名情况稍有出入。医疗卫生机构数总体表现为先下降后有所回升的趋势。由图 3 - 12 可以看出,连云港、淮安和徐州增长趋势一致,但淮安的波动最为剧烈;盐城和宿迁增长趋势相同,均为先下降后上升。2018 年总体卫生机构数较 2014 年都有所下降,但下降幅度并不大。且与苏中地区相同,苏北地区中,徐州的卫生机构数量大幅领先于其他四市。

(三)苏北各地区人寿险销售增长迅速

如表 3 - 31 所示,苏北各地区人寿险销售在 2014—2018 年增长迅速,最高是盐城在 2017 年增幅达到 46.75%,因增速太快也导致其在 2018 年销售收入有所下降。此外,除宿迁在 2016 年出现负增长外,其余年份各地区均快速增长。总体来看,五年间苏北地区人寿险销售稳步增加,徐州、盐城地区的人寿险销售受收入在苏北地区连续五年一直处于领先状态。

表 3 - 31　苏北地区人寿险销售情况(亿元)

地区	2014 年	2015 年	2016 年	2017 年	2018 年
徐州	68.76	90.02	94.80	111.77	129.15
连云港	26.82	35.9	44.17	55.99	61.58
淮安	39.8	40.89	44.93	49.23	53.73
盐城	61.47	72.84	83.94	123.18	111.01
宿迁	27.92	37.34	27.52	32.34	37.79
合计	224.77	276.99	295.36	372.51	393.26

数据来源:中国保险监督管理委员会江苏监管局

三、现状分析

综上所述,可以得出如下结论:

(1)苏北地区医疗保健支出逐年增加,总体呈现上升趋势,且与苏南、苏中的差距逐渐缩小,说明近年来由于经济发展水平提高,人民医疗保健意识逐渐增强。与苏南、苏中情况相同,苏北地区农村居民医疗保健支出占家庭总支出比重大于城镇居民,且两者差距较苏中更大,说明苏北地区农村居民医疗负担依旧较重,这可能是地区经济发展相对较慢所导致。

(2)2014—2018年,苏北各地区医疗卫生支出持续增长,卫生机构数量虽有所下降但变化幅度不大,总体保持得较为稳定。但医疗卫生支出和卫生机构数量与苏南、苏中相比依旧存在一定差距,因此,苏北地区仍需大力发展医疗卫生事业,提高医疗卫生水平,增强健康服务业的发展,缩小与苏南、苏中间的差距。

(3)人寿险销售方面,苏北各地区总体上均呈现迅速增长的趋势,一方面与日益增长的居民健康保健意识相关;另一方面由于近几年苏北地区经济快速发展,人民收入的增加也是苏北地区保险销售快速增长的主要原因之一。在苏北五个地级市之中,徐州和盐城人寿险销售一直处于领先位置,这与这两个城市的经济发展情况、基础医疗设施建设等优于其他三市等因素密切相关。

第四节　苏南、苏中以及苏北三大区域健康消费的差异

将人民健康放在优先发展的战略地位,这是习近平同志在全国卫生与健康大会上提出的重要思想。随着经济社会的不断发展,政府社会保障水平不断提升,人们关注身体健康的意识日益增加。健康消费逐渐成为居民消费性支出的关键项目之一。

健康消费的增长是促进经济增长的主要动力,原因在于投资于健康消费来改善人力资本存量的质量是提高人口素质、增加穷人福利的重要手段。健康消费的差异会形成不同的人力资本水平,造成不同个体收入上的差距,收入差距又会影响到不同个体及其后代的人力资本投资,从而使人力资本投资差异和收入差距不断扩大。

一、三大区域之间健康消费差异明显

江苏省三大区域之间,由于历史遗留、地理位置等因素,在经济、交通、文化等方面发展差异都较大,由此造成了三大区域居民健康消费差异较为明显。个人收入是影响医疗保健支出的最主要的因素。2018年苏南地区城镇常住居民人均可支配收入为58 564元,是苏中地区城镇居民人均可支配收入的1.32倍,是苏北地区的1.74倍;苏南地区城镇居民人均医疗保健支出为1 896元,是苏南地区的1.17倍,是苏北地区的1.54倍。农村地区情况与城镇地区一致。此外,受教育程度、医疗消费价格、医疗体制改革、城镇化和人口老龄化都在一定程度上影响居民健康消费情况,各地区各方面发展水平的不平衡是造成区域之间健康消费差异的主要原因。

二、三大区域城乡居民健康消费结构相似

健康消费的差异影响个体收入水平,个体收入差异又反向影响居民医疗保健支出。城乡之间不同的经济发展水平使得城乡居民收入差异扩大,最终表现为城乡健康消费的差异。2014—2018 年,苏南、苏中、苏北居民医疗保健支出持续增加,城镇居民支出大于农村居民,2018 年苏南城镇居民医疗保健支出是农村居民的 1.36 倍;该比值在苏中为 1.52 倍,苏北为 1.36 倍,苏中城乡差距最大,但近年来随着社会经济发展,城乡差距在逐渐缩小,在居民健康消费方面也能够体现。此外,农村常住居民医疗保健支出占消费性支出比重均高于城镇常住居民,相比城镇居民,农村居民的医疗负担相对较大。三大区域医疗保健支出城乡消费结构一致。

三、三大区域健康消费增长趋势都较为稳定,但江苏省总体医疗保健支出仍有增长空间

医疗体制改革至今,居民健康意识日益提升。发展到目前为止,省内三大区域健康消费持续增加,虽然各年份内增长速度存在差异,但变化幅度不大,增长趋势较为稳定。近几年,苏南地区城镇居民医疗保健支出占比保持在 5.35% 左右、苏中地区为 6.20%、苏北地区为 5.97%;农村居民医疗保健支出占比,三大地区分别为 6.64%、6.48% 和 6.85%。苏南和苏北地区健康消费增长趋势明显,苏中地区城镇居民健康消费较稳定,稍有下降趋势。这可能与各地方政府医疗卫生投入相关,苏中、苏南医疗卫生投入持续稳定增加。近几年,苏北财政收入大幅增加,对于医疗卫生等基础设施建设的重视程度日益增长,促使苏北地区居民医疗保健支出增加,希望逐渐缩小与苏中、苏南的差距。但是整个江苏省的健康消费与浙江、上海等城市相比仍然处于较低水平,江苏省总体医疗保健支出仍有进一步发展的空间。

第五节　健康消费存在的问题

一、需求反复

以上分析可以看出,苏南与苏中地区的健康消费状态还不稳定,存在需求的反复性。苏南和苏中地区的人们收入水平已经比较高,各项支出也相对平衡,但是人们对健康消费的支出在各年间还不够平衡。一个原因是健康产业本身发展不健全,还没有一个比较值得信任的体系出现,使得人们在消费的时候还存在怀疑;另一个原因,现在大多数健康品的消费都以送礼的方式存在,而不是人们真正的需求。

二、政府资金投入不足

苏北地区由于财政收入大增,相应带动了健康消费的增长。苏中地区政府的医疗卫

生支出在 2014—2018 年略有波动。苏南地区除了苏州和镇江,政府的卫生支出逐年提高,政府对健康消费这方面支持有所增加,而人民对医疗服务的需求日益增加,国家对医疗服务领域的投入比例略显不足,不少民众看病不得不自费治疗,这进一步加重了病人自身的经济负担。2013 年起,中央以及江苏地区都有明文规定发展健康消费,健康消费逐渐受到重视,这样也有助于推动健康消费的发展。

三、健康消费受居民收入影响较大

上面的分析指标可能还不能全面揭示健康消费的现状,但是在一定程度上可以反映健康消费的现状。从上面的分析我们可以看出,随着经济发展加快,收入增加,健康消费支出就会增加,这说明健康消费受经济收入的影响比较大,人们还未视健康消费为必须消费。我国城乡居民医疗支出的收入弹性存在差异,且农村高于城市。

四、医疗机构医疗质量的建设偏重于规模的扩大,标准化工作不完善

根据现有研究和新闻报道,目前医疗机构多偏重于人、财、物数量的增加和规模的扩展,忽略了医疗质量管理在现代医疗机构管理中的核心地位,医疗机构的质量管理意识不强。经过多年的努力,医院的标准化工作已得到极大的改善,但距离全面质量管理还有不少差距。例如,病历和处方的书写不规范。在医生的处方中,数据更改不签字盖章、用量用法不明确的现象较多。

第四章　江苏地区信息消费服务业发展现状

　　信息消费是以信息产品及服务为消费对象的新型消费活动。根据工信部的统计口径,信息消费主要涵盖三个领域:一是信息服务,包括语音通信、互联网数据及介入服务、信息内容及应用服务、软件及其他信息服务等;二是信息产品,包括手机、个人计算机、平板电脑与智能电视机等;三是基于信息平台的电子商务、云服务等间接带动消费。从目前我国信息消费的阶段与特点来看,信息消费主要是对信息产品与服务的购买、使用过程。与传统消费相比,信息消费是"软消费"和"硬消费"的有机结合,既有对知识、信息、软件、服务活动的消费,也有对硬件、终端等产品的消费,还将生产性消费与生活性消费紧密结合,具有明显的跨界效应、强大的带动效应、溢出效应与绿色效应。根据国家工信部测算,信息消费每增加 100 亿元,将直接带动国民经济增长 338 亿元。2018 年,我国信息消费规模约 5 万亿元,同比增长超过 11%,约为 GDP 增速的 2 倍,在最终消费中占比超过 10%,成为有效拉动内需,助力经济平稳增长的重要引擎。随着以互联网、云计算、大数据和人工智能为代表的新一代信息技术加速发展,信息消费已成为创新最活跃、增长最迅速、辐射最广泛的新兴消费领域之一。

　　江苏省软件和信息服务业坚持以科学发展观为统领,深入推进、组织实施信息化引领等行动方案,坚持以信息化和工业化深度融合为主线,以发展创新型经济为目标,推进软件和信息服务业保持健康、快速发展,推进云计算产业在江苏省实施落地生花,重点推进软件和信息服务在各行业中的应用,努力推动本土企业快速做大,继续提高江苏软件的品牌影响力。目前,江苏省软件业保持较快增长,业务总量已实现新的突破。同时,江苏省软件园"一园多基地"产业布局撬动了各个区域发展软件业的优势资源,各基地发展定位清晰,已经或正在形成特色软件产业产品群。

　　2018 年 5 月为贯彻落实《国务院关于进一步扩大和升级信息消费持续释放内需潜力的指导意见》(国发〔2017〕40 号),扩大江苏省信息消费有效供给,促进信息消费升级,持续释放发展活力和内需潜力,支撑江苏高质量发展走在全国前列。江苏省人民政府制定发展目标:到 2020 年,全省信息消费规模达到 6 000 亿元,年均增长 15%以上。一是信息技术带动消费作用显著增强。培育 1 000 项新技术新产品、20 家百亿级领军企业、200 家具有自主知识产权的骨干企业,拉动相关领域产出达到 1.5 万亿元。二是信息技术服务能力大幅提升。互联网信息服务收入超过 5 000 亿元,60%的软件企业实现服务化转型,培育 12 家全国百强互联网企业、50 家十亿元规模以上的大数据龙头企业。三是信息消费相关产业规模持续扩大。网络信息技术产业主营业务收入突破 6 万亿元,其中,电子信息产品制造业达到 4.3 万亿元,软件和信息服务业达到 1.5 万亿元,电信业达到 2 200 亿元。四是信息基础设施建设水平国内领先。城镇和农村家庭宽带达到千兆接入能力,4G 网络实现城乡全覆盖,5G 网络率先实现商用,高清互动数字电视率先全面普及,移动物联网(NB-IoT)实现全省普遍覆盖,建成一批大数据中心、云计算中心、时空信息共享交换中心和物联网应用支撑平台。五是基于网络平台的新型消费全面提升。电子商务交易额达到 5 万亿元,网络零售额达到 1.5 万亿元,共享经济规模超过 1 万亿元,培育 10 个品牌效应突出的综合交易平台、20 个位居行业龙头的垂直细分交易平台。六是工业互联网平台体系初步形成。建成 20 个在国内具有一定影响力的工业云平台、30 个示范工业云平台,新增"上云"企业 10 万家,打造 100 个工业互联网标杆工厂、1 000 个智能车间,培育 100 家工业互联网优秀产品提供商、100 家工业互联网优秀服务商,创建 30 个智能制造示范区、30 个"互联网+先进制造"特色基地。信息消费惠民利企成效凸显,在生产类、生活类、公共服务类、行业类和新型信息产品消费等重点领域形成一批满足广大企业和人民群众需求的新产品、新服务、新业态、新平台。网络空间法规制度体系日趋完善,网络信息安全保障能力全面增强,高效便捷、安全可信、公平有序的信息消费环境基本形成。

截至 2018 年,信息传输、软件和信息技术服务业地区生产总值达 3 038.87 亿元,其中,苏南地区为 1 507.64 亿元,苏中为 665.34 亿元,苏北为 865.89 亿元。在 13 个城市中,苏州的信息传输、软件和信息技术服务业生产总值最高,为 545.34 亿元,其次是南京,为 351.12 亿元。2018 年全省信息传输、软件和信息技术服务业城镇非私营单位从业人员数达 32.00 万人,行业城镇非私营单位从业人员平均工资达 144 766 元。全行业经济效益良好,发展势头强劲。

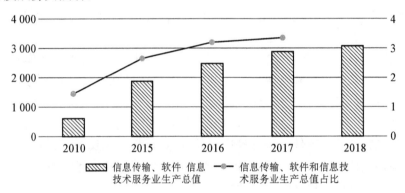

图 4-1 信息传输、软件和信息技术服务业地区生产总值与占比
数据来源:《江苏统计年鉴 2019》

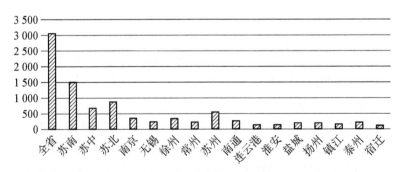

图 4-2 分市信息传输、软件和信息技术服务业地区生产总值
数据来源:《江苏统计年鉴 2019》

第一节　苏南地区信息消费服务业发展研究

一、概况

江苏省苏南地区包括南京、苏州、无锡、常州、镇江五市,拥有土地面积 2.8 万平方公里,常住人口 3 365.74 万人。2018 年苏南地区生产总值 53 956.76 亿元,人均地区生产总值 160 747 元,是江苏省实力最强的区域,也是全国经济社会发展高地,加快推进苏南地区信息消费的发展,对整个江苏乃至全国的信息消费都有重要的战略意义。加快促进信息消费,能够有效拉动需求,催生新的经济增长点,促进消费升级、产业转型和民生改善,是一项既利当前又利长远,既稳增长又调结构的重要举措。江苏地区的信息消费则需要苏南地区率先带动,因此,加快促进苏南地区信息消费具有重要的现实意义和示范作用。

二、信息消费发展现状分析

(一) 信息消费基础好,信息消费的比重居于全国领先水平

江苏省苏南地区的信息消费基础很好,在互联网经济、软件产业、电子商务方面都涌现了很多优秀的企业。苏南地区地处长江三角洲的核心地带,中小企业较为密集,且经营出口业务的企业占比达到 80% 以上,苏南地区除了占据自然地理优势外,产业基础雄厚扎实,信息产业、电子商务发展迅速,各类新型中小企业数量众多,具有发展跨境电子商务的良好基础。表 4 - 1 是 2018 年苏南地区有代表性的几个信息消费统计数据。

表 4 - 1　2018 年苏南地区信息消费现状

地区	邮电业务总量 (亿元)	固定电话用户 (万户)	移动电话用户 (万户)	国际互联网 用户(万户)
南京	847.75	201.17	1 284.06	451.98
无锡	613.43	137.82	964.07	333.18
常州	391.74	102.50	653.93	236.76
苏州	1 376.56	255.51	1 783.19	588.15
镇江	185.18	60.32	355.61	133.31
苏南	3 414.66	757.32	5 040.86	1 743.38

数据来源:《江苏统计年鉴 2019》

2018 年,省会南京邮电业务总量 847.75 亿元,苏州的邮电业务总量最多,为 1 376.56 亿元,镇江邮电业务总量最少,为 185.18 亿元,苏南地区邮电业务总量 3 414.16 亿元。省会南京 2018 年共有 1 284.06 万户持有移动电话,而苏州市有 1 783.19 万户持有移动电话,位于苏南地区第一的水平。苏南地区共有 5 040.86 万人持有移动电话。省会南京 2018 年共有 451.98 万互联网宽带接入用户,镇江的互联网宽带接入用户则较少,为 133.31 万户。苏南地区互联网宽带接入用户总计 1 743.38 万户。

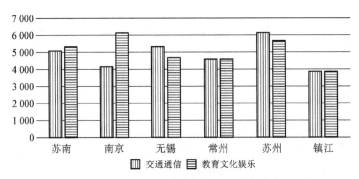

图 4-3 2018 年苏南地区城镇常住居民信息消费人均支出

数据来源:《江苏统计年鉴 2019》

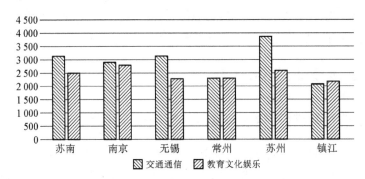

图 4-4 2018 年苏南地区农村常住居民信息消费人均支出

数据来源:《江苏统计年鉴 2019》

从图 4-3 和图 4-4 可以看出,2018 年,苏南地区城镇常住居民在交通通信上的人均消费支出为 5 047 元,教育文化娱乐人均消费支出为 5 319 元。苏州城镇常住居民在苏南地区交通通信方面支出最多,人均 6 153 元;南京城镇常住居民在苏南地区教育文化娱乐方面支出最多,人均 6 136 元。而镇江城镇常住居民在两方面的支出均较少。苏南地区农村常住居民在交通通信上的人均消费支出 3 136 元,教育文化娱乐人均消费支出 2 522 元。苏州农村常住居民在苏南地区交通通信方面支出最多,人均 3 870 元,南京农村常住居民在苏南地区教育文化娱乐方面支出最多,人均 2 793 元。从城乡比较来看,城乡居民信息消费比重不断提高,且城镇信息消费比重高于农村,城镇的教育文化娱乐支出高于交通通信支出,而农村的交通通信消费支出高于教育文化娱乐支出。

(二)政府加大投入力度,促进电子商务的发展

2015 年 12 月初,江苏省人民政府发布《关于大力发展电子商务、加快培育经济新动力的实施意见》。意见指出,要积极适应经济发展新常态,以电子商务发展引领互联网与其他产业的深度融合,充分发挥电子商务在促进消费、引导投资、创业创新、转型发展、公共服务等方面的重要作用,推动政策创新、管理创新和服务创新,形成江苏省电子商务发展新优势,促进经济转型升级和产业结构调整。到 2020 年,基本实现电子商务对相关产业的深度渗透,构建宽松有序、充满活力、良性循环的电子商务生态环境;全省电子商务交

易额超过 4.5 万亿元,其中,网络零售额超过 1.4 万亿元;全省大中型企业电子商务应用实现全覆盖,规模以上企业应用电子商务比例达 80% 以上;形成一批在全国具有较高知名度和影响力的电子商务综合性平台和龙头企业。为了实现这一目标,未来五年,全省将通过创建 100 个江苏省电子商务示范基地、100 个江苏省电子商务创客中心等一系列举措全力推动电子商务发展提速。

江苏电商行业发展迅速,基础雄厚,现有国家级电子商务示范城市 5 个,与广东并列全国第一,全省国家级电子商务示范基地有 7 个,居全国第一位,国家级电子商务示范企业 12 家,与上海、浙江并列第二(北京第一)。一批江苏电商企业发展迅速,如苏宁易购 B2C 网络零售市场占有率居全国前列,中国制造网在国内 B2B 电子商务平台市场排名前三,途牛网、同程网也跻身国内在线旅游品牌影响力前列。南京、苏州和无锡已获批跨境电子商务综合试验区,逐步实现了保税进口 B2B2C、直邮进口 B2C、一般出口 B2C 以及跨境 B2B 出口全模式支持。互联网产业园、总投资 10 亿元的江苏云蝠跨境电子商务产业园、江苏顺丰电子商务产业园、江苏颐高电子商务产业园等拔地而起,共同推进江苏电子商务发展。就产业规模而言,江苏一直走在全国前列,其中,智能制造装备产业规模超过 5 000 亿元,南京和苏州的工业机器人与 3D 打印装备、扬州的数控、常州的智能制造装备等智能产业形成集聚发展。

中国正处于全球电子商务发展的历史性机遇,江苏电商有如此成绩,离不开江苏电商政策不断地引导、电商试点区域稳步发展、电商监管服务同步推进以及江苏电商的创新求进,重视品牌营销,诚信规范经营。这其中包括汇通达、孩子王、科沃斯、途牛、车置宝等具有代表性的电商"独角兽"企业,为江苏电商赢得较好的口碑,为江苏塑造良好的品牌形象。为了不断完善电子商务发展环境,提升开放发展水平,加快传统企业利用电商转型升级,培育与发展电商领域新优势,2019 年中国江苏电子商务大会于 9 月 26 日成功在南京举办。大会以"融合创新、共赢未来"为主题,集中展示新时代的科技创新应用、品质生活与智慧零售、跨境电子商务、农村电子商务、电商与先进制造业融合等,展现未来电商发展新趋势,协助企业寻求商业应用场景,开通线上线下合作渠道。未来,江苏省将引导电子商务集聚式发展,发挥江苏开发园区产业规模效应和发展领先优势,以电子商务为核心,通过创建示范基地,打造创客中心、孵化中心,提升公共服务能力,促进电子商务产业集聚,搭建行业生态链,推动传统企业转型。

(三)依托南京大数据产业基地,促进大数据产业飞速发展

数据技术的快速迭代、信息技术的飞速变革,极大地改变了人们的工作与生活方式,特别是移动互联网、大数据产业、电子商务产业等领域,庞大的交易数据已成为深入挖掘客户需求、创新商业模式的有力手段,数据挖掘已然成为众多企业的核心竞争力。当前,大数据产业已成为增长率高、市场规模大、应用渗透广、产业链带动性强的战略性信息服务产业,并且在互联网产业国家战略中扮演着不可替代的角色。

2016 年 8 月,江苏省人民政府公布了《江苏省大数据发展行动计划》,指出将加快江苏省大数据产业发展,推动政府治理和公共服务能力现代化,促进经济社会转型升级。《江苏省大数据发展行动计划》明确,江苏省将完善大数据产业生态、丰富大数据示范应用及提升数据中心服务能力。到 2020 年,建成 10 个省级大数据产业园,引进培养 100 名大数据领军人才,60% 的软件企业实现服务化转型,培育 5 家业务收入超 100 亿元、50 家业

务收入超 10 亿元的大数据龙头企业;到 2020 年,工业大数据全国领先,政府和社会数据开放共享格局基本形成、互动整合机制进一步完善;2010 年底前,逐步、安全、规范地推动社会治理相关领域的政府数据向社会开放,打通政府部门、企事业单位之间的数据壁垒,基于数据共享和部门协同全面提升各级政府治理和公共服务能力。《江苏省大数据发展行动计划》提出,江苏省发展大数据产业的主要任务包括夯实信息网络基础、促进数据资源共建共享;推动创新发展,培育新兴业态;实施重点工程,推广典型应用;加快数据共享开放,提升政府治理能力;强化安全保障,促进健康发展。

近年来,南京市大数据产业发展迅速,产业规模年平均增幅达 15%,成为引领和拉动全市软件产业持续增长的新引擎。南京市现有大数据重点企业 200 多家,涵盖大数据存储与设备、大数据分析与处理、大数据应用、大数据安全等大数据产业链各个领域,重点企业竞争力、产品服务质量不断提升。2018 年南京完成软件和信息服务业收入 4 737 亿元,同比增长 15.8%。其中,软件业务收入达到 3 484 亿元,继续保持全国第四、全省第一的水平。在这其中,一谷两园贡献最大,收入 3 410 亿元,占全市的 72% 左右。到 2020 年,南京力争在大数据产业规模、企业集聚、创新水平和公共服务能力上国内领先、国际一流。实现大数据相关业务收入 500 亿元,大数据产业建筑面积 100 万平方米,集聚大数据企业超 400 家,培育大数据相关业务收入超 100 亿元旗舰企业 2 家、超 10 亿元行业领军企业 10 家,大数据从业人员超 4 万人,引进培养 50 名大数据领军人才,建设国内领先的大数据产业创业创新平台。

(四)信息终端产品消费较低迷

狭义的消息消费包括信息终端产品、信息服务和信息平台消费。图 4-5 列举了江苏城镇和农村居民家庭平均每百户年末移动电话与计算机的拥有量。从城镇居民家庭平均每百户拥有量来看,2017 年城镇居民家庭平均每百户移动电话拥有量是 243.5 部,计算机拥有量是 96.8 台;2018 年的移动电话拥有量缓慢增长,为 248.9 部,而计算机拥有量出现下降,为 77.6 台。从农村居民家庭平均每百户拥有量来看,2017 年农村居民家庭平均每百户移动电话拥有量是 241.8 部,计算机拥有量是 45.4 台;2018 年的移动电话拥有量缓慢增长,为 244.3 部,而计算机拥有量出现下降,为 34.5 台。从城镇和农村比较来看,每百户的移动电话拥有量相当,但农村的计算机拥有量明显低于城镇。

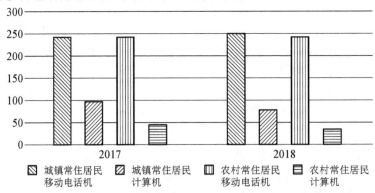

图 4-5 江苏居民家庭平均每百户年末耐用品拥有量

数据来源:《江苏统计年鉴 2019》

（五）信息通信基础设施建设稳步推进

新一代信息基础设施,是提升区域能级和核心竞争力的重要载体,也是推动数字经济发展,提升社会治理水平的核心引擎。江苏省信息通信基础设施建设步履稳健。2015年以来,中国电信、移动、联通、铁塔四大电信集团在江苏完成投资1 534.37亿元,省广电网络公司完成投资345.31亿元,再加上阿里、华为、中兴等重点企业在苏投资,4年间,全省信息基础设施投资达到2 000亿元。截至2018年底,全省千兆宽带城市全面建成,窄带物联网城乡普遍覆盖,农村光纤宽带和4G网络基本实现覆盖。

南京江北新区和苏州工业园区已实现5G网络连接覆盖,26个行业试点项目落地;无锡在全国率先完成IPv6规模部署工作,LTE-V2X车联网国家示范项目稳步推进;横跨苏南五市并延伸至南通的宁苏量子保密通信干线全面建成。全省信息化发展指数达到78.22,居全国第三。全省农业信息化覆盖率提升至62.4%,新增智慧农业示范点超过500个;工业互联网"企企通"应用企业超过1.5万家,上云企业累计超22万家;全省17个大数据产业园先后成功申报国家级应用示范和工信部人工智能与实体经济深度融合创新项目。

江苏信息基础设施尚存在薄弱环节,还需对标找差。据2018年中国互联网发展指数排名,江苏信息基础设施指数为6.55,位列广东、北京、上海之后,居全国第四。一方面,近年来江苏省信息基础设施建设水平一直稳居全国第一方阵;另一方面,江苏省信息基础设施总体水平与广东、北京、上海等兄弟省市相比仍有差距;在组织统筹、工程推进、应用创新等方面还存在一些薄弱环节,苏南、苏中和苏北区域发展还不均衡,在城乡发展一体化发展、均等化服务上还有欠缺,推进信息基础设施建设的体制机制有待进一步理顺与完善。在项目建设上,江苏省部分信息基础设施资源占用率高,重复投资、重复建设等现象依然存在,集约化建设水平有待加强;在技术突破方面,新一代信息基础设施关键技术攻关力度还亟待加强;在推广应用方面,基于新一代信息技术的服务创新不足,社会参与力度有限,尚缺乏足够的市场活力。

未来,江苏应加大对5G网络建设、5G与应用融合发展的支持力度。继续优化基础网络布局,投入30亿元,在全省开发区、高新技术产业园区加快部署"低时延、高可靠、广覆盖"的工业互联网外网设施,力争省级以上园区接入能力达到100G。进一步降低企业网云融合服务套餐价格,推进互联网专线提速降费,满足企业转型发展需求,支持企业融通发展。推动南京、苏州等市开展量子保密通信城域网建设,在政务、金融及电力等领域探索开展量子保密通信试点应用;完成南京、徐州、常州、苏州等市基于服务定制网络架构的工业专网建设,组织实施3—5个基于未来网络架构的工业互联网应用案例。

（六）信息产品不断丰富,创新业态亮点纷呈

2018年以来,信息消费进一步渗透到人们的衣、食、住、行、娱等各个方面,拓展出更广阔的数字生活新空间。线上线下融合逐渐成为信息消费的主流方式。在一家苏宁无人零售店,南京市民张先生对消费体验非常满意:一进店,手机就自动弹出推荐自己购买的产品,结账时,还能直接"刷脸"支付,连二维码都不用扫。以往,线下的某些数据难以被量

化,无法满足消费者的个性化消费需求。但随着智能零售的快速发展,依托大数据、人工智能、物联网等新技术,经营模式与支付方式发生新变革,极大地改变了消费体验。不仅是智能零售,中国通信院 2019 年 3 月份发布的《2019 年中国信息消费发展态势及展望报告》显示,文化旅游、教育培训、交通出行等各个领域已形成线上线下相结合的消费闭环,短视频、网络直播、VR 看房等成为信息消费领域日益活跃的新业态。不断丰富的智能产品为信息消费提供了多元化的应用场景。智能手机、平板电脑、可穿戴设备、智能家居等多形态智能硬件平台生态日益成熟,形成了涵盖硬件、软件和互联网服务的完备消费链。

(七) 信息消费方式发生巨大变化

信息消费资料的丰富和消费领域的拓展使消费方式发生了革命性的变化。从单一的消费方式逐渐转向多元化和个性化,从专线电话到移动通信,从黑白电视到家庭影院,从电报到电子邮件,等等,都促进了信息消费方式的变化。同时,现代通讯技术的发展和应用,不仅极大地丰富了信息消费资料,更为重要的是带来了消费行为的方便和快捷。例如,远程医疗、网上书店、电子邮箱的出现,极大地方便了消费者的消费行为,节约了大量的时间资源。江苏信息消费模式多样,代表性的有电子商务服务、传统行业与现代服务业融合、以供服务平台为支撑的资源共享服务等。

三、推动信息消费的重要性分析

加快促进信息消费,能够有效拉动需求,催生新的经济增长点,促进消费升级、产业转型和民生改善,是一项既利当前又利长远、既稳增长又调结构的重要举措,对保持全省经济社会持续健康发展、又好又快推进"两个率先"具有十分重要的意义。

(一) 信息消费已成为拉动内需的新热点

全国人大代表、腾讯首席执行官马化腾说:"信息消费每增加 100 亿元,能带动国民经济增长 300 多亿元。"扩大内需是当前稳增长的重要举措。为了着力扩大国内需求,在改善居民消费能力这个环节,积极促进绿色产品和服务的消费增长这个总体要求,加快信息通信业转型与升级的步伐,以新技术、新业务、新业态为依托,形成层次高、带动性强的消费新热点,使信息通信业发展成为稳定经济增长的新动力。随着互联网、信息技术的快速应用和发展,城乡居民用于通信、网络等方面的消费支撑消费需求的快速增长,并持续成为新的消费增长点,国内信息消费有望迎来发展的新机遇。信息消费已呈现出结构升级的特点,智能化、宽带化趋势将有力带动终端消费和宽带接入产品的升级,信息消费不仅能够形成规模巨大的新型信息消费市场,对相关产业的支撑带动能力也在不断增强,可直接拉动电子元器件、光线制造、网络设备、智能终端和计算机相关产业的发展。

江苏的消费结构经历了以基本消费品、普通耐用品、高端耐用品和轿车住房为代表的四个阶段,目前已进入了以智能终端、移动互联网为代表的信息消费新阶段。在经济增长由高速向中高速换挡、外需不足、经济发展面临较大压力的情况下,促进信息消费对提振内需、促进经济增长具有十分重要意义。

（二）信息消费将带来产业发展新的战略机遇

促进信息消费是推动技术进步、培育新兴业态和促进经济转型升级的有效途径。信息消费快速增长对新兴产业科技创新的支撑能力,对信息产品及服务的供给能力,以及对产业链的配套能力等都提出了更高要求。一方面,大力引导信息消费,可以加快智能终端、云计算、物联网、移动互联网等领域核心技术的突破和产业化的发展,丰富各个领域的信息产品及服务模式,最终促进产业结构的转型升级;另一方面,推动形成信息产业新业态、新服务和新模式,大力推动信息技术服务企业的创新能力和核心竞争力。以美国的情况为例,美国人借助信息通信技术,通过对生命科技研究手段、机械化作业的定向定位、产品交易形式等多方面的优化改造,使得美国农民能够以很小的人力与资源投入,就能产生巨大的经济效益,并一举让美国成为全球深具影响的农业大国。随着"汽车之城"底特律的破产,汽车制造业在美国似乎暮气沉沉,但硅谷的"魔术师"正欲嫁接更为超前的信息技术,实现汽车的动态化与自动化,传统工业文明的"叛逆者"让汽车产业再次焕发出魅力。

（三）信息消费将有力推动企业转型升级

除了个人消费者之外,企业也是信息消费的重要主体之一。企业借由信息消费实现了信息化与工业化的深度融合,通过将信息技术和产品应用融入企业核心业务流程中,提升了企业的现代化和智能化水平,"两化融合"正在帮助我国企业在转型升级之路上稳步前行。信息消费可以对企业起到一种实现差异化、降低成本及推动创新的作用,最终为企业赢得竞争优势。企业信息消费水平的提高很大程度上与行业内市场竞争格局有关,为此,要让企业有信息消费的动力关键是打破垄断,发挥市场机制的作用,鼓励创新,提升行业内的竞争层次。

（四）信息消费对改善社会民生以及创新社会管理发挥了重要引领作用

信息消费具有很强的渗透性,不仅能够推动工业化与信息化的深度融合,而且渗入经济社会生活的方方面面。信息消费产业的"长尾效应"带动经济增长的同时,也创造了大量的就业岗位,可以带动基础设施、研发设计、服务、创意等多方面的就业。美国的数据显示,宽带发展对就业的拉动是传统产业的 1.7 倍,宽带普及率每提升1个百分点,至少提升就业率0.2个百分点。对政府而言,促进信息消费有利于加快政府职能转变和管理创新,推动城镇建设管理和公共服务水平不断提高。信息消费将加快推进民生领域的信息化应用,提升社会民生服务管理水平,如信息惠民等工程,有助于教育、医疗、就业、养老等领域的公共资源优化配置与服务模式创新。加快提升公关服务化水平,让人民群众得到实惠。信息消费还能进一步促进大众创新和创业,例如,百度的云平台聚集了一百多万云开发者,累计帮助用户减少了大概 25 亿元的研发成本。阿里的小额贷款依托阿里云生态体系,累计为 90 万家小微企业放贷2 300 亿元,对缓解中小微企业融资难问题发挥了积极作用。

四、信息消费存在的问题

(一)信息消费环境和市场有待进一步完善

安全可信的消费环境是提升消费者消费信心和消费能力的基础条件,是转变经济增长方式、拉动消费的根本保障。第一,良好的信息消费环境有利于扩大信息消费需求,优化消费结构,促进经济增长。随着信息消费环境的改善,人们敢于消费,放心消费,自然就能扩大消费需求,促进消费结构优化升级,从而促进信息产业结构优化升级,形成新的消费热点和经济增长点,促进经济发展,最终实现信息消费需求与经济增长之间的良性循环。第二,良好的信息消费环境有利于构建可持续消费方式,构建资源节约型和环境友好型社会。在生产领域,提高资源和能源的利用效率,尽量减少资源和消费品的浪费。生态环境和社会环境的改善有利于构建可持续消费方式,有利于处理好人与大自然、人与人、人与社会各方面之间的关系,有利于促进经济和社会可持续发展,加速构建资源节约型和环境友好型社会。第三,良好的信息消费环境有利于提高消费的文明程度,促进社会文明和社会全面进步,营造安全和谐的生态环境与社会环境,提高消费中的文化含量和文化品位,文明生产,文明经营,文明消费。

(二)信息消费产品和服务创新有待进一步加强

目前,省内相关自主品牌产品和信息资源开发利用相对不足,信息服务业内的单位规模偏小,竞争力相对薄弱。较少的资金投入、人员投入和经营规模很难参与国际竞争,特别是在大力发展信息产业的今天,更显得信息服务业的单位规模和竞争力的薄弱。为此,支持自主品牌或具有自主知识产权的智能终端研发制造和服务企业发展壮大;加快推进信息服务商业模式创新,基于移动互联网、云计算、大数据等新兴技术,积极培育新的商业模式和发展业态。

(三)信息基础设施支撑能力有待进一步提升

随着信息技术创新的不断加快,各类信息产品和信息服务大量涌现,不断激发居民新的消费需求,电子产品、即时通信、网络购物等信息消费已经悄然成为大众生活中不可或缺的重要组成部分。与此同时,消费环境也影响着消费行为,对人的生存、享受和发展,对经济及社会协调发展都具有重要作用。近些年,我国的信息消费环境面临着产品(服务)质量问题突出、假冒伪劣屡禁不止、虚假广告严重泛滥、个人信息泄露等诸多问题。例如,部分电商平台上的虚假宣传和假冒伪劣产品直接影响广大消费者的电商服务体验及消费权益;一些经营者以非法占有为目的,编造虚假的企业信用信息和经营情况实施消费欺诈;海量用户数据也成为黑客攻击的目标,容易造成个人信息泄露。针对我国信息消费环境所面临的问题,建议加强信息平台建设和信息技术推广应用,进一步建立和完善有利于扩大信息消费的技术环境,构建安全可信的信息消费环境基础。

（四）信息消费配套支持政策不够完善

现阶段应该尽快制定地区信息服务业的发展对策，要以地区信息服务业现状为基础，遵循信息服务业的发展规律，着重做好以下几点：第一，加强信息服务业发展机制的研究，不断探明信息服务业的发展规律。第二，加强地区信息服务业的战略规划，不断提高对区域经济和社会发展的贡献率。第三，加强信息服务业的法律法规建设，不断增强政府的引导和调控能力，只有建立完全适应信息服务业发展所需的法律环境，才能更好地推动信息消费的不断增长。

五、江苏信息消费领域的独角兽企业

（一）"母婴零售之王"：孩子王

孩子王，全称孩子王儿童用品股份有限公司，总部位于江苏南京。孩子王是一家数据驱动的基于用户关系经营的创新型新家庭全渠道服务商，是中国母婴童商品零售与增值服务的品牌。孩子王拥有大型实体门店、线上 PC 端购物商城、移动端 APP 等全渠道购物体验，同时拥有国家认证的专业育儿顾问随时、随地、实名、贴切地为消费者提供差异化的商品和服务。自 2009 年起，立足于为准妈妈及 0—14 岁儿童提供一站式成长服务，孩子王深入挖掘顾客关系，开创以客户关系为核心资产的运营方式，大力发展全渠道战略，始终致力于优化中国家庭的儿童生活方式，成为中国新家庭的全渠道服务商，服务超千万中国家庭。孩子王以"让每个童年更美好"为使命，致力于成为中国新家庭的首选服务商，采用重度会员模式，通过"科技力量＋人性化服务"，全渠道为消费者提供一站式商品解决方案、育儿成长服务及社交互动。孩子王的专业育儿服务品牌——育儿顾问，她们是孩子王拥有专业母婴护理师资质、儿童成长培育师资质、营养师资质的专业育儿团队。她们以先进的理念为指导，以大数据云平台的实例和数据为依托，致力于为千万新家庭提供健康、幸福、快乐的生活，为妈妈们提供"私人订制"的育儿服务。目前，孩子王拥有国家专业认证育儿顾问超 6 000 名。

利用互联网技术，孩子王打通了销售前端的门店 POS 机系统、PC 官网、移动 APP 和后端的供应商平台、员工平台间的数据通道。通过对会员资料、消费历史行为记录等数据的收集与深度挖掘，预测会员需求，进行相关商品和服务的精准推送。另一方面，大数据系统生成的个性化、精准营销任务指令，也会定期推送到育儿顾问的会员服务 APP 上，育儿顾问依据任务指令与会员进行沟通、互动，以实现对会员的关系维护与消费刺激。统计数据表明，由此产生的销售收入已超过总销售额的 50%。

截至 2019 年 6 月，孩子王在全国 19 省份（含直辖市）126 个城市范围内拥有 284 家大型全数字化实体门店，单店面积平均 5 000 平方米，门店商品种类突破 20 000 件。2015年起，孩子王在深入布局全国门店的同时，大力发展全渠道战略，推出新版官网和 APP，得到消费者的高度关注。其中，APP 拥有跨境购、闪购特卖、社区、保险、理财、亲子电台、新妈妈学院、0 元试用、妈妈口碑等多个板块，用户体验得到广大消费者的认可。经过一年时间的快速发展，孩子王官方 APP 目前拥有数百万活跃用户，名列母婴电商前三甲。今天，孩子王服务超 2 700 万中国新家庭，是中国母婴童行业龙头、新零售的标杆企业。

（二）"微物流"打通农村最后一公里：汇通达

汇通达网络股份有限公司（简称"汇通达"）总部设在南京，是中国领先的农村商业数字化服务平台。汇通达深度践行国家"乡村振兴"战略，融合互联网、大数据、云计算、智能零售等科技手段，推动农村商业形态升级和产业价值重构，为农村乡镇零售店及产业链上下游客户提供商业数字化服务，提升客户经营效率和服务能力，帮助农民家庭创收创利，让农民生活得更美好。汇通达作为中国领先的农村商业数字化服务平台，以"门店＋互联网＋物联网"模式改造乡镇传统流通渠道，打造农村智慧零售；以"产业＋数据＋资本"融合，推动农村产业互联网建设。汇通达以"让农民生活得更美好"为企业使命，以乡镇零售店价值为中心，所涉业务覆盖信息工具、培训赋能、精准营销、商品服务、物流配送、数据服务等领域。

2013 年，汇通达商城和网络金融产品上线，从供应链服务商升级为农村 O2O 服务平台。2015 年 12 月，汇通达完成 A＋轮 5 亿元融资，并完成股份制改造。2016 年 8 月，"汇掌柜"APP 正式上线。2019 年 1 月 25 日，汇通达与阿里云签约启动"S2B2C 原生云项目"。汇通达整合多方资源，围绕会员店需求，提供商品、金融、信息工具和营销支持，帮助会员店构建线上平台和顾客粉丝群，增加顾客粘度，解决互动难题，获取和运用消费者数据，培育和提升广大乡镇会员店的线上经营能力、线下服务能力和后台管理能力，让会员店快乐经营、轻松赚钱。汇通达准确把握农村家电消费特点，创新高效的互联网供应链模式，打破城乡商品流通障碍，解决农村物流和售后难题，促进亿万农民生活质量的提高，让农村消费者同步享受与城市一样的商品和服务。截至目前，服务网络延伸至苏、皖、浙、鲁、豫、鄂、湘、川、闽、赣、粤、辽等 15 个省份，培养了 71 000 多个乡镇会员店，覆盖了 14 600 多个镇，与 5 000 万户农民家庭建立了联系和互动，带动 30 万人创业和就业。

（三）从媒体到潮流电商生态圈：YOHO! STORE

2017 年 9 月，南京新街口的 YOHO! STORE 开始试营业，2018 年 3 月将正式营业。线下店以"LIVE IN，STAY COOL"为主旨，是将潮人、品牌、潮流活动、潮人文化集于一体的潮流嘉年华的长期呈现形式。2005 年，YOHO! 从一本潮流杂志起家，逐渐延伸出媒体＋零售＋活动的商业模型。自 2005 创立以来，YOHO! 始终秉持年轻精神（BEING YOUNG），全方位紧贴城市潮流人群生活，致力于成为中国亿万年轻人的潮流风向标。如今，拥有包括《YOHO! 潮流志》《YOHO! GIRL》，潮流互动社区"YOHO! NOW"、潮流生活指南"MARS"，以及他们伴生的微信、微博等媒体矩阵的 YOHO! 已成为中国影响力最大、权威性最高、覆盖最广的潮流媒体平台。14 年时间，YOHO! 成功从媒体转型电商，从杂志转型移动互联网，从单一业态转型潮流生态圈，建立了自己的行业话语权和竞争壁垒。

在商业零售领域的产品"有货"（YOHO! BUY）更是成为千万中国年轻人群的潮流购物首选。YOHO! STORE 这个全新零售项目的发展正是基于以上多元内容的整合。在 YOHO! 的眼里，这里更像一个社区，能够将希望自己变得更酷更有个性的年轻人聚集在一起，每次的造访都能有不同的交流、分享与收获。作为潮流中心，YOHO! STORE

的空间布局分别以"YOHO! BUY 有货"和"YOHO! KIDS"零售为主体,分别配以 YO! COFFEE 咖啡、YO! GREEN 绿植、YO! GALLARY 画廊、与 Hair Corner 合作的 YO! SALON 潮流造型等生活服务等,并加以 YOHO! X 展示空间、100＋100Live House、潮流教室等空间可以举办各种不同类型的活动,给消费者一站式的生活方式体验;而在潮童区域,则增加了 YO! LITTLE 儿童摄影、SO SWEET 儿童造型等服务。"一个城市,一个潮流中心。"伴随着中国年轻一代消费者的成长,YOHO! 希望通过线上线下一体的空间运营,逐步形成中国年轻人的潮流文化生态圈。

科技对潮流的影响就如同 iPhone 改变了人们的生活一样,而作为新形态的潮流中心,YOHO! STORE 将打通线上和线下平台,为消费者提供不断升级的零售、服务体验作为整家店开发过程中最重要的议题。而 YOHO! 集团自主研发的线上线下一体化系统在店内的运用,则带来科技＋人本主义的潮流服务体验。以"有货"零售空间为例,YOHO! 的技术团队独立开发了基于线上线下一体化的前后端系统,除了最基本的会员积分、福利、折扣等实现线上与线下同步外,该系统更重要的功能在于让公众实现更便利的享受服务,也让管理团队更好地掌握数据并提升用户体验。YOHO! 集团从潮流中心再到潮流生态圈,创新潮流新零售,提质升级,将潮流、文化、零售完美结合,全新演绎潮流生态,在本地潮流文化打造上也走出一条不一样的道路。打造潮流中心立足南京,辐射江苏,为本地本省增添了一枚亮眼的标签。YOHO! STORE 也希望借由潮流内容和潮流人群的聚合,成为南京乃至江苏的潮流文化地标。

第二节　苏中地区信息消费服务业发展研究

一、概况

江苏省苏中地区包括扬州、泰州、南通三市,共有所属 50 个县(市)。苏中地处江苏省中部,位于长江下游北岸、上海经济圈和南京都市圈双重辐射区。2013 年 6 月,江苏省委、省政府召开全省苏中发展工作会议,深入分析苏中发展面临的新形势,明确苏中新一轮发展的目标任务,在新的起点上促进苏中崛起,增创科学发展新优势,推动三大区域协调发展,把全省"两个率先"实践不断向前推进。2013 年"苏中崛起"被定为全省重点工作之一,而加快促进信息消费,能够有效拉动需求,催生新的经济增长点,促进消费升级、产业转型和民生改善,是一项既利当前又利长远、既稳增长又调结构的重要举措,这对苏中地区的融合发展、特色发展、提升整体发展水平具有十分重要的意义。

二、信息消费发展现状分析

(一)信息消费多元化发展,网民规模逐步扩大

随着经济的快速发展,信息消费载体呈现多元化、个性化发展趋势。随着科学技术的迅猛发展,许多高精尖技术成果已普遍应用到居民的日常生活中,市场上的家用高清晰数

字化彩电、家用电脑、摄像机等高档文化娱乐用品不断升级换代,加速了居民家庭文娱用品消费的快速增长。信息消费内容不断丰富,以网络为主要载体的新兴信息消费迅猛发展。截至 2018 年底,江苏省网民规模为 4 940 万,比 2017 年增加37 万,比 2010 年增加1 634万。江苏省互联网普及率为 61.4%,比全国平均水平高 1.8 个百分点。江苏省网民人均每周上网时长为 30.1 小时,比全国平均水平高 2.5 小时。随着流量资费不断下调,越来越多的网民使用 4G 上网,观看短视频与新闻资讯。去年,江苏网民通过 3G、4G 上网的比例超过使用 Wifi 上网的比例,达到 95.5%。即时通信、网络新闻、搜索引擎,是江苏省网民的"高频应用"——使用率都在 80% 以上。网络视频、网络音乐、网上购物、网上支付的使用率在 70% 以上。与全国平均水平相比,江苏省网民对网络直播、旅行预订、网络音乐等应用的使用率,都高出 5 个百分点以上。从图 4-6 可以看出,2011—2018 年,江苏省网民规模逐步扩大,互联网普及率有显著提升。

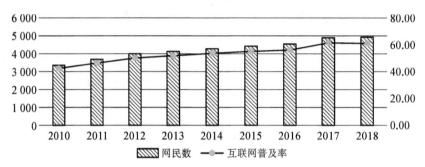

图 4-6 2010—2018 年江苏省网民规模和互联网普及率
资料来源:《江苏省互联网发展状况报告(2018 年度)》

(二)信息产品消费旺盛,居民拥有量快速攀升

2000 年以前,移动电话和家用电脑等信息科技产品由于价格较高,还属于家庭富有的象征。"十一五"期间,随着科技的发展,大量性能先进、价格低廉的信息产品极大丰富了居民的电子消费品市场,刺激了居民的购买欲望。信息产品消费的快速增长拉升了城市居民信息产品拥有量。表 4-2 给出了苏中地区的信息消费现状。从表 4-2 我们可以看到,苏中地区的信息化已经非常普及,信息消费已经不再罕见,邮电业务、通讯业务、互联网业务消费量表现显著。其中,南通地区的总体信息化程度以及信息消费较扬州和泰州相对领先。

表 4-2 2018 苏中地区信息消费现状

地区	邮电业务总量 (亿元)	固定电话用户 (万户)	移动电话用户 (万户)	国际互联网 用户(万户)
南通	454.08	135.54	813.49	292.05
扬州	268.35	94.63	508.49	181.10
泰州	229.66	79.90	470.90	166.11
苏中	952.09	310.07	1 792.88	639.26

数据来源:《江苏统计年鉴 2019》

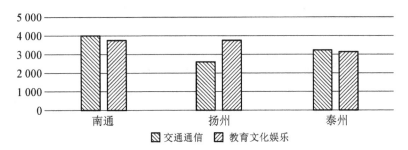

图 4 - 7　2018 年苏中地区城镇常住居民信息消费人均支出

数据来源:《江苏统计年鉴 2019》

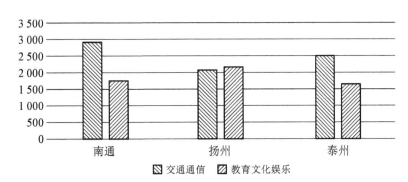

图 4 - 8　2018 年苏中地区农村常住居民信息消费人均支出

数据来源:《江苏统计年鉴 2019》

从图 4 - 7 和图 4 - 8 可以看出,2018 年,南通城镇和农村常住居民在交通和通讯方面支出最多,而扬州最少;扬州城镇和农村常住居民在文娱和教育方面支出最多,而泰州在这方面支出最少。

(三)智慧广陵获国家信息消费试点,争创国家信息消费"样板"

2013 年,工信部公布首批 68 个国家信息消费试点市,扬州市广陵区成功入选国家信息消费试点区。这主要得益于扬州市具有良好的信息服务产业基础,信息消费水平比较高,还因为广陵区是推动市区信息消费产业发展及智慧城市建设的主阵地。近年来,广陵区精心打造江苏信息服务产业基地,不但吸引了中国电信、中国移动、中国联通三大运营商呼叫服务中心入驻,而且集聚了腾讯电商、1 号店等 30 家国内知名电商企业,大力推进电子商务应用,有效拉动了信息消费。

如今,江苏信息服务产业基地(扬州)正着力以促进信息消费、拉动需求、产业转型和民生改善为使命,深入推进"智慧广陵"建设,强化顶层设计,促进信息消费,重点实施光纤宽带和 4G 移动通信网络等信息基础设施提升、政府公共服务云平台建设、新型信息消费示范业态打造、电子商务拓展、智能信息产品制造应用、城市信息消费体验建设、强化信息安全保障等七大工程,努力将广陵建设为国家信息消费样板区。基地正全力构建以腾讯电商中心、中小企业电商孵化器、大物流仓储中心为代表的"三驾马车",立足扬州本土,深入推进专业型电商销售模式开发研究,真正实现"买扬州卖世界"。随着总投资 30 亿元的江广智慧城等项目的全速推进,江苏信息服务产业基地(扬州)将强势开启信息消费的新格局。

(四)南通电子学会成立,打造电子信息产业新高地

近年来,南通市将发展电子信息产业作为加快产业转型升级、提升区域竞争力的一项重要任务来抓。目前,南通市已在电子元器件、集成电路、电子材料、光通信等领域形成了具有一定市场竞争力的产业体系,在集成电路封装测试、光纤光缆、铝电解电容器、高性能电极箔等多个细分领域实现了全国领先。

随着南通电子信息产业的快速发展,一大批电子科技方面的高端人才随之大量集聚。电子学会的成立使得这些分散的人才凝聚成一个团体,充分发挥团队的力量,将人才团队的智慧高地转化为新产业的孵化地和引领高地。电子学会将以团结与动员全市电子信息科技工作者,促进科学技术的普及与应用,推动人才培养、技术交流,服务经济社会的转型升级为宗旨,为广大电子科技工作者打造一个学术交流、科技普及、项目孵化、创新创业的平台,将人才优势转化为发展优势,主推全市电子信息产业的高质量发展。

南通市电子学会由南京邮电大学南通研究院发起、筹备并最终成立。研究院于2016年落户市北科技城,创办以来,共成立12个载体平台,其中包含射频集成与微组装技术国家地方联合工程实验室南通分实验室、南京邮电大学技术转移中心(国家级)南通分中心、南京邮电大学国家级科技园南通分园、科技领军人才创新驱动中心4个国家级平台。

近年来,研究院与市北科技城科技代表企业:至晟微电子、东方赛光电等强强联合达成产学研合作,与通富微电子、上海ICC、深圳ICC、南方集成、天芯互联、山东盛品、成都锐杰等业内50余家科技型企业达成项目合作,承担了40余项技术开发项目。未来,研究院还将积极发挥自身优势,架起政府联系电子科技信息科技工作者的桥梁和纽带,为广大电子信息科技工作者倾力打造一个技术交流、创新创业的平台,为电子信息产业的发展壮大积极做出贡献。

市北科技城尽心竭力打造南通电子信息产业基地,围绕产业链部署创新链,引入南京邮电大学南通研究院,加速了学术与产业的互相转化,吸引更多创新要素在这里积聚。经过几年的培育与发展,市北科技城的电子信息产业集群已渐气候,恒润科技、格陆博科技、至晟微电子、智诚网络科技等一批电子信息领军企业相继落户,它们的蓬勃发展为市北科技城电子信息产业的日益繁荣注入了源源活水。

(五)居民信息消费增加,农村消费支出比重高于城市

改革开放以来,苏中地区城乡居民信息消费在消费支出中比重不断提高。手机、电脑等信息产品成为近年来最大的消费热点。据统计年鉴中的调查显示:2016年,苏中城镇常住居民人均年信息服务支出仅为5 970元,占消费支出的比重为25.61%。2017年人均年信息服务支出增加到6 423元,占消费支出的比重为26.16%。2018年人均年信息服务支出增加到6 963元,占消费支出的比重为26.54%。2016年,苏中农村常住居民人均年信息服务支出仅为3 770元,占消费支出的比重为28.01%。2017年人均年信息服务支出下降到3 232元,占消费支出的比重为22.07%。2018年人均信息服务支出增长

到 4 422 元,占消费支出的比重为 28.22%。

表 4 - 3　苏中城镇常住居民消费支出情况

年　　份	2016 年	2017 年	2018 年
调查户数(户)	2 021	2014	2 400
人均总支出(元)	23 311	24 549	26 230
通讯、教育文娱类支出(元)	5 970	6 423	6 963
占总支出比例(%)	25.61	26.16	26.54

数据来源:《江苏统计年鉴 2019》

表 4 - 4　苏中农村常住居民消费支出情况

年份	2016 年	2017 年	2018 年
调查户数(户)	1 419	1 416	1 390
人均总支出(元)	13 460	14 644	15 671
通讯、教育文娱类支出(元)	3 770	3 232	4 422
占总支出比例(%)	28.01	22.07	28.22

数据来源:《江苏统计年鉴 2019》

从表 4 - 3 和表 4 - 4 可以看出,苏中地区城镇信息服务类消费都呈现逐年递增的模式,而农村在 2017 年出现下降;相对而言,农村地区的信息消费支出占比高于城镇,农村地区占总支出的比重增长较城镇地区小,这表明苏中地区信息消费还有很大的提升空间,政府应给予扶持建设,使得信息消费成为新的消费增长点。

三、信息消费的基础建设问题

国际金融危机爆发以来,需求萎缩成为全球性经济问题,也是制约我国经济长期持续增长的关键所在。与此同时,信息通信产业正值新一轮变革期,新技术、新产品、新应用、新服务大量涌现,国内新产品市场以及换代市场的需求高达数万亿元,正在成为新的消费热点,对经济增长的带动作用日益凸显。信息消费在国民经济中的重要性日益提高。

随着信息技术创新的不断加快,各类信息产品和信息服务大量涌现,不断激发居民新的消费需求,电子产品、即时通信、网络购物等信息消费已经悄然成为大众生活中不可或缺的重要组成部分。与此同时,消费环境也影响着消费行为,对人的生存、享受和发展,对经济及社会协调发展都具有重要作用。

(一)构建信息产品和服务质量信息共享系统

在对信息产品和服务质量进行监管的过程中,质量监督部门应当履行信息搜集与传递的职能,建立一个信息发布平台,对违法违规行为进行全国范围内的监控和通报,已形成各相关职能部门之间关于产品质量信息交流的有效机制。结合江苏省实际和国外经验,目前应当加快推进质量技术监督系统的电子政务工作,建立全国联网的质量信息共享系统。

（二）构建信息产业的企业质量诚信体系

信用是现代市场经济的基石。建立完善的信用制度,健全严格的信用监控机制,是防范信用失常的有效措施。当前要结合地区实际情况和国外成熟经验,借助高新技术手段,建立起包括信用等级评定,信用状况的采集和提供、信用监督等在内的完善的个人信用制度与企业信用制度,使行为者的信誉水平与自身的利益密切相连,使失信者受到监督和制约,形成守信者得利、失信者失利的良性机制,促进公民诚实守信,企业重视信誉,不断提高整个社会的信用水平。

（三）设立信息消费品质量违法行为举报制度

对信息产品和服务质量的违法行为进行举报,是对产品质量进行社会监督的一种重要形式。设立质量违法行为举报制度,有利于及时打击质量违法行为,使政府质量监管部门的监督检查与社会监督有机结合起来。

（四）加快网络信息安全法制建设

2012年国务院《关于大力推进信息化发展和切实保障信息安全的若干意见》中对重要信息系统和基础信息网络安全提出了明确要求,这些要求需要通过法律制度予以明确。从网络身份认证、网站认证和电子签名等网络信任服务方面入手,加强信息产品和服务的检测与认证,不断提升网络信息安全保障能力。

（五）明确企业网络信息安全责任

互联网企业应加大投入,提高信息网络安全保障能力,在享受信息消费带来的利益的同时,应承担保障网络安全、保障数据安全的义务。在个人信息保护方面,需要通过法律制度建设、技术标准规范、管理制度健全、企业自律和社会监督、个人安全意识教育等多种方式,多措并举。

（六）从法律、行政、技术、行业、社会五个角度出发,建立健全网络个人信息安全保护体系

切实落实个人信息保护国家标准,企业应自觉依据指南做好个人信息保护工作,为促进信息消费营造良好的制度环境。良好的消费环境可以增强消费信心,扩大消费需求,提高消费质量。只有用完善的规则理顺消费秩序,用品质提升消费动力,营造有责任心、可信赖的消费环境,才能让消费者放心消费,从而为促进信息消费、扩大国内需求提供坚实的基础。

第三节　苏北地区信息消费服务业发展研究

一、概况

江苏省苏北地区包括徐州、连云港、宿迁、淮安、盐城五个省辖市。苏北地区位于以上

海为龙头的长江三角洲,是全国沿海经济带重要组成部分。如今的苏北正抓住"长江三角洲地区区域规划""江苏沿海地区发展规划"和"东陇海地区国家主体功能区规划"三大国家战略以及"振兴苏北""振兴老工业基地""苏北计划""苏北中心城市建设""徐州都市圈""东陇海产业带""南北挂钩合作""城乡发展一体化综合配套改革"八大省级战略,已成为华东地区重要的经济增长极和我国经济发展最快的地区之一。目前,苏北和农村地区的信息终端普及率只相当于全国平均水平,农村与城市在网络覆盖、普及应用、公共信息服务平台等方面差距明显,传统制造业企业信息化水平有待提升。在江苏提出未来发展仍然是调结构促转型,缩小苏南苏北差距的方向下,江苏的经济格局将面临重新洗牌的局面。在新形势的背景下,加快推进苏北地区信息消费的发展,对整个江苏乃至全国的信息消费都有重要的战略意义。加快促进信息消费,能够有效拉动需求,催生新的经济增长点,促进消费升级、产业转型和民生改善,是一项既利当前又利长远、既稳增长又调结构的重要举措。江苏地区信息消费的发展离不开苏北地区,因此,加快促进苏北地区信息消费具有重要的现实意义。

二、信息消费发展现状分析

(一)信息消费总体水平较低,落后于全省平均水平

经过多年的信息基础建设和新一代信息技术产业的快速发展,目前信息消费的内涵正在迅速改变,形态也在迅速丰富,涉及的领域也在迅速扩展。从消费内容和消费结构看,信息消费经历了先有终端消费再到数字内容、信息服务和应用消费的阶段。随着近年来智能终端产品和宽带网络的日益普及,激发出居民对信息服务的消费需求,信息服务的消费也在快速增长。从表4-5可以看出,苏北地区的信息化已经普及,信息消费已经不再罕见,邮电业务、通讯业务、互联网业务消费均有所涉及。2018年,苏中地区邮电业务总量达到1 478.37亿元,移动电话用户达到2 933.25万户,国际互联网用户达到969.23万户。其中,邮电业务总量最多的城市是徐州,最低的是淮安;移动电话用户最多的城市是徐州,最低的是连云港;国际互联网用户最多的是徐州,最少的是宿迁。与苏南和苏中地区相比,差异仍然非常明显,苏北地区的信息消费总体仍然处于较低的水平,还有待政府加大对信息产业的投入,促进居民对信息的消费。

表4-5　苏北地区信息消费现状

地区	邮电业务总量 (亿元)	固定电话用户 (万户)	移动电话用户 (万户)	国际互联网 用户(万户)
徐州	446.90	94.55	903.74	290.45
连云港	231.65	57.80	447.53	150.90
淮安	227.12	41.67	458.63	151.61
盐城	313.23	69.11	658.78	228.56
宿迁	259.47	33.53	464.57	147.71
苏北	1 478.37	296.66	2 933.25	969.23

数据来源:《江苏统计年鉴2019》

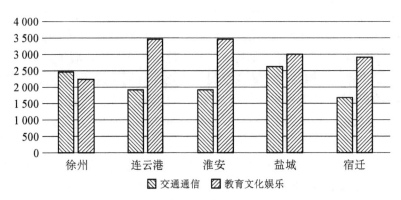

图4-9 2018年苏北地区城镇常住居民信息消费人均支出

资料来源:《江苏统计年鉴2019》

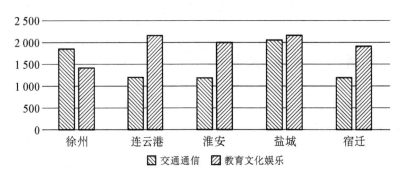

图4-10 2018年苏北地区农村常住居民信息消费人均支出

数据来源:《江苏统计年鉴2019》

从图4-9可以看出,2018年,苏北各市城镇常住居民在交通和通讯、文娱和教育方面的支出差异较大。盐城城镇常住居民在苏北地区交通和通讯方面支出最多,而宿迁最少;淮安城镇常住居民在苏中地区文娱和教育方面支出最多,而徐州则在这方面支出最少。从图4-10可以看出,苏北地区农村常住居民在交通和通讯方面支出最多的城市是盐城,支出最少的是淮安;在教育文化娱乐方面支出最多的城市是盐城,支出最少的是徐州。

(二)信息消费逐年递增,且农村信息消费比重高于城镇

苏北地区经济发展相对苏南、苏中一直比较落后,表4-6和表4-7给出了城乡常住居民信息消费水平的详细数据。根据调查数据显示,2016年,苏北城镇常住居民人均年信息服务支出仅为4 485元,占消费支出的比重为26.13%,2018年人均年信息服务支出增加到5 107元,比2016年增长了622元,占消费支出的比重为26.51%。2016年,苏北农村常住居民人均年信息服务支出仅为2 983元,占消费支出的比重为27.29%,2018年人均年信息服务支出增加到3 462元,比2018年增长了479元,占消费支出的比重为27.81%。同时,比较苏北地区城镇与农村常住居民的消费支出比重可以看出,苏北地区农村常住居民消费支出的比重三年内均高于苏北城镇常住居民。

表 4-6 苏北城镇常住居民消费支出情况

年份	2016 年	2017 年	2018 年
调查户数(户)	3 840	3 631	3 830
人均总支出(元)	17 163	18 035	19 264
通讯、教育文娱类支出(元)	4 485	4 794	5 107
占总支出比例(%)	26.13	26.58	26.51

数据来源:《江苏统计年鉴 2019》

表 4-7 苏北农村常住居民消费支出情况

年份	2016 年	2017 年	2018 年
调查户数(户)	2 901	2 779	2 920
人均总支出(元)	10 929	11 763	12 449
通讯、教育文娱类支出(元)	2 983	3 232	3 462
占总支出比例(%)	27.29	27.48	27.81

数据来源:《江苏统计年鉴 2019》

(三)盐城大数据产业渐行渐近

作为国家信息消费和智慧城市试点城市,盐城积极融入数据时代浪潮,主动策应《中国制造 2025》和"互联网+"行动计划,把发展大数据产业作为引领产业升级、服务社会民生、助推结构转型的重要抓手,依托丰富的数据资源,大力发展云计算、大数据、电子商务等新业态、新模式。目前,该市"数据资源高地"效应初步显现,大数据项目快速集聚,大数据产业发展势头迅猛。规划面积 30 平方公里的大数据产业园位于盐城城南新区,综合配套条件优越,已被纳入江苏省互联网经济、云计算和大数据产业发展总体规划,是中韩自贸协定确定的中韩盐城产业园重要组成部分。盐城市设立了 10 亿元的大数据产业专项引导基金和 10 亿元的风投基金——"盐创母基金",并在运行成本、人才引进、激励创新等方面提供一系列政策优惠,继续加大力度扶持大数据企业发展,重点主攻数据中心、云计算、数据应用、高端产品制造四大方向。

(四)徐州成立徐州中关村信息谷创新中心,构建区域协同创新

徐州自古便是北国锁钥、南国门户、兵家必争之地和商贾云集中心,一直是淮海地区的政治、经济、文化中心。如今的徐州是国家"一带一路"重要节点城市,是淮海经济区中心城市、江苏省重点规划建设的徐州都市圈核心城市、国际新能源基地。2014 年,徐州与中关村经过多次接触,于当年 2 月签署战略合作协议,约定将发挥中关村创新资源丰富、辐射带动力强以及徐州市交通区位优越、产业基础雄厚的优势,探索建立跨区域的产业协同发展模式和新型利益共享机制,构建跨区域的创新创业生态系统,形成区域创新合作与互动发展的新格局。2015 年 10 月 17 日,徐州与中关村正式签署合作运营中关村信息谷创新中心协议,中关村创新文化基因的创新载体正式起航。

徐州中关村信息谷创新中心是继河北保定之后,中关村与地方政府合作在国内设立

的第二家创新中心。中关村信息谷公司采用轻资产、重服务的运营模式与地方政府合作,依托当地区位条件、高校资源及产业基础,围绕科技企业,把政策、资本、人才、技术创新要素进行市场化配置。与当地区域优势相结合,整合国际、国内创新创业资源,引领创新创业浪潮,搭建线上虚拟服务平台和线下实体服务空间,打造区域协同创新共同体。中关村信息谷创新中心的启动,标志着具备中关村基因的品牌资源、创新要素、创业精神扎根徐州,以中关村核心企业为领军的创新创业生态体系面向全国的集聚辐射效应,也将在淮海城市群全面铺开。中关村信息谷创新中心的启动运营,不仅对徐州打造"大众创业、万众创新"新引擎起到重要的推动作用,还将与徐州经济技术开发区、徐州高新区、国家大学科技园等一批国家级平台一起形成配置创新资源,汇聚高端人才,集聚高端产业的多元载体,为徐州实施创新驱动发展战略,促使产业转型提供支撑。

截至2017年底,徐州中关村信息谷创新中心新增入驻企业226家,同比增长96.87%,其中包括甲骨文、联想等全球影响力的企业,东软、神州数码、金蝶等中国软件百强企业,美国工程院院士裴有康、中国工程院吾守尔·斯拉木、刘韵洁等一批院士领办的高层次人才企业;新增入驻面积10万平方米,入住率达到51.19%;园区税收实现1.4亿元,较去年同期增长50%,产值突破26亿元,同比增长81%。在双创工作推进方面,也是硕果累累。今年,在徐州举办了"万名专家服务基层暨'互联网+'助力徐州创新发展合作交流会""中关村企业家走进徐州"等10场大型创新活动,5场企业家沙龙,汇聚超过1000家来自中关村、北京和国内外相关领域的创新型企业、风投、天使投资机构赴徐州参加活动,创新资源聚集与交流效果良好,双创氛围日渐浓厚。

三、影响信息消费的因素分析

(一)收入是影响信息消费的重要因素

影响居民信息消费的因素主要有可支配收入、价格水平和价格预期、利率、分配状况、金融资产和人口等。其中,可支配收入是决定信息消费的基本因素。可支配收入对居民信息消费的影响可能是持久的,某一时期的收入有可能对以后若干时期的消费都会产生影响。

(二)体制改革对居民信息消费的影响

社会经济发展中的体制改革引起消费体制变化,对居民信息消费支出的变动起着重要作用。如医疗、养老、教育等体制改革,使得原本由国家支付的大部分"公费"支出转由居民个人承担。医疗和教育是信息消费的重要部分。新的社会保障体系改革向人们显示了公费福利支出将大幅度减少,个人将来用于医疗、养老、教育等方面的支出将要大大增加。这在很大程度上改变了居民的支出预期,迫使居民增加当期储蓄,减少当期消费,进而影响到信息消费支出。

(三)消费者的信息意识和认识水平

从构成消费需求的基本条件来说,物质消费更加注重消费者的购买能力,而信息消费则更强调信息获取能力。而认识能力和占有能力是信息获取能力的基本成分,没有相应的认识水平,即使碰到最需要的信息也产生不了任何信息利用的消费行为。因此,知识层次越高,信息消费能力越高,信息消费支出比重越大。信息消费不仅仅满足物质享受,更重要的是满足精神和文化需要。知识层次越高,自我发展与自我价值实现的欲望越高,就更加追求精神上的需要,因而就越偏好于信息消费。据调查,目前上网群体中,本科以上学历占 67%,而高中以下学历的人群中 91%没有接触过互联网,文化素质不高是制约苏北居民信息消费的内因。

(四)信息技术与信息产业的发展

信息产业一般是指信息技术产品制造业和信息内容提供服务业。在我国,信息产业包括电子工业、邮电通信业和信息咨询业。信息产业的发展必将促进居民信息消费的增长,因为居民可以通过信息网络便利地获取所需信息消费的结构和水平。目前,江苏省信息产业虽发展较快,但因基础薄弱,整体规模还很小,因此,信息产业亦成为江苏省居民信息消费的障碍,加快江苏省信息技术和信息产业发展成为当务之急。有研究表明,当信息产业发展水平较低时,消费者的信息消费虽然会随着收入增加而增加,但是由于受到供给的限制,增加的幅度较小。当信息产业不断发展,为消费者提供丰富的信息产品和信息内容时,收入对居民信息消费的拉动作用明显加强。而信息产业的技术创新瓶颈更成为影响信息消费的重要因素。

以智能手机为例,随着手机从硬件配置到软件功能趋于同质化,手机的可塑点与创新点也越来越少。随着大屏、多核以及高像素都发展到顶,现有的硬件技术发速度已经赶不上手机更新换代的速率,最终导致手机硬件配置上同质化严重,手机创新能力遭遇瓶颈。5G 上网手机、屏幕技术、智能穿戴技术及生物识别技术、硬件支持移动支付、无线充电技术等将撑起智能手机发展的明天。

(五)信息基础设施的发展完善

信息基础设施的范围非常广泛,包含了诸如通信管网(由光纤 PSTN、同轴电缆、以太网线及其管道资源等组成)。无线基站、中继设备、各级机房以及相关配套的电源、建筑等设施。信息基础设施是国家基础设施的重要内容,对国民生活发挥着巨大的作用。但是,目前江苏省的信息基础设施建设可能还有待进一步完善。

未能建立覆盖基础通信管线、移动通信基站、通信机房等信息基础设施的专业规划体系,实现与城乡规划体系的有效对接。信息基础设施相关建设标准、管理要求还未能纳入城市建设的标准体系和管理流程,形成科学有序的基础设施建设、运营和管理机制,不能做到落实同步规划、同步建设、同步竣工验收的要求。

(六)信息消费安全存在漏洞

中消协一项有关信息消费安全的调查显示,消费者对于互联网个人信息保护现状表示非常不满意,不满意率高达 56.6%。而且在现实生活中,个人信息被泄露的现象极为普遍,约三分之二的受访者在过去一年内个人信息曾被泄露或窃取,而被泄露或窃取最多的个人信息是个人基本信息，达到 72.1％；其次是个人网络行为信息、个人设备信息、个人隐私信息和个人账户信息。目前，针对消费方面的投诉处理，特别是在个人信息保护、垃圾信息骚扰等方面，面临防范难、举证难、索赔难等诸多难处，缺乏健全的信息消费保护法规是主因。

四、提高居民信息消费的途径和对策

（一）需求层面

1. 努力提高居民收入，特别是努力提高城市低收入者和农村居民的收入

居民收入的提高为我国信息消费提供了外在的动力，特别是农村居民收入提高 1％，信息消费支出就会增加 3.58％，反过来，信息消费又能提高居民的生产力和消费力。苏北地区农村人口较多，因此，要提高该地区的信息消费水平必须要提高农村居民的收入，关注"三农问题"，建设新农村。今后，要继续推进现代农业建设，加快农业科技进步，调整农业生产结构，提高农业综合生产能力；全面深化以农村税费改革为重点的综合改革；广泛开辟农民增收渠道，大力发展县域经济，引导农村剩余劳动力向非农业和城镇有序转移，继续完善农业补贴政策，只有这样，才能切实提高农民收入。此外，苏北地区应提升自主创新能力，进一步优化经济结构，彻底转变经济增长方式，响应国家政策，以信息化带动工业化，以工业化促进信息化；对于城市低收入和下岗职工，要广开就业渠道，增强就业能力，努力提高就业水平；要进一步完善收入分配制度，改善收入分配关系，提高低收入群体的收入，扩大中等收入阶层。

2. 增强全社会的信息意识，更新信息消费观念

物质消费注重消费者的购买能力，信息消费强调的是信息获取能力。知识层次越高，信息消费能力越高，信息消费支出比重越大。因此，要提高苏北地区居民的信息消费能力，除了提高居民的收入外，提高居民的文化知识，让他们接受更多教育亦是刻不容缓。要把科教兴国战略长期稳定下来，并且要狠抓落实。文化素质高，预示着居民消费力高，信息意识就强，对信息的利用率也就高，越能促进信息消费结构的升级，促进人的全面发展。

3. 制定居民信息消费鼓励政策，培育信息消费需求

加大信息通信产品和服务的补贴力度。应加大财政支持力度，设立"数字家庭产品"与信息服务补贴资金。对城市低收入人群和农村用户给予宽带接入、消费补贴。开展信息通信产品与信息服务下乡活动，参考家电下乡模式对农村地位购买电脑、智能手机等产品予以一定的补贴。倡导数字化工作、生活新模式。促进全社会资金流、信息流、服务流大幅向网上迁移，减少网下活动与拥挤度。拓展电子商务发展空间。完善智能物流基础设施，支持农村、社区、学校的物流快递配送点建设。大力发展移动支付等跨行业业务，完善互联网支付体系。

4. 促进民营中小企业的信息消费

引导与鼓励中小企业，积极扩大信息消费，促进应用信息技术改造与提升生产制造、运营管理和市场开拓的水平。建立健全中小企业信息化服务平台网络，积极引导信息通

信技术厂商、专业咨询机构、科研机构等社会资源有效对接中小企业信息消费的市场需求。通过产业集聚区、开发区、行业协会等,鼓励龙头企业通过信息化的方式来改造提升价值链,带动中小企业信息消费,实现信息互助。

5. 加快信息终端普及与升级

组织各地采用补贴或购买服务方式,面向低收入人群推广经济适用的智能手机、数字电视等信息终端设备,鼓励面向老年人开发健康管理类智能可穿戴设备。大力提高农村地区信息终端普及率,面向农村开发推广实用的智能信息终端。大力推进农业信息进村入户、农技推广工作,全面提升农村信息化水平。打造江苏农技推广服务云平台、优化升级农村综合信息服务平台。

(二) 供给层面

1. 智能化生产服务供给水平

加快推进企业互联网化提升,促进云计算、物联网、大数据在工业企业的深度应用和创新应用。鼓励和支持企业利用软件定义网(SDN)、网络功能虚拟化(NFV)等未来网络技术,构建内外协同、灵活高效、安全可靠的企业级网络。实施工业云平台示范工程,依托省内龙头企业,发挥互联网企业、基础电信运营商作用,在装备制造、电子信息、新能源、汽车、医药等重点行业建设覆盖全产业链、全要素、全价值链的工业云平台。实施云服务体系培育工程,鼓励龙头制造企业成立云服务机构,加快推动工业软件企业和两化融合服务机构发展壮大,提升云服务提供能力。实施星级"上云"企业工程,推进大中型企业信息基础架构和应用系统向云上迁移,实现管理"上云"和业务"上云",鼓励广大小微企业使用成熟的云平台应用服务。推进工业与互联网融合创新试点示范,打造一批基于制造全流程、产品全生命周期、生产全产业链、大数据应用的智能化管控标杆工厂。加强"互联网＋先进制造"特色基地建设,推动互联网人才、技术、资本、服务等高端要素在省级以上重点产业园区集聚。

2. 发展信息产业,扩大信息产品的供给

信息产业为信息消费提供了坚持的物质基础,是信息消费的支撑体系。大力发展信息产业,扩大信息产品供给,是提高信息消费水平和消费质量的关键,也是使信息消费走出信息效用滞后怪圈的有效途径。最近几年,苏北地区的信息产业虽然取得了较大的成就,但是和苏南地区相比,产业基础薄弱,核心技术自主能力差,市场竞争能力差。这种状况决定了苏北地区的信息消费处于较低的发展水平,限制了信息消费的总量和制约了信息消费结构。因此,必须要加快信息产业结构的更新和升级,增加产业的投入和开发具有自主知识产权的技术内核,大力发展信息产业,引导信息消费的不断发展和升级。

鼓励智能终端产品创新发展。面向移动互联网、云计算、大数据等热点,加快实施智能终端产业化工程,支持研发智能终端产品,促进终端与服务一体化发展。支持数字家庭智能终端研发以及产业化;推进软件和信息服务业规模发展,大力支持"软件名城"建设,培育一批互联网独角兽企业,发现和支持一大批互联网初创企业。支持地方结合实际发展大数据产业,建设大数据公共服务平台和大数据产业(交易)中心,建设一批特色鲜明的大数据产业园。积极引导新一代人工智能产业发展,突破人工智能关键技术,集中产学研高端资源重点培育智能识别、智能协作、智能硬件、智慧家庭产品等新型人工智能新产品。推动各类应用电子产品向数字化、网络化、智能化方向发展，在市政、交通、环保、能源等领域开展新型应用示范。

3. 深层次开发适合人们需要的各种信息产品和信息服务

信息机构和网络运营商应针对不同层次消费者的不同需求，开发试销对路的信息产品和信息服务，才能吸引人们的注意和消费。农民需要农业科技、气象、水情、灾害、农业政策、农产品市场等方面的信息；下岗工人需要掌握新的技能和就业市场信息；科技人员需要专业领域最新发展的动态信息；大学生需要学习和就业方面的信息；企业需要竞争对手、国内外市场等方面的信息，等等。只有开发了适合人们真正需要的信息产品和服务，才能提高人们的信息消费欲望。

（三）信息基础设施与消费环境层面

1. 加快信息基础设施提档升级，降低信息消费成本

苏北地区应在政策、资金、人才等方面制定优惠政策，加快各个地区特别是落后地区的信息基础设施建设。同时，降低信息消费成本，使大多数家庭和贫困者都有能力消费信息产品和接受各种信息服务，尤其是降低电话费、手机话费、网络的使用费，等等。为此，打造网络支撑新优势，深入实施"宽带中国"战略和提速降费指导意见，加快构建高速宽带、泛在智能、安全可控的新一代国家信息基础设施，为经济社会数字化、网络化、智能化发展提供坚实的网络基础；打造创业创新引领新优势，以贯彻落实创新驱动发展战略为指引，推进大众创业、万众创新为新方向，不断激发互联网行业创业创新活力，实现创新支持创业、创业带动就业的良性互动发展；打造产业融合发展新优势，以推进实施"互联网＋"行动计划和"中国制造2025"为依托，加快促进互联网与各领域更广范围、更深程度、更高层次的融合创新。

2. 营造安全可信的消费环境

加强终端入网、应用软件检测，健全管理与技术手段，保障用户个人信息安全和在线交易安全；培育良好的信息消费市场环境。完善法规制度建设和市场竞争的争议调解机制，充分发挥行业组织的作用，加强行业自律，引导企业履行社会责任，加强对信息产品、服务质量的监管，规范信息消费市场竞争行为，防止企业间恶性竞争。倡导文明上网，举办网络信任宣传活动，普及网络防欺诈常识及技术措施。开展网络巡查，设立网络举报中心，建立网络信任治理长效机制；完善有利于信息消费的消费者权益保护体系。继续加大对违反国家规定、侵害消费者合法权益行为的曝光与查处力度，完善信息产品与服务质量投诉机制，切实保障消费者合法权益。

3. 大力改善农村消费环境，促进城乡信息消费协同发展

扩大农村居民信息消费支出必须完善农村信息消费的硬件基础设施，推广信息消费产品、服务，让广大农村居民通过更好的消费信息产品而增加收入。同时，营造较好的信息消费环境，促进城乡信息产业协调发展，也会改善城乡之间信息交流与互动程度。加快实施"宽带中国"战略，借助"互联网＋农村"方式，在农村拓展信息产业、社会管理和公共服务领域的信息化活动，推动移动互联网、云计算、物联网、农村电子商务等业务发展。另

外,信息消费是一种高层次的文化型消费,农村消费者的信息素质在很大程度上会影响其自身的信息消费支出能力。因此,重视培养农村居民消费意识与能力,比如,利用大学生村官所具有的网络知识储备能力,积极组织网络、电脑、信息消费技能与观念等系列教育培训与电子商务实践活动试点,能够促进农村居民自主上网及信息消费能力,进而缩小城乡居民信息消费差距。

4. 提升公共信息服务化水平

首先,要促进公共信息资源的共享与开发利用。推动市政公用企事业单位等机构开放信息资源,挖掘公共信息资源的社会经济效益;同时,支持电信和广电运营企业、互联网企业、软件企业和广电播出机构发挥优势,参与公共服务云平台的建设运营。建立政府公共服务信息平台,整合多部门资源,提高共享能力,促进互联互通,有效提高公共服务水平。其次,提升民生领域的信息服务水平。推进教育、医疗、就业、社会保障等领域的信息化建设,加快信息资源的整合与共享。最后,加快智慧城市建设。开展智慧城市试点示范建设,各试点城市要出台鼓励市场化投融资、信息系统服务外包、信息资源社会化开发利用等政策,支持公用设备设施的智能化改造升级,加快实施智能电网、智能交通、智慧物流等工程。通过符合条件的企业以及省级政府的资金支持,鼓励各类市场主体共同参与到智慧城市的建设中。

5. 完善支持政策

要最大限度地缩小涉及信息消费的行政审批事项范围,减少非行政许可审批进而资质资格许可,消除阻碍信息消费的各种壁垒。取消或下放一批行政审批事项和行政管理事项,优化确需保留的行政审批程序、推行联合审批、一站式服务、限时办结和承诺式服务,降低互联网企业设立门槛。政府可通过优惠税率来鼓励企业,尤其是互联网企业的技术研发活动;用过落实税收政策和其他政策支持软件、集成电路产业发展,减轻互联网中小微企业的负担。完善各项金融政策,有效支持互联网小微企业发展,鼓励各种金融机构扶持信息服务业的创业,为互联网中小微企业提供金融服务。建立健全基础电信运营企业与互联网、广电企业、信息内容供应商等合作和公平竞争机制,规范企业经营行为,加强资费监管。鼓励支持民间资本在互联网领域与基础电信领域投资。完善互联网、电信监管制度与技术手段,保障企业实现平等接入,用户实现自主选择。

参考文献

[1] 陈茜.促进信息消费 拉动经济增长[J].现代工业经济和信息化,2013(17):17-19.

[2] 刘冬辉.江苏省农村居民信息消费的区域差异性以及影响因素研究[D].南京邮电大学,2017.

[3] 马文良.深植"中关村基因",点燃创新创业的"火种"——徐州·中关村信息谷创新中心两周年发展纪实[J].中关村,2017(12):76-79.

[4] 孙伟.信息消费成为推动我国经济增长的重要动力和新亮点[C].中国智库经济观察:中国国际经济交流中心,2015:325-328.

[5] 唐天伟,欧阳瑾.我国城乡居民信息消费与收入差距的实证分析[J].国家行政学院

学报,2016(03):81-85.

[6] 杨春立.信息消费:拉动内需增长的重大领域——信息消费发展特征及政策建议[J].中国科学院院刊,2014,29(02):223-230.

[7] 杨春立.加强信息消费对经济增长促进作用的对策研究[J].经济纵横,2015(02):7-12.

[8] 周文魁.江苏省信息消费发展研究[J].商场现代化,2014(17):96-98.

[9] 赵付春.我国信息消费构成、影响和发展重点研究[J].社会科学,2014(01):64-73.

[10] 邹蕴涵.信息消费:概念、特征以及问题[J].财经界(学术版),2017(12):1-3.

第三篇　行业篇

第五章 江苏健康消费行业发展研究

第一节 江苏药品行业发展研究

江苏省位居我国东部沿海地带,经济发达,人口稠密。作为传统医药大省,江苏拥有"原料大省""制剂强省"的称号,药品行业的发展在全国处于领先地位,具有较强的竞争力。近年来,江苏省药品行业发展呈现集聚发展态势,发挥了集聚效应,目前已形成泰州、苏州和无锡、连云港、南京浦口五大"医药板块",并初步形成了各有特色的医药产业集群。在政府的支持引导以及市场的推动下,江苏省药品行业正处于快速发展阶段。江苏省医药行业保持着良好的发展势头,规模稳步增长、效益表现良好,不仅在全省的工业生产和出口贸易中占有举足轻重的地位,而且成为我国医药产业发展的重要地区。随着全球经济一体化的加快及医药市场的迅速膨胀,国际竞争日趋激烈,尚不足够强大的中国医药产业正面临着严峻的国际竞争形势。因此,要继续巩固江苏省医药产业在我国的领先地位,提高江苏省医药产业的国际竞争力就显得极为重要。

一、江苏药品行业发展现状

(一)产业体系

江苏是传统的医药大省,医药行业是全省具有较强竞争力的优势产业之一,拥有较强的产业基础和综合实力。近年来,江苏的医药产业发展迅速,取得了十分突出的成绩,并形成了较高知名度的品牌。在2019(第36届)全国医药工业信息中心年会上,发布了"2018年度中国医药工业百强榜",江苏省扬子江药业集团有限公司位列百强榜第一名。扬子江药业集团更被国家发改委评为"中国医药行业最具竞争力企业"。创建于1971年的扬子江药业集团,是一家产学研相结合、科工贸一体化的中国大型医药企业集团。总部位于长江之滨、"长三角"名城江苏省泰州市,现有员工一万余人,总资产近百亿元,总占地面积约200万平方米。扬子江药业集团坚持走"科技兴企""科技强企"的发展道路,制定了"三高一特"的新品开发战略,即高科技含量、高附加值、高市场容量和疗效独特。近年来,扬子江药业集团先后建立了五大医药产业园区,分别是泰州医药产业园、连云港新医药产业园、苏州纳米园、无锡外向型医药产业园、南京"药谷"等重点医药产业基地。其中,泰州的医药产业已具有发展高科技支柱产业的有利条件和基础,全国制药行业百强企业中泰州就有四家,被国家商务部确认为首批国家级医药出口基地。

除了拥有雄居全国医药工业百强榜前列的扬子江药业集团,江苏同时也拥有南京大学、中国药科大学、南京中医药大学等一批研发实力较强的高校和科研院所。其中,南京大学医学院于 1987 年经教育部批准建立,成为教育部第一所直属综合性大学长学制医学院,2012 年入选教育部卓越医生培养计划-拔尖创新人才培养计划,开始试办八年制医学教育,目标是培养杰出的领导型临床学家和医学科学家,办学理念和人才培养独具特色。现设临床医学、基础医学和口腔医学三个专业。中国药科大学是中华人民共和国教育部直属的一所以药学为特色的多科性重点大学,是教育部药学类专业教学指导委员会主任委员单位,国家药学类实验教学示范中心联席会议组长单位,同时是唯一入选教育部"卓越工程师教育培养计划"的医药院校。南京中医药大学是中国建校最早的高等中医药院校之一,是世界一流中医药大学建设联盟创始成员、世界卫生组织(WHO)传统医学合作中心、国家卫生部确定的国际针灸培训中心、全国中医师资进修教育基地、国家"卓越医生(中医)教育培养计划"改革首批试点高校。

根据江苏省医药行业协会提供的数据显示,截至 2018 年 12 月,江苏省制药工业企业中持有《药品生产许可证》的单位共 363 家,比上年增加 28 家,其地区分布如图 5-1所示。

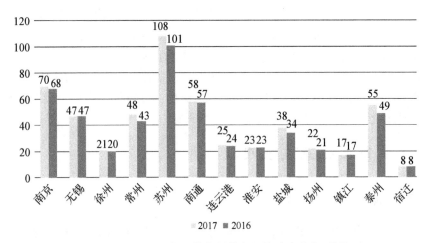

图 5-1 2016—2017 年江苏省制药企业的地区分布(单位:家)
资料来源:江苏省医药行业协会

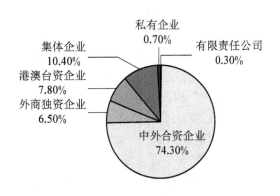

图 5-2 2017 年江苏省制药企业中不同所有制占比
资料来源:江苏省医药行业协会

按所有制分类,2017 年江苏省制药企业主要包括有限责任公司、中外合资企业、外资独资企业、港澳台资企业、集体企业和私有企业,其占比如图 5-2 所示。按生产类型分类,江苏省医药工业企业中纯制剂企业、纯原料药以及原料药和制剂都生产的三种类型企业的数量占比高达 73.9%。其中,制剂生产的企业有 287 家,占 53.1%,原料药生产的企业有 224 家,占 41.5%。可以看出,江苏省药品以制剂为主体(见图 5-3)。

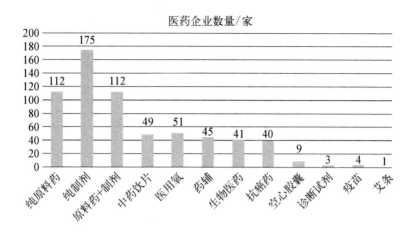

图 5-3　2017 年江苏省不同生产类型制药企业的数量分布

资料来源:江苏省医药行业协会

(二)产业规模

医药产业是一个传统产业和现代产业相结合的产业。江苏省医药产业主要门类包括制剂类、原料药类、器械类、中成药类、生物制品类、中药饮片类、卫生材料类和制药机械类等八大类。江苏省 2017 年 1—6 月医药产业各门类的各项经济指标完成情况如表 5-1 所示。

表 5-1　2017 年 1—6 月江苏省医药产业各门类经济指标完成情况

类别	指标/亿元			类别	指标/亿元		
	主营业务收入	利润	出口交货值		主营业务收入	利润	出口交货值
制剂类	923.70	127.09	217.63	生物制品类	202.56	22.22	22.80
原料类	448.99	31.84	37.43	中药饮片类	80.87	8.18	0.73
器械类	381.63	39.95	74.08	卫生材料类	127.27	10.33	30.96
中成药类	192.92	18.43	0.61	制药机械类	18.34	1.45	1.57

数据来源:江苏省医药行业协会

(三)产业发展

从近三年的统计数据来看,江苏省医药制造业总体呈持续快速发展态势,各项经济指标增长率基本维持在 10% 以上。数据显示,2017 年江苏省医药制造产业主营业务收入约为 4 592.31 亿元,增长率为 12.60%;利润约为 509.88 亿元,增长率为 13.00%;出口交货值约为 366.93 亿元,增长率为 11.50%(见表 5-2)。

表 5-2　2015—2017 年江苏省医药产业经济规模指标完成情况

年份	主营业务收入/亿元	同比增长率/%	利润/亿元	同比增长率/%	出口交货值/亿元	同比增长率/%
2017	4 592.31	12.60	509.88	13.00	366.93	11.50
2016	4 078.43	12.50	451.22	18.40	342.54	3.50
2015	3 479.50	14.33	362.89	13.80	330.96	2.88

数据来源:江苏省医药行业协会

二、江苏医药品行业在全国的地位

通过对江苏医药品行业在全国的排序,有利于了解江苏医药产业的相对优势和劣势,找出江苏医药发展的瓶颈问题,从而寻求对策。下文将从医药品行业新产品销售收入、新产品开发经费支出和科研人员数量等方面,考察江苏在全国的地位(见表 5-3)。

表 5-3　江苏与全国的对比

年份	新产品销售收入(亿元)		新产品开发经费支出(亿元)		科研人员数量/人	
	全国	江苏	全国	江苏	全国	江苏
2010	1 675.53	340.52	131.40	22.20	59 036	6 038
2011	2 317.04	326.40	233.07	40.34	83 959	10 729
2012	2 928.60	408.77	308.23	52.42	112 722	15 933
2013	3 606.17	477.02	364.50	56.11	163 248	18 490
2014	4 301.83	642.20	407.93	61.63	182 530	20 939
2015	4 736.27	780.74	427.95	65.78	177 028	23 197
2016	5 422.75	905.21	497.88	81.82	133 133	21 821

资料来源:国家统计局

从产业规模来看,2017 年江苏医药产业的主营业务收入为 4 592.31 亿元,同比增长 12.60%。其中,医药产品的利润高达 509.88 亿元,出口交货值达到 366.93 亿元,二者均位于全国第一。接下来,从研发创新和产业潜能比较来看江苏在全国的地位,具体如下。

第一,新产品销售收入。依照《中国高技术产业统计年鉴》披露的数据看,2010—2016 年全国医药产业新产品销售收入呈现稳步上升的趋势,由 2010 年的 1 675.53 亿元升至 2016 年的 5 422.75 亿元,七年增长 223.64%,增速明显,表明近年来我国医药行业新产品市场发展迅速。2010—2016 年,江苏医药产业新产品销售收入的增长趋势与全国基本同步,由 2010 年的 340.52 亿元上升至 2016 年的 905.21 亿元,七年增长 265.83%。

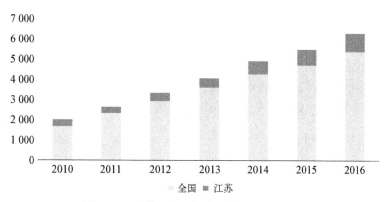

图5-4 医药品行业新产品销售收入(亿元)

第二,新产品开发经费支出。从全国数据来看,2010—2016年医药品行业新产品开发经费支出由131.40亿元升至497.88亿元,七年增长378.90%。相比之下,江苏对新产品开发经费支出亦呈增加之势,由2010年的22.20亿元上升至2016年的81.82亿元,七年增长368.56%。

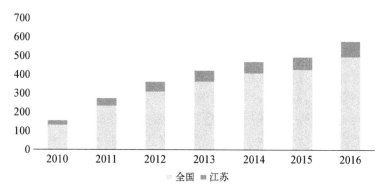

图5-5 医药品行业新产品开发经费支出(亿元)

第三,科研人员数量。2010年全国医药品行业科研人员数量为59 036人,截至2016年底,增长至133 133人,年均增幅达到17.55%。2010年江苏省的医药品行业科研人员数量为6 038人,截至2016年底,数量达到21 821人,年均增长26.72%,高出全国年均增速9.17个百分点。

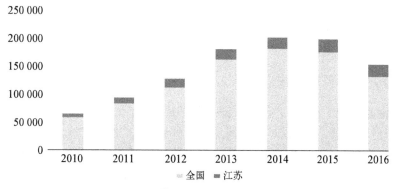

图5-6 医药品行业科研人员数量(人)

三、江苏医药品行业发展的特点

随着医药品行业领域改革的不断深化,近年来江苏省医药品行业不断调整结构、转型升级,不断对标"十三五"规划发展纲要进行信息化、标准化和集约化发展,销售总额稳定增长,但增速明显走低,总体上呈现出稳中向好的发展态势。

（一）行业结构不断调整

随着医改的深入,政策推动与市场竞争的叠加效应,推动江苏医药品行业结构调整与转型升级。大中型商业企业拓展销售网络的深度与广度,积极深入基层市场。医药品行业服务在向基层沉淀的同时,在产品结构方面,医药品流通企业积极拓展了除经营药品以外的医疗器械、中药饮片、保健品等大健康产品;在渠道结构方面,分销企业不断提高纯销业务比例、降低调拨业务比例。此外,江苏省医药品行业借助"互联网＋"等数字技术,建立患者健康档案,通过大数据分析,为后续治疗及用药提供建议,使"药品、医院、医保、患者"有机联动,达到了保障治疗效果,控制医疗费用支出、降低医药品库存和运营成本的目的。

（二）供应链扁平化趋势明显

在推行"两票制"的大趋势下,药品出厂经过最多一个医药物流平台企业的服务直达销售终端将成为常态。这意味着,以往层级配送的药品流通形式和管理体系,将较难符合政策需求和市场导向,制药工业和规模商业药企将成为医药供应链扁平化管理的直接推动者。当前,现代物联网技术实现了在药品院内物流延伸服务的应用,同时实现了企业和医院药品供应的信息共享,迈出了整合医药品行业供应链资源的决定性一步。

（三）区域深耕趋势加强

当前,江苏省医药品行业正处于转型时期,对医药品企业的区域深耕以及基于区域深耕的综合服务能力提出更高要求。在新医改的大背景下,医药品行业的改革拥有更多机遇,同时也要求医药品企业具备广阔的直至终端市场的分销网络,能够精准把握区域终端市场需求。由于不同区域的经济发展程度不一样,医药消费结构亦存在显著的地区差异,除少数在全国布局网络的大型药企分销商能够满足地区差异化需求外,大部分药企基于成本及外部开拓市场风险的考量,而深耕于区域市场,深度挖掘区域或地方市场的需求,巩固现有市场的竞争地位。

（四）专业化服务提供核心竞争力

随着新医改政策的推进,医药行业开始朝着规范有序的方向发展,整个行业也面临重新洗牌、整合的大趋势,消费者对于医药品行业的专业化服务需求也不断提高。由于药店同质化竞争、群众健康消费意识普遍增强,倒逼药店由以商品销售为中心转向以消费者服务为中心,不断回归专业服务的本源。药品行业的专业化服务逐渐升级体现在为消费者提供相关药学服务、医学服务,以及各种健康服务的指导,将医药品行业于社区居民的各种健康服务关联起来。未来医药品行业在承担整个社会的药学专业化服务能力上，还有非常大的提升空间。

四、江苏医药品行业发展存在的问题及建议

（一）江苏医药产业发展存在的问题

通过对 2016 年全国医药产业发展综合排名前五位省市（江苏、山东、河南、广东、浙江）的主营业务收入、利润、出口交货值等比较发现，江苏省医药产业发展增速基本稳定，其中，出口交货值指标排名全国第一，说明江苏省医药产品投入产出效率较高。另外，通过与 2016 年全国医药产业新产品销售收入排名前五位中的山东、广东、浙江、湖北四个省市比较发现，在技术创新和产业潜能等方面，江苏省新产品销售收入、新产品开发投入等多项指标增速放缓，被山东超越且拉开差距。因此，笔者认为，未来江苏省医药产业的发展仍存在以下几点问题。

1. 创新体系有待进一步完善

新时代医药产业的现代化体系建设，需要政府推动、市场导向与企业主体三者共同推进。政府通过履行调控职责，发挥产业规划的引领和指导作用，制定和实施相关政策，完善体制机制；市场主要是发挥资源配置的基础性作用，通过市场的自主调节推动产业沿着市场决定的发展方向发展；企业则是市场经济的微观基础和产业的实施主体，推动研发创新，加快科技成果转化，加快产业发展。但目前，政府、市场和企业主体三者之间关系还不够协调，影响了江苏省医药产业更高水平的快速协调发展，制约了江苏医药产业创新体系的进一步完善。

2. 产业结构升级势在必行

江苏省高度重视生物医药产业发展，先后将其纳入"十三五"期间重点培育发展的十大战略性新兴产业和 13 个先进制造业集群，2017 年全省生物医药产业实现产值近 4 900 亿元，产业规模位居全国前列。但总体上看，江苏一些生物医药产业集聚生物医药产业原始创新能力还不足，产业规模和质量有待进一步提升，产业结构总体仍处于中低端，企业市场竞争力亟待增强。针对目前医药产业依然存在不符合新时代经济高质量发展的低、小、散、乱问题，江苏省医药产业结构升级势在必行。

3. 品牌影响力有待进一步提升

品牌影响力是指品牌开拓市场、占领市场、并获得利润的能力。品牌影响力是核心影响力和外延影响力的综合反映，是影响力在更高层次上的提升和最集中体现。医药产业的快速发展既离不开新技术的开发与成果的转化，也离不开品牌的构建与宣传推广。尽管江苏有 13 家企业上榜 2018 年度中国医药工业百强榜，但与山东、广东和浙江等省份相比，江苏医药企业的产、学、研、政等有机结合的能力需进一步提升，医药品行业的品牌影响力还有待进一步拓展。在未来的发展中，如何实现产、学、研、政的有效结合进而助推品牌影响力的提升，将是对江苏省医药产业提出的一个新的挑战与要求。

4. 产业国际化进程有待加快步伐

国际化发展已经成为促进中国医药工业结构调整和转型升级的重要抓手。在当前全

球医药产业价值链发生深层调整的新形势下,推动医药产业全方位嵌入全球价值链,主动参与全球价值链重塑,实现医药产业新的国际化布局至关重要。国家医药产业"十三五"规划将提高产业国际化发展水平列为重要内容,国际化重点任务为优化出口结构,促进出口增长,加强国际技术合作,推动国际产能合作。江苏省医药产业在逐步加快与国际接轨,但其国际化进程有待进一步提升。在"一带一路"为医药品产业国际化提供新的历史机遇条件下,在市场环境及新医改政策的影响下,江苏省医药产业面临新的挑战,需提升自身实力,将国际上的先进技术与管理理念融入实际的研发与生产中。同时,国际人才的交流与培养也尤为重要,部分企业高级管理人才的缺口亟待解决。

(二)给出的建议

为加快江苏医药产业的发展,促进医药产业结构升级,解决江苏医药产业发展过程中遇到的问题,不断完善医药产业发展机制,笔者给出的建议如下。

1. 全面推进江苏特色医药创新体系建设

创新是医药行业发展的第一驱动力。在市场激励竞争的行业背景下,未来要更加重视医药产业的自主研发,利用和发展医药人才优势,利用创新提供医药产业发展的内生动力。从政府部门层面来看:一是要鼓励企业增加科研投入和人才投入,加强企业之间创新的协同性,避免低端重复和恶性竞争带来的医药资源浪费;二是持续优化政策环境,搭建更多具有技术孵化、技术转让服务功能特征的公共技术服务平台,为更多的医药企业提供更多的政策支持和平台支撑,达到资源整合、设备共享、降低交易费用等目的。从企业创新主体的角度来看:一是在加快创新研发新药的同时,必须十分注重抢仿、首仿,坚持创仿结合的原则;二是做大企业,通过兼并重组、合资合作、上市筹资等多种形式和渠道,扩大企业规模;三是努力培养大品种药,占领大市场;四是对于江苏省拥有的中药材,要加强对已上市和传承的中医药经方、验方引进二次开发,拓展药品的疗效和适应范围,大力提升传统中医药的社会价值。

2. 优化产业结构,助推医药产业集约化发展

针对目前江苏医药行业小、散、乱等问题,未来应当充分发挥市场机制在医药行业中资源配置的决定性作用,建立良好的市场竞争环境,通过市场机制淘汰落后的、高污染的、高能耗的、低附加值的、低技术含量的医药企业。一方面,优化医药产业结构,要从改善企业生产的品种结构出发,企业要按照政府政策和市场需求选择生产品种,同时,要注意制剂生产和原料药供给相配套,保证原料药自给或市场供给。另外,应当推进原料药生产的转型升级、加快发展新型医药制剂、加快培育和发展生物医药产业。依托江苏的重点龙头企业,开发各种新型药物,引进先进的设备及工艺,推动医药产业的发展。另一方面,助推医药产业集约化发展,应当瞄准市场需求以及医药产业未来的发展方向,大力提升产业发展的集约化水平,特别是要加快建设生物疫苗、新型制剂、生物制药、数字医疗器械、中成药提取等具有国际竞争力的特色产业基地,重点发展生物技术药、现代中药、生物试剂等高技术产品群,大力建设生物技术创新产业平台等。

3. 大力实施品牌培育工作

品牌是给拥有者带来溢价、产生增值的一种无形的资产。2016 年,国务院办公厅发

布《国务院办公厅关于发挥品牌引领作用推动供需结构升级的意见》明确说明:"品牌是企业乃至国家竞争力的综合体现,代表着供给结构和需求结构的升级方向"。为改善当前江苏医药行业品牌意识不足的问题,更好发挥品牌引领作用,推动供给结构和需求结构升级,需要加强医药行业质量品牌建设。首先,推动落实企业质量主体责任,推广先进质量管理方法,推进品牌培育创建工作;壮大现有优势产品规模,创建江苏特色品牌,培育一批具有核心竞争力的大品种、大品牌;培育和发展一批单产品生产和销售在国内外居优势的品牌。其次,建立江苏省医药名优特新产品目录,对进入目录的产品,积极推荐政府优先采购,优先进入省医保、新农合、基本药物增补目录。最后,巩固现有优势化学制剂在国内外市场的领先地位,提高江苏省优势产品和品牌的附加值和竞争力。

4. 促进医药企业与国际接轨,加快国际化进程

既要立足江苏发展医药行业,也要跳出江苏发展医药行业。为此,需要充分发挥企业的主观能动性,促进企业与国际接轨,发挥资源优势,实现要素的集聚,增加对创新研发的投入。这就要求有必要将国际的创新要素吸收消化并进行符合本地化生产的再次创新,有效地发挥资源效用,推进企业与国际化接轨进程的同时加速企业创新能力的培育。江苏医药企业需认真总结经验,积极贯彻落实"引进来"的国际化发展路线,引进国外资本,引进中、高端的中短期研发项目,引进高附加值产品,引进有国际化背景的人才;同时,要积极瞄准欧美主流市场专利药到期、研发外包等重大机会,用合资、并购、委托等多种灵活的合作方式学习跨国医药企业的先进经验,以完善自身发展,争取利用国内的资源和成本优势,发展"中国制造概念",并以最直接的方式推进医药国际化进程。

参考文献

[1] 程永波. 江苏健康和信息消费发展研究报告(2014)[M]. 南京大学出版社,2015年.

[2] 宋国梁,张澄洪. 江苏医药产业发展现状、问题及对策研究[J]. 江苏科技信息,2015.07.

[3] 吕建黎. 江苏医药产业发展现状及对策研究[J]. 经济师. 2015.10.

[4] 徐丹. 江苏省医药产业国际竞争力的现状分析[J]. 价值工程. 2015.09.

[5] 江苏省政府. 江苏省"十二五"培育和发展战略性新兴产业规划.(苏政发〔2011〕186号).

[6] 江苏省商务厅流通业发展处. 2018年江苏省药品流通行业统计运行分析报告. 2019.05.

[7] 江苏省商务厅. 江苏省药品流通行业"十三五"发展规划. 2015.05.

[8] 褚淑贞. 2015年江苏省医药产业发展报告[J]. 药学进展,2015.05.

第二节　江苏医疗器械行业发展研究

一、江苏医疗器械行业总体发展研究

医疗器械,是指直接或者间接用于人体的仪器、设备、器具、体外诊断试剂及校准物、

材料以及其他类似或者相关的物品,包括所需要的计算机软件;其效用主要通过物理等方式获得,不是通过药理学、免疫学或者代谢的方式获得,或者虽然有这些方式参与,但是只起辅助作用。医疗器械行业涉及医药、机械、电子、塑料等多个行业,是一个多学科交叉、知识密集、资金密集的高技术产业。现代医疗器械已经与药品一样,成为医疗卫生服务中不可缺少的重要内容,被广泛应用于疾病预防、诊断、治疗、监护、缓解、补偿等方面。随着科学技术的不断创新,越来越多的高科技产品、学科交叉产品推向市场,医疗器械行业也日益成为发展最快的行业之一。

医疗器械作为医药行业的一个重要组成部分,对于消费者来说,医疗机构中医疗机械的配置情况是仅次于医师配备的用来评判医疗机构的标准。国家对于医疗器械行业发展也是倾注了大量心血,时至今日,我国医疗器械行业在高端产品领域中终于有了一席之地。

医疗器械行业是一个多学科交叉、知识密集、资金密集型的高技术产业,进入门槛较高。目前,中国医疗机构的整体医疗装备水平还很低,在全国基层医疗卫生机构的医疗器械和设备中,有15%左右是20世纪70年代前后的产品,有60%是20世纪80年代中期以前的产品,它们更新换代的过程又是一个需求释放的过程,将会保证未来10年甚至更长一段时间中国医疗器械市场的快速增长。

我国医疗器械工业总产值自20世纪90年代以来一直保持快速增长,平均增幅一直保持在12%—15%的水平。随着改革开放的深入,国家支持力度的不断加大以及全球一体化进程的加快,中国医疗器械行业更是得到了突飞猛进的发展。《中国医疗器械蓝皮书》的统计数据显示:2018年中国医疗器械市场规模约为5 304亿元,同比增长19.86%,中国医疗器械市场迎来了巨大的发展机遇。

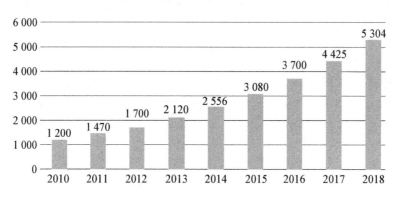

图5-7　2010—2018年中国医疗器械行业市场规模(亿元)

资料来源:中国医疗器械行业官网

根据商务部《2017年药品流通行业运行统计分析报告》,2017年全国医疗器械类销售总额为940亿元,同比增长高达53.8%。2011—2017年全国医疗器械销售总额复合增长率(CAGR)约为20.55%。其中,销售额前十的省份分别为河南(+207%)、安徽(+230%)、山东(+52%)、广东(+42%)、北京(+37%)、浙江(+25%)、上海(+47%)、江苏(+31%)、湖北(+12%)、陕西(+391%),上述省市销售额占全国总销售额的72.1%。(注:括号中为同比增长率)。

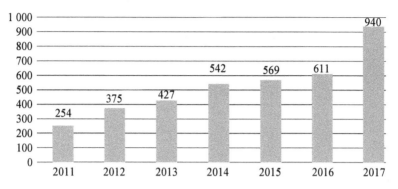

图 5 - 8　2011—2017 年全国医疗器械类销售总额（亿元）

资料来源：中国医疗器械行业官网

2017 年，全国药品流通市场销售规模稳步增长，增速略有回落。统计显示，全国七大类医药商品销售总额 20,016 亿元，扣除不可比因素同比增长 8.4％，增速同比下降2.0 个百分点。按销售品类分类，西药类销售居主导地位，销售额占七大类医药商品销售总额的 73.2％，其次为中成药类占 15.％，中药材类占 3.1％，医疗器械占 4.7％（去年占比为 3.3％），具体 2017 年全行业销售品类结构如右图所示：

新医改明确指出，国家将逐年加大公共卫生体系和城市社区、农村基层医疗卫生建设。随着医疗器械企业进一步深挖"下乡＋社区"市场，以

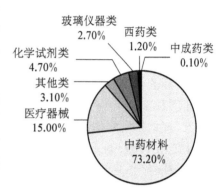

图 5 - 9　2017 年销售品类占比饼状图

资料来源：中国医疗器械行业官网

及在不断调整结构和产业升级的态势下，医疗器械行业已进入快速发展期。江苏是医疗企业大省，为确保产品质量，促进医疗器械产业又快又好发展，江苏省各级食品药品监管部门积极采取五项措施，切实规范医疗器械生产秩序。

（一）江苏医疗器械行业发展现状

医疗器械产业是国际公认的具有广阔发展前景的朝阳产业。江苏是中国医学装备产业发展的重要区域，省委、省政府高度重视医疗器械产业发展，并将"高性能医学诊疗设备"作为战略性新兴产业重大工程来加以培育和实施。在《中国制造 2025 江苏行动纲要》中，江苏省将医疗器械作为"一区一战略产业"意见重点支持发展的产业，并作出了相应的规划和部署。

江苏省是我国医药保健品出口大省，医疗器械出口占全国的 17.7％，出口产品中，中高端医疗器械占有较大比重，达 51.9％。特别是镇江、徐州等地具备较强的工业基础，机电一体医疗器械近几年发展迅速，并涌现出了鱼跃医疗等一批有代表性的国内领先医疗器械企业。

表 5 - 4   江苏医疗器械进出口额变化

年份	进口金额(千美元)	出口金额(千美元)
2009	185 789	757 990
2010	245 492	904 829
2011	334 694	1 009 230
2012	361 233	1 214 194
2013	422 817	1 367 822
2014	454 819	1 412 350
2015	514 568	1 514 587
2016	593 042	1 535 211
2017	677 714	1 771 456
2018	702 502	2 047 087

资料来源:历年《江苏统计年鉴》

经过几年的不断发展,江苏省医疗器械行业不断壮大,表 5 - 4 为近几年江苏医疗器械进出口额的变动。自"十二五"规划开始,2011 年江苏医疗器械出口额突破 100 亿美元,同比增长 11.54%。效果十分显著,可见省委、省政府的决策力度之大;2012 年作为"十二五"规划的重要的承上启下之年,江苏省医疗器械出口金额达到 121 亿美元;2013 年是"十二五"计划的重要发展年,医疗器械出口额较去年增长了 12.65%。截至 2018 年,江苏省医疗器械出口额突破 200 亿美元大关,高达 2 047 087 千美元。

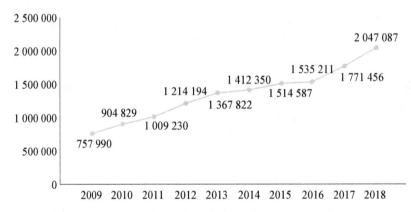

图 5 - 10   2009—2018 年江苏医疗器械出口金额(千美元)
资料来源:历年《江苏统计年鉴》

图 5 - 10 显示了 2009—2018 年江苏省医疗器械出口金额的变动,可发现出口金额一直处在上升阶段,保持着健康的发展。特别是在"十二五"规划和"十三五"规划期间,江苏医疗器械的出口额增幅明显增大。

图 5 - 11 显示了 2009—2018 年江苏省医疗器械行业进口额的变动,可发现,虽然医疗器械的进口额在不断增大,但自从"十二五"计划开启之年—2011 年起,增长幅度明显减缓,表明江苏省医疗器械行业的进口替代能力正在快速提高。

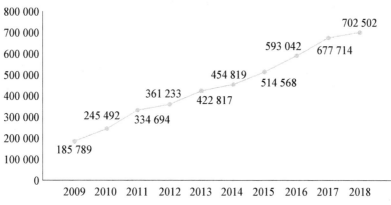

图 5-11　2009—2018 年江苏医疗器械行业进口额(千美元)

资料来源:历年《江苏统计年鉴》

　　根据《江苏省统计年鉴》,2018 年江苏医药品进出口额达到 599 090 万美元,较上一年增加 13.83%,在工业制成品进出口额中的占比为 1.01%,占进出口商品总额的比重达到 0.95%。

表 5-5　江苏医药品进出口总额及其占比(单位:万美元)

年份	医药品	工业制成品	进出口商品总计	医药品占工业制成品比重(%)	医药品占进出口商品总额比重(%)
2016	422 527	46 695 929	49 542 402	0.90	0.85
2017	526 291	52 618 098	56 169 285	1.00	0.94
2018	599 090	59 048 766	62 976 962	1.01	0.95

资料来源:历年《江苏统计年鉴》

　　自 2016 年起江苏省步入"十三五"规划,各项主要经济指标明显上升,且 2017 年在 2016 年的基础上也有较大发展,2018 年在 2017 年的基础上更进一步,发展稳中有升。江苏省医疗器械行业取得十分出色的成果,以这种势头下去,可以预见"十三五"规划的后续进展会较为顺利,最后圆满完成目标任务。

　　1. 行业规模不断扩大,医药产业取得长足发展

　　江苏已经成为全国医药产业发展最快、创新能力最强的地区之一。从产业规模看,江苏已经形成以泰州医药城、苏锡常医药产业带、南京药谷、连云港新药产业基地等各具特色的地区,扬州生物医药健康产业园也正在异军突起;从企业规模看,工信部公布的相关数据显示,江苏十家企业跻身 2018 年中国医药工业产业发展百强名单,扬子江药业、恒瑞医药分别列全国第一名和第六名;从研发能力上看,江苏创新药、创新医疗机械申报量一直居全国前列,去年全省获批上市药品 70 个,其中,拥有自主知识产权的创新药 6 个,占全国的 60%。近年来,在国家有关部门和省委、省政府的大力支持下,江苏生物医药产业取得了长足发展,研究水平也逐渐与国际同步,恒瑞医药持续有创新药面世,抗癌新药也即将获得上市许可。

　　2. 从传统制造走向高科技发展

　　江苏医药品行业的产品结构加快向高端发展。在传统优势产品如眼科手术器械、一

次性医疗用品、骨科内植物、B超等市场份额得到巩固和提升的同时，研发并投产了一些高技术、高附加值产品，如正电子断层扫描仪、准分子激光治疗仪、彩色B超、伽马刀、肿瘤治疗仪（射频、微波）、人工晶体、各类助听器、吻合器、腔道支架等，为江苏省医疗器械产业发展带来了新的竞争优势。其中，以鱼跃医疗、瑞祺生命科学企业等为杰出代表的单位以自主研发、自主创新为主题，加大技术研发投入力度，创建研究中心，设立博士后流动站，着力提升技术自主创新能力，同时与相关高校和研究机构建立紧密的产学研合作关系，技术创新已成为企业生存发展的灵魂和动力。江苏省众多医疗器械企业在努力地用科技创新改变中国传统制造业大国的地位。2018年初，中国科协与江苏省政府签订了战略合作协议，助力江苏创新提升发展，目前已有18家国家级学会和省科协签订专项合作协议，让国家级学会的科技人才和创新资源更好服务江苏经济社会发展。

3. 实现了从初级到中高端医疗器械的产业升级

镇江、徐州的医疗器械产业始于20世纪70年代，当时主要生产手术衣、手术帽、麻醉包、输液器等一次性医疗器材产品。由于初级卫材技术门槛低、附加值低、行业竞争激烈，经营利润日益微薄。在当地机电一体化优势的引导下，具备一定规模的医疗器械企业逐步实现了以初级卫材为主到中高端医疗器械的产业转移，并逐步向高端诊疗设备迈进。其中，镇江鱼跃医疗的发展历程颇具代表性。该公司以生产注射器起家，随后逐步生产听诊器、血压表，经过数年积累，企业摸索确定以康复护理系列和医用供氧系列医疗器械为主的产品定位，形成了以研发为核心竞争力的企业竞争优势。

4. 逐步形成品牌优势，与国内市场跨国集团同台竞技

鱼跃医疗通过价格、质量优势，取得市场份额龙头地位。同时，公司产品在技术上不断追赶国际竞争对手，自主研发的电子血压计、X光机、全科诊断系统设备等产品在国内市场已逐步形成与外资品牌相抗衡的局面。"鱼跃牌血压计""鱼跃牌轮椅车"分别被国家质量监督检验检疫总局评为"中国名牌"，是医疗器械行业内第一个获得"中国名牌"的企业，也是国内唯一一家拥有两个"中国名牌"的医疗器械生产企业。

良好的投资环境和市场秩序吸引国内外客商纷纷来江苏省投资办厂。一批世界著名跨国公司如美国通用、碧迪、强生，德国西门子、罗氏，荷兰飞利浦，日本日立等都看好江苏，纷纷前来兴办独资、合资企业。目前，江苏省外商独资医疗器械生产企业已超百家。另外，国内如江苏阳光、云南白药、南京大学等有影响的大企业和高等院校，也纷纷涉足江苏省医疗器械产业。

5. 产业潜力巨大，未来发展可期

众多调研人员走访医疗器械企业普遍认为，江苏省医疗器械行业有望继续保持高速发展。这主要得益于三个方面因素：一是江苏省医疗器械技术水平仍在上升期，部分领域接近国际水平，自主品牌产品具备技术、成本优势，将逐步在国内实现进口替代，并进一步扩大国际市场；二是消费结构调整推动江苏省医疗器械市场迅速增长；三是消费升级和医改政策的落实，大力发展乡镇社区医疗建设将加速江苏省医疗器械行业的发展。

产业集中度提升，产业密集区凸现。江苏省苏州、常州、无锡三市的医疗器械产值已超过全省总产值的60%，前50强医疗器械企业年产值达全省总额的45%。同时，形成了若干个医疗器械产业密集区，如常州国际医疗器械城、西太湖医疗产业园、泰州中国医药城、苏州、徐州、丹阳医疗器械产业园等,正处于快速建设发展阶段。

近年来江苏省医疗器械产业发展迅猛,已成为医疗器械产业大省。但江苏省医疗器械行业目前仍处于"初生"阶段,其规模只占省内医药总市场的 20%,与全球医疗器械占医药总市场规模的 42% 相比以及与发达国家 1∶1 相比,存在巨大的发展空间。随着《医药工业"十三五"发展规划》《中国制造 2025 江苏行动纲要》、卫生事业发展规划、医疗器械科技产业专项规划等诸多规划的实施,医疗器械产业必将迎来发展的"黄金期"。监管部门将积极适应产业发展需要,进行宏观调控,在加强规范、提升标准、引导创新等方面发挥更大的作用,促进江苏省医疗器械产业实现又好又快可持续发展。

(二)江苏医疗器械行业在全国的地位

我国作为世界第四大医疗设备市场,2017 年,全国药品流通市场销售规模稳步增长,市场规模超过 900 亿元,增速略有回落。统计显示,全国七大类医药商品销售总额 20 016 亿元,扣除不可比因素同比增长 8.4%,增速同比下降 2.0 个百分点。随着城市化和老龄化时代到来,医疗器械行业将涌现机会。

表 5-6 为医疗器械类的流通销售规模统计,从中我们看到全国医疗器械生产大省中,只有山东省和广东省同时进入了流通销售前五名,而江苏省却并没有进入前五名,只排到了第八位;而非医疗器械生产大省的北京、安徽、河南却进入了流通前五名。

表 5-6　全国各省医疗器械类销售统计表(万元)

排名	省份	销售	占比%	排名	省份	销售	占比%
1	河南省	1 162 377	12.37	17	河北省	149 080	1.59
2	安徽省	1 063 697	11.32	18	吉林省	147 154	1.57
3	山东省	834 630	8.88	19	黑龙江省	144 196	1.53
4	广东省	803 137	8.55	20	福建省	141 346	1.50
5	北京市	639 472	6.81	21	云南省	119 601	1.27
6	浙江省	551 454	5.87	22	广西壮族自治区	94 283	1.00
7	上海市	502 659	5.35	23	辽宁省	71 273	0.76
8	江苏省	492 055	5.24	24	江西省	70 069	0.75
9	湖北省	384 242	4.09	25	海南省	58 233	0.62
10	陕西省	344 728	3.67	26	宁夏回族自治区	52 652	0.56
11	湖南省	272 809	2.90	27	甘肃省	41 698	0.44
12	天津市	263 150	2.80	28	新疆维吾尔自治区	41 249	0.44
13	四川省	260 178	2.77	29	内蒙古自治区	30 288	0.32
14	贵州省	248 199	2.64	30	青海省	10 426	0.11
15	重庆市	215 968	2.30	31	西藏自治区	0	0.00
16	山西省	186 765	1.99				
全国统计		9 397 070	100.00				

数据来源:商务部《2017 年药品流通行业运行统计分析报告》。区域按 2017 年销售额从大到小排。

（三）江苏医疗器械行业存在的问题

1. 缺乏有效的知识产权保护，企业研发投入受制约

知识产权保护是医疗器械企业面临的最大难题。在我国，由于存在侵权行为成本低、收益高、且形式比较隐蔽等问题，中高端医疗器械设备的专利频频遭遇侵权。耗资数百万元研发的新型产品，上市后不久就遭遇他人"克隆"，致使市场价格暴跌，而血压计、血压表等简单产品的外形、商标更是不断被仿造。遭遇侵权的企业损失惨重，其后果是制约了医疗器械企业科研创新的热情和投入，并造成互相模仿的恶性循环。

2. 政策支持力度有限，部分企业对政策了解程度不够

医疗器械企业普遍是中小企业，行业规模相对较小，得不到地方政府的足够重视，在获取配套资源和资金支持上比较困难，企业新技术、新产品的研发进度和迅速扩大市场的能力受到很大制约。还有部分企业对鼓励政策缺乏了解，未能充分利用国家的支持，错失了发展机会。

3. 国际市场开拓力量薄弱

由于医疗器械企业普遍是技术型中小企业，企业集中精力投入到技术研发和产品生产，由于资金有限，并且缺乏市场信息渠道和手段，难以有效开拓国际市场，出口情况很不理想。也有些企业具备相当的规模，但仅满足于国内市场，在国内具备了相当的品牌优势，对国际市场缺乏热情，缺乏将国内品牌推向国际市场的勇气和魄力。

4. 同质化竞争现象严重

同质化竞争是我国医疗器械行业普遍存在的问题。例如，徐州地区集中了四五十家B超企业，同质化竞争现象明显，产品结构雷同，重复建设严重，市场存在过度竞争。许多企业为生存大打价格战，在原材料、能源、人员工资等成本上升的情况下，终端产品价格却因竞争过于激烈，难以上涨，企业利润下降。

二、医疗器械行业重点企业研究

中国国内医疗器械国际化趋势明显。真正市场化的并购浪潮在中国崛起，海外并购热度持续升温。典型案例:迈瑞、微创、复星。

（1）迈瑞:迈瑞医疗国际有限公司是中国领先的高科技医疗设备研发制造厂商，同时也是全球医疗设备的创新领导者之一。自1991年成立以来，迈瑞公司始终致力于面向临床医疗设备的研发和制造，产品涵盖生命信息与支持、临床检验及试剂、数字超声、放射影像四大领域，将性能与价格完美平衡的医疗电子产品带到世界每一个角落。时至今日，迈瑞公司在全球范围内的销售已扩展至190多个国家和地区。

迈瑞是全球领先的医疗设备和解决方案供应商、美国纽交所上市企业，主要业务集中在生命信息与支持、体外诊断、数字超声、医学影像四大领域。迈瑞以"普及高端科技，让更多人分享优质生命关怀"为使命，致力于成为守护人类健康的核心力量。

迈瑞成立于1991年，总部设在中国深圳。位于美国西雅图、新泽西、迈阿密、瑞典斯德哥尔摩、中国深圳、北京、南京、成都、西安、上海的十大研发中心，把全球各种临床需求和先进技术融入持续的创新，帮助世界各地的人们改善医疗条件、降低医疗成本。

迈瑞在北美、欧洲、亚洲、非洲、拉美等地区的 22 个国家设有子公司,在中国设有 32 家分公司,员工近 8 000 名,在全球形成庞大的研发、营销和服务网络。目前,迈瑞的产品和解决方案已应用于全球 190 多个国家,中国 10 万多家医疗机构、95% 以上的三甲医院。2019 年 6 月 11 日,迈瑞医疗入选"2019 福布斯中国最具创新力企业榜"。

(2) 微创:上海微创软件股份有限公司(以下简称为"微创软件")于 2002 年由上海市政府和美国微软公司共同投资成立,是值得信赖的国际化 IT 服务提供商。公司全球共设有 13 处主要的运营中心,交付网络涵盖亚洲(中国、日本和中国香港地区)、北美以及欧洲(瑞典、英国)等国家和地区,为全球客户提供专业、全方位、迅捷可靠的技术和服务。微创软件拥有自己的企业技术中心,在微软企业级解决方案、企业私有云、移动互联网、ITIL 运维等方面的研究处于领先地位。至今,微创软件已拥有 74 项计算机软件著作权登记证书,18 项软件产品登记证书。同时,微创软件还建立了完备的质量管理体系,率先通过了 COPC-2000、ISO9001:2008、CMM3、CMMI4、ISO27001 等国际认证。

目前,微创软件拥有近 4 000 名经验丰富的技术专家,服务领域涵盖高科技、教育、金融、电信、医药、贸易、制造业、零售和分销等,他们深谙各行业运作经验,熟悉各项业务类型,致力于通过严谨的流程控制、创新的解决方案和高效的管理机制,与客户一起面对挑战和变革,一起追求更加卓越的绩效。

(3) 复星:复星集团创建于 1992 年。作为一家致力于成为全球领先的专注于中国动力的投资集团,复星先后投资复星医药、复地、豫园商城、建龙集团、南钢联、招金矿业、海南矿业、永安保险、分众传媒、Club Med、Folli Follie、复星保德信人寿等。2007 年,复星国际(00656.HK)在香港联交所主板上市。复星始终胸怀感恩之心,与员工、社会共享企业发展。2011 年,复星投资企业纳税 89 亿元,提供就业岗位 8.9 万个,年度员工薪酬超 50 亿元人民币。20 年来,复星已累计向社会捐赠超 6 亿元。

目前,复星已形成"保险、产业运营、投资、资本管理"四大业务引擎,并矢志向"以保险为核心的综合金融能力"与"以产业深度为基础的投资能力"双轮驱动的全球一流投资集团大步迈进。

在投资理念上,复星坚持扎根中国,投资于中国成长根本动力,以及紧抓中国中产阶级生活方式改变带来的机遇,同时亦紧抓全球经济转型,将"中国动力嫁接全球资源"的投资模式融入价值投资理念,努力成为具备全球能力的中国专家,持续为社会和股东创造价值。

在实践中,复星持续打造发现和把握中国投资机会的能力,优化管理提升企业价值的能力和建设多渠道融资体系对接优质资本的能力,形成了以认同复星文化的企业家团队为核心,以上述三大核心能力为基础的价值创造链的正向循环,成为复星业务稳定高速增长的坚实基础。

在追求经济发展的同时,复星也不忘与员工、社区、合作伙伴分享自身的发展,积极回馈社会,并一直积极投身中国商业生态和自然生态的改善,支持中国经济和中华文化的复兴。

参考文献

[1] 蔡天智.2014 年中国医疗器械对外贸易进强出弱[J].中国医疗器械信息,2015.

[2] 程永波.江苏健康和信息消费发展研究报告(2014)[M].南京大学出版社,2015.

［3］《医疗器械科技产业"十二五"专项规划》.国科发计［2011］705号.

［4］中华人民共和国卫生部.健康中国2020战略研究报告［M］.人民卫生出版社,2012.08.

［5］江苏省医疗器械行业协会http://www.jsmic.com/.

［6］商务部.2017年药品流通行业运行统计分析报告.

第三节　江苏保健用品与食品行业发展研究

经济水平的快速发展带来了生活方式的转变,新兴的生活、服务方式使得人们越来越关注自身的健康状况,越来越重视身体素质的提高与体质的改善,这一意识的改变带动了我国保健用品与食品市场的大发展。20世纪80年代初,保健行业处于刚起步阶段,保健品主要以滋补类品类为主。20世纪90年代中期,出现口服液等保健食品和添加中药的化妆品等。21世纪初,保健行业出现发展高峰期,甚至有企业上市。但好景不长,2002年左右,保健食品行业连续出现负面事件,整体市场规模下降。此后,行业逐渐复苏,进入快速发展阶段,当前已成为经济增长的重要组成部分。

保健品产业,主要指从事保健产品的研发、生产、销售等一系列活动的企业总称。经济发展到高峰期后,居民对于生活的追求不再满足于基本需求,逐渐重视个人身体健康,尤其是越来越多的"富贵病"出现及高脂肪、高血糖、肥胖、体虚等群体的扩大,使得越来越多的人意识到身体健康的重要性,大大加强了对保健产品的需求。

当前,市场中保健品类别大体可分为食品与营养品、药品、化妆品、用品或器材等。其中,保健食品与营养品的推广与使用最为人知,主要有酒、蜂制品、饮品等;保健药品保留了食物的天然药性,需要合理使用;保健化妆品占据一定的市场份额,但其在大众心中的认知度并不高;保健用品主要应用于日常生活中,包括按摩器械、香袋、理疗仪等。

一、江苏保健用品与食品行业总体发展研究

现代化的城市带来了快节奏,高压的生活方式自然而然地给人们造成了许多亚健康病态,大部分人缺乏相应的时间管理身体,更多地选择保健品帮助自身提供免疫力等,这就大大促进了保健品的消费。保健品行业从零发展到现在超过3000种的保健品,其中,保健食品的发展尤为迅速,保健化妆品的认知度也有所提升,保健用品的使用量不断增加。江苏省作为经济大省,其保健品行业的发展也领先于许多城市。

2017年,全国城镇居民医疗保健的现金消费支出平均为1403.7元,江苏省的医疗保健现金消费支出1104.3元,低于全国平均水平。一线省市如北京、上海、天津的医疗保健支出均高于江苏,平均水平保持在1794元左右,人均相差690元左右。江苏省的基本水平高于二线省市的医疗保健支出。2017年,全国农村居民人均医疗保健现金消费支出为868.2元,江苏省农村居民的该项支出为1170.9元,比平均水平高出超过300元。总体上,江苏省的医疗保健消费支出处于中上水平。

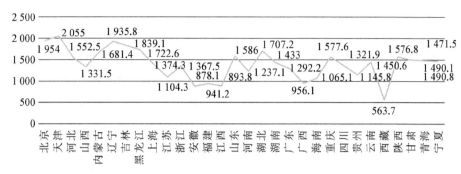

图 5－12　2017 年分地区城镇居民医疗保健现金消费支出

数据来源：国家统计局

江苏省保健食品企业的发展逐渐走向成熟，保健化妆品的生产与使用范围还不太大，仍需继续开拓市场，保健用品的消费人群虽然逐步增加，市场份额也有所提高，但本土企业的发展还有很大空间。

（一）发展现状

江苏省各城市的经济实力不断加强，居民的生活水平逐步提高，对于保健品的消费也在逐步提高，保健品企业的发展逐步走向现代化、规模化，主要发展特点如下：

1. 保健产品价格保持稳定

食品或药品加了"保健"两个字，其价格就比其他食品或药品价格上涨了。2010 年，江苏省医疗保健的居民消费价格指数为 102.4，2011 年该 CPI 下降了 0.5 个百分点，2012 年由于全体物价水平的回落态势，医疗保健产品的 CPI 同样较上年下降 1.5%，此后两年逐步回升，2013 年该 CPI 上涨了 0.7%，2014 年继续上涨了 1.1%，达到了 2010 年同样的水平，2015 年江苏省医疗保健的居民消费价格指数为 102.1，与 2010 年相比有所下降。2016 年降幅较大，达到 99.0；2017 年则上涨比较明显，高达 104.2。

居民消费价格指数的变化侧面说明了江苏省医疗保健产品的价格较高的现象，即使在 2012 年总体物价水平回落的时候，其 CPI 仍然大于 100，高于正常的价格水平。居高不下的保健产品价格一方面为商家和企业带来了较高的利益回报，但另一方面也一定程度上限制了保健产品的推广与使用率。

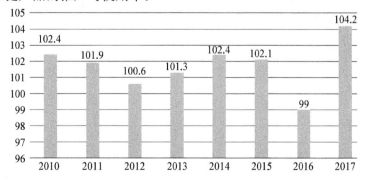

图 5－13　2010—2017 年江苏省居民医疗保健消费价格指数

数据来源：历年《江苏统计年鉴》

2. 居民保健产品消费水平逐步增高

随着居民健康意识的上升,对于保健产品的消费意愿大大增强,尤其以保健食品、保健用品的消费数量发展最快。2013 年,江苏省居民的医疗保健人均消费支出为 1 207 元。到 2014 年,该项消费支出达到 1 331 元,增加了 124 元。到 2015 年,江苏省居民的医疗保健人均消费支出为 1 410 元,居民对保健产品的消费并没有因为价格水平的变换而下降,反而保持上升的趋势。另外,2017 年,全省城镇居民家庭医疗保健消费支出平均为 1 574元,低收入家庭、中低收入家庭、中等收入家庭、中高收入家庭的人均医疗保健消费支出均低于全省平均水平,分别为 920 元、921 元、1 337 元、1 784 元,高收入家庭的医疗保健消费支出均高于全省平均水平,达到了 3 298 元的高水平,比中高收入家庭多出了 1 514元,说明江苏省的保健产品消费量高,保健行业收益高。保健品的主要消费人群集中在高收入家庭,且随着收入水平的上涨,家庭医疗保健消费支出也随之上涨。

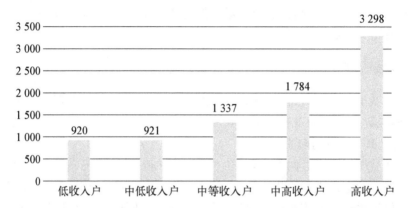

图 5 - 14   2017 年江苏省不同收入水平的城镇居民医疗保健平均生活消费支出

数据来源:《江苏统计年鉴 2018》

3. 保健食品占据市场主体

保健品消费人群的购买目的,一方面是给自己或家人使用,由于广告宣传的作用,居民印象中仍然是保健品以食品为主,其购买的产品也以保健食品为主,包括蜂制品、人参、鹿茸加工品、猴头菇加工品及各种饮品和维生素等,购买品牌包括脑白金、黄金搭档、同仁堂等。这部分群体占据了 70% 左右,消费的产值在全部保健品种占比超过 50%。另一方面,将保健品作为礼品送给他人,这部分群体的主要购买对象仍然为保健食品,方便携带、大方得体的优点促进了这类保健食品的销售。另外,近年来,由于健身、跑步、瑜伽等运动的大力推广,许多居民纷纷加入锻炼身体的大军中,然而对于许多上班族来说,缺乏足够的锻炼时间,部分人会转而选择保健用品提高身体素质等,这部分产品的市场销售量有上升趋势。

(二)存在问题

保健品行业通常伴随着各种各样的问题,整个行业的发展中期因为各种矛盾遭遇的信任危机,使得行业发展停滞了较长时间。目前,江苏省保健品行业发展迅速,不可避免地出现了一些问题,总结如下:

1. 广告宣传夸张,有失准确性

市场上的保健品广告有夸大产品功效之嫌,商家利用消费者对保健品与药品之间的区分不清的弱点,夸张宣传其保健产品具有治疗疾病的功能,可以在电视中看到广告词如"血压降下来,血糖平稳了"等类似信息,将只具有调节功效,不具有治疗功效的保健品等同于药品,误导消费者的思考。有些保健产品不具备基本的调节身体的功能,甚至对人体有害,商家邀请知名的明星代言,向缺乏专业知识的消费者传达错误的信息,造成许多负面影响。2017年各省(区、市)局共新发放食品生产许可证1.7万张,食品添加剂生产许可证231张。截至2017年11月底,全国共有食品生产许可证15.9万张,食品添加剂生产许可证3 695张;共有食品生产企业14.9万家,食品添加剂生产企业3 685家。全国共有食品经营许可证(含仍在有效期内的食品流通许可证和餐饮服务许可证)1 284.3万件,其中,新版食品经营许可证896.3万件,食品流通许可证(旧版)267.5万件,餐饮服务许可证(旧版)120.4万件。

2. 产品经营模式单一,安全缺乏保证

保健品行业的市场进入门槛低、操作标准杂乱,产品安全性难以保证。当前的保健品营销模式主要有三种,包括直销、服务营销、体验营销。直销简化了中间供应商、降低了流通成本,这种类型的保健品销售通常价格较为平稳,主要以化妆品和食品为主,但该模式缺乏相应的宣传机制和销售战略,产品品牌效应弱。生产企业的专业化身份也难以明确,安全系数不高。服务营销模式的好处在于一旦产品受到消费者的认可便可受益,因为,一般消费者对于保健品的忠诚度较高,但产品市场份额的提高不能仅靠原有的客户,需要开发新用户。体验模式虽然提出已久,但实施的很少,一方面在于人们对于产品认知度较低,另一方面是产品的可靠性、安全性没有保障。三种营销模式中以直销、服务营销为主,缺乏明确的经营策略,保健品行业的产品品牌信任度普遍较低。

3. 行业缺乏严格的法律监管,市场秩序混乱

在保健品销售市场上,常常会出现一些非专业的保健品生产机构,打着各类健康知识讲座、培训班的旗号,以高效治疗能力、免费赠送使用的噱头吸引老年消费者购买产品。这样的现象层出不穷,许多企业的生产条件不符合要求,有的保健食品甚至非法添加化学药品,有的产品无批准文号或篡改、假冒文号,有的擅自改动包装、说明书的内容等,市场秩序紊乱。工商局、药监局、卫生部门对保健品市场的监管只在各自认为的范围内进行,因而存在很多盲区。我国的保健食品、保健用品、保健化妆品等都缺乏明确的行业标准和行业规范,导致市场进入门槛低,市场上企业鱼龙混杂。

(三)政策与建议

针对当前江苏省保健品行业的发展现状及快速成长过程中出现的问题,要寻找合理的解决方案,促进保健品行业向更加安全、健康的方向发展。

1. 政府加强对保健品行业灰色地道的监管

我国在保健品行业方面的相关法律法规并不完善,相关部门应当加快出台相应的监管方法,提高市场准入标准、建立完善的管理制度、严格实施进货查验保证产品质量等。相关监管部门做好监管衔接,联合执法,填补漏洞。食品药品监督管理部门要从源头加强

监管,堵住假劣保健食品流向市场的出口;工商部门加强保健食品销售的前置审批,严厉打击虚假宣传和无照经营;卫生部门严查冒牌"名医""专家"的非法诊疗行为等,严厉打击违法行为。

2. 改进营销模式,打造优势品牌

单一的营销模式不利于保健品的未来发展,考虑到保健品的生命周期较短,应合理制定产品营销策略,打造品牌,有效抓住市场。在原有的直销、服务营销模式下,着重推广体验模式营销与差异化销售。针对产品销售,首先,明确产品定位,包括产品性质、功能、目标人群等,不造假,不吹嘘,以产品来吸引消费者。其次,扩大销售宣传方式,提高产品的信任度。宣传产品理念不忽悠、不夸大,从健康的角度认真定义产品。最后,实施步骤人性化。通过向客户提供高品质体验,提高客户满意度来增强品牌信任度。

3. 提高产品质量检查体系,重视产品实效

保健品是否能长期占有市场,关键在于产品的质量是否过关,产品功能是否有效。国家批准的是具有免疫调节、延缓衰老、改善记忆、抗疲劳等功效的保健品,明确规定了产品的功效,企业应当在规定的范围内,开发生产对人体有效用的保健品。现代医学表明富含维生素 E 和 C 的食物,有抑制自由基对生物的损害,有益于抗衰老的功能,豆类中的异黄酮成分有降脂降压作用等,这些对于未来新产品的生产具有重要的参考作用。当然,只有高质量的产品才能赢得消费者的信赖。

二、苏南、苏中、苏北保健用品与食品行业发展研究

江苏省苏南地区主要包括南京、无锡、常州、苏州、镇江五市,苏中主要包括南通、扬州、泰州三市,苏北主要包括徐州、淮安、盐城、连云港、宿迁五市。苏南、苏中、苏北对于保健用品与食品的需求存在差异,苏南地区居民的保健品支出明显高于苏中、苏北地区,而苏中地区的消费支出也高于苏北地区,地区差异显著。城镇居民的医疗保健消费支出高于农村居民的支出,城乡差异显著,两者均呈上涨趋势。以下分区域考察保健用品与食品的发展状况。

(一)苏南保健用品与食品行业发展研究

苏南地区的经济发展水平较高。2010—2015 年,居民消费支出也走在前列,但居民医疗保健消费支出在家庭总支出所占比重并不高,尤其是城镇居民的医疗保健支出比重逐年降低。2016—2018 年,医疗保健支出水平逐年递增,并且医疗保健支出占人均生活消费支出的比重不断提升。2010—2015 年,农村居民的医疗保健消费支出保持在 4.4% 左右,处于稳定水平,并且 2015 年突破了 1 000 元大关,此后,2016—2018 年,农村医疗保健支出占人均生活消费支出的比重维持在 6.7% 的水平。总体上,城镇居民医疗保健消费支出高于农村居民,约为农村居民消费的 1.5—2 倍之间,差距逐年缩小。农村居民医疗保健支出在家庭总支出中的比重高于城镇居民,说明农村居民的医疗保健产品或服务需求更为迫切。

表 5-7 苏南地区城镇及农村居民医疗保健消费情况(元)

年度	城镇居民			农村居民		
	人均家庭总支出	医疗保健支出	医疗保健占比	人均家庭总支出	医疗保健支出	医疗保健占比
2010	23 829	1 024	4.30%	12 101	536	4.43%
2011	27 886	1 122	4.02%	14 935	653	4.37%
2012	32 046	1 218	3.80%	16 945	715	4.22%
2013	33 874	1 273	3.76%	19 341	785	4.06%
2014	42 753	1 375	3.22%	20 954	923	4.40%
2015	46 222	1 479	3.20%	22 760	1 029	4.52%
2016	30 444	1 615	5.30%	17 423	1 129	6.48%
2017	32 034	1 736	5.42%	18 872	1 273	6.75%
2018	34 078	1 896	5.56%	20 190	1 388	6.87%

数据来源:《江苏统计年鉴2019》。其中,2016—2018年人均家庭总支出调整为人均生活消费支出(元)。

从表5-7可知,2010—2015年,不管是城镇居民还是农村居民的人均家庭总支出都逐年增高,城镇居民的人均家庭总支出平均增幅3 732元,医疗保健消费支出平均增幅75.8元,农村居民人均家庭总支出平均增幅1 776.5元,医疗保健消费支出平均增幅82.17元,城镇居民的人均家庭总支出增幅明显高于农村居民,但医疗保健支出的增幅低于农村居民。2016—2018年,城镇居民和农村居民的人均生活消费支出均逐年递增,年均增幅分别达到5.80%和10.89%。

表 5-8 苏南五市城镇居民人均医疗保健消费支出(元)

地区	2010年	2011年	2012年	2013年	2014年	2015年	2016年	2017年	2018年
南京	1 204	1 202	1 386	1 476	1 437	1 554	1 734	1 804	1 962
无锡	996	1 230	1 273	1 373	1 612	1 743	1 886	2 011	2 136
常州	1 270	1 372	1 430	1 374	1 518	1 655	1 780	1 969	2 121
苏州	815	983	1 037	1 044	1 199	1 286	1 411	1 564	1 776
镇江	847	762	902	964	1 078	1 089	1 128	1 158	1 259

数据来源:《江苏统计年鉴2019》

从表5-8可知,苏南五市中,2010年城镇居民人均医疗保健支出最高的是常州,达到1 270元,其次为南京1 204元。2011年,常州保持第一位,支出1 372元,其次为无锡1 230元,南京为第三名。2012年,常州依然占据首位消费1 430元,南京上升到第二位1 386元。2013年,南京继续上升为首位达到1 476元,常州占据第二位1 374元,无锡紧随其后1 373元。2014年,无锡快速上升到第一位,消费支出1 612元,其次为常州1 518元。此后,苏南五市城镇居民人均医疗保健消费支出的格局基本不变。截至2018年末,无锡位列第一,达到2 136元,其次为常州2 121元,南京排在第三,消费支出为1 962元,苏州倒数第二,为1 776元,末位为镇江1 259元。

总体上,无锡、常州、南京的医疗保健消费支出一直领先,医疗保健最高消费支出年增长幅度达 120 元左右。镇江的医疗保健消费支出在苏南地区中垫底,苏州城镇居民的该项支出略高于镇江,但差距不大。

表 5-9　苏南五市农村居民人均医疗保健消费支出(元)

地区	2010 年	2011 年	2012 年	2013 年	2014 年	2015 年	2016 年	2017 年	2018 年
南京	385	485	473	625	742	828	864	928	1 009
无锡	528	625	745	808	1 049	1 151	1 294	1 440	1 545
常州	732	893	913	1 049	1 111	1 219	1 380	1 537	1 652
苏州	519	664	762	853	934	1 089	1 194	1 338	1 500
镇江	491	561	636	702	745	808	895	972	1 039

数据来源:《江苏统计年鉴 2019》

从表 5-9 可知,苏南五市中,2010 年农村居民人均医疗保健支出最高的是常州 732 元,其次是无锡 528 元。2011 年,常州依然保持首位,支出 893 元,其次为无锡 625 元。2012 年,常州消费最高 913 元,无锡为第二位 745 元。2013 年,常州最高,达到 1 049 元,苏州首次占据第二位 853 元。2014 年,常州仍然最高,消费 1 111 元,无锡重回第二位 1 049元。此后,苏南五市农村居民人均医疗保健消费支出的格局维持稳定。截至 2018 年末,常州位列第一,达到 1 652 元,其次为无锡 1 545 元,苏州排在第三,消费支出为 1 500元,镇江倒数第二,为 1 039 元,末位为南京 1 009 元。

总体上,经济水平高的城市医疗保健消费支出也较高。常州人均医疗保健消费支出一直保持第一位,无锡紧随其后。南京农村居民医疗保健消费支出一直保持最低。

(二)苏中保健用品与食品行业发展研究

苏中地区的工业经济较为发达,在纺织、医药、建筑等方面拥有特色企业,由于沿江沿海,其产业优势集中在制造业,虽然其经济比重在省内的贡献不断提高,但与苏南发达地区相比,仍有一定的差距,其保健品产业的需求量也低于苏南地区整体水平。

表 5-10　苏中地区医疗保健消费情况(元)

年度	城镇居民			农村居民		
	人均家庭总支出	医疗保健支出	医疗保健占比	人均家庭总支出	医疗保健支出	医疗保健占比
2010	18 008	615	3.42%	9 662	432	4.47%
2011	20 417	739	3.62%	12 305	576	4.68%
2012	22 617	835	3.69%	13 347	643	4.82%
2013	25 083	923	3.68%	13 958	638	4.57%
2014	31 969	1 264	3.95%	15 476	692	4.47%
2015	34 758	1 362	3.91%	16 862	784	4.65%
2016	23 311	1 443	6.19%	13 460	863	6.41%

续表

年度	城镇居民			农村居民		
	人均家庭总支出	医疗保健支出	医疗保健占比	人均家庭总支出	医疗保健支出	医疗保健占比
2017	24 549	1 511	6.16%	14 644	952	6.50%
2018	26 236	1 611	6.14%	15 671	1 060	6.76%

数据来源:《江苏统计年鉴2019》。其中,2016—2018年人均家庭总支出调整为人均生活消费支出(元)。

由表5-10可知,整体上不管是城镇居民还是农村居民,其医疗保健消费支出均逐年增长,城镇居民支出高于农村居民的支出,差距逐年增加,2010年仅相差183元,2018差距达551元。2010—2015年,城镇居民医疗保健支出在人均家庭总支出中的比重平均在3.6%左右,农村居民的占比平均在4.6%左右,城镇居民占比显著低于农村居民占比。2016—2018年,农村居民的医疗保健支出在人均生活消费支出中的比重维持在6.56%的水平,显著高于城镇居民6.16%的水平。

表5-11 苏中三市城镇居民人均医疗保健支出(元)

地区	2010年	2011年	2012年	2013年	2014年	2015年	2016年	2017年	2018年
扬州	619	759	827	880	1 029	1 088	1 116	1 149	1 254
泰州	521	675	794	899	1 228	1 349	1 452	1 511	1 584
南通	671	767	865	954	1 430	1 535	1 635	1 729	1 849

数据来源:《江苏统计年鉴2019》

从5-11表可知,苏中三市中,2010年城镇居民人均医疗保健支出最高的是南通,为619元,比苏南地区最高支出城市常州的1 270元低2倍左右。其次为扬州619元。2011年,南通保持第一位,支出767元,其次为扬州759元,两者相差不大。2012年,南通依然占据首位消费865元,其次为扬州支出827元。2013年,南通支出954元,泰州首次上升为第二位899元。此后,苏中三市南通第一、泰州第二、扬州第三的格局基本维持不变。截至2018年,南通、泰州和扬州的城镇居民人均医疗保健支出分别达到1 849元、1 584元和1 254元。

总体上,南通的医疗保健消费支出一直领先,医疗保健最高消费支出逐年增长,增幅逐年加大。泰州的医疗保健支出2010—2012年均垫底,自2013年开始,超越扬州,增幅明显。扬州的医疗保健支出虽也呈上涨趋势,但增幅低于其他两市。与苏南地区相比,医疗保健消费支出差幅逐年缩小。

表5-12 苏中三市农村居民人均医疗保健支出(元)

地区	2010年	2011年	2012年	2013年	2014年	2015年	2016年	2017年	2018年
扬州	386	484	569	619	789	899	933	1 034	1 119
泰州	380	620	681	743	745	829	908	1 013	1 123
南通	490	596	658	756	607	685	790	871	982

数据来源:《江苏统计年鉴2019》

从表 5-12 可知，苏中三市中，2010 年农村居民人均医疗保健支出最高的南通为 490 元，与苏南地区最高消费支出常州的 732 元相差 242 元，差幅较大，与城镇居民最高支出相差 129 元。2011 年，泰州上升为首位，支出 620 元，其次为南通 596 元。2012 年，泰州依然保持首位消费 681 元，南通为第二位 658 元。2013 年，南通重新上升为一位，达到 756 元，泰州 743 元占据第二位。差距不大。2014 年扬州首次消费支出占据一位达 789 元，南通的支出垫底，首次支出较上年下降。2015 年扬州保持第一位，为 899 元，南通继续垫底 685 元。2016 年和 2017 年，扬州第一、泰州第二、南通第三的排序基本不变，但 2018 年，泰州首次超过扬州，达到 1 123 元，比排名第三的南通高出 141 元。

总体上，扬州、泰州的人均医疗保健消费支快速增长。苏中三市中，变化最大的是南通。南通在 2014 年之前增长迅速，保持前列，2014 年首次出现下降，直到 2016 年才超过 2013 年的水平，此后逐年递增。与苏南地区相比，苏中地区最高消费支出与其最低消费支出相差不大。

（三）苏北保健用品与食品行业发展研究

苏北地区的经济发展水平相对苏南、苏中地区较弱，因而其人均家庭总支出与医疗保健支出相对于苏南、苏中地区较低。从表 5-13 可知，2010—2015 年，城镇居民医疗保健消费支出高于农村居民支出，年差距在 200—300 元左右，且城镇居民的医疗保健支出在人均家庭总支出中的比重呈现出先上升后下降之势，占比有走低的趋势。与此相对应，农村居民的医疗保健消费支出在人均家庭总支出中的占比逐年上升，平均占比 4.19%。2016 年以来，城镇居民和农村居民的医疗保健支出稳步提升，二者占各自人均生活消费支出的比重亦稳步提升。

表 5-13　苏北地区医疗保健消费情况（元）

年度	城镇居民			农村居民		
	人均家庭总支出	医疗保健支出	医疗保健占比	人均家庭总支出	医疗保健支出	医疗保健占比
2010	14 976	565	3.77%	8 008	277	3.46%
2011	16 759	646	3.85%	9 646	364	3.77%
2012	18 629	751	4.03%	10 593	431	4.07%
2013	20 470	821	4.01%	10 951	473	4.32%
2014	24 177	875	3.62%	12 670	597	4.71%
2015	26 349	950	3.61%	13 841	667	4.82%
2016	17 163	1 028	5.99%	10 929	735	6.73%
2017	18 035	1 041	5.77%	11 763	794	6.75%
2018	19 264	1 229	6.38%	12 449	901	7.23%

数据来源：《江苏统计年鉴 2019》。其中，2016—2018 年人均家庭总支出调整为人均生活消费支出（元）。

从表 5-14 可知,苏北五市中,2010 年城镇居民人均医疗保健支出最高的是徐州,达647 元,比苏中地区最高消费支出城市南通高 28 元,差距很小;比苏南地区最高支出城市常州低 627 元,差距较大。2011 年,徐州保持第一位,支出 729 元,其次为淮安 709 元。2012 年,徐州依然占据首位消费 824 元,其次为淮安支出 801 元。2013 年,淮安上升为第一位,支出 872 元;徐州占据第二位 844 元,其次为盐城。2014 年,徐州重回首位,消费支出 1 144 元,其次为连云港 903 元,淮安首次消费支出较上年下降。2015 年徐州继续保持第一位,消费支出 1 257 元,第二位为连云港 960 元。2016 年和 2017 年,苏北五市城镇居民人均医疗保健支出的排序维持在如下水平:徐州第一,连云港第二,宿迁第三,盐城第四,淮安第五。但 2018 年,盐城城镇居民人均医疗保健支出超过连云港,达到 1 285 元,排在第二,其他城市的排序基本不变。

总体上,徐州的医疗保健消费支出一直处于前列,逐年增幅明显。连云港同样保持较快的增长幅度,淮安、盐城在 2013 年前均保持在前列,2014 年出现负增长,整体趋势仍需关注,宿迁的医疗保健消费支出一直保持低水平。与苏南地区相比,苏北城镇居民的医疗保健消费支出较低,2018 年平均差幅在 667 元,与苏中地区相比,平均差幅在382 元。

表 5-14　苏北五市城镇居民人均医疗保健支出(元)

地区	2010 年	2011 年	2012 年	2013 年	2014 年	2015 年	2016 年	2017 年	2018 年
徐州	647	729	824	844	1 144	1 257	1 371	1 405	1 489
连云港	601	629	734	786	903	960	1 031	1 085	1 156
淮安	643	709	801	872	694	745	819	830	884
盐城	510	606	782	830	757	813	828	849	1 285
宿迁	343	492	519	642	725	803	925	994	1 067

数据来源:《江苏统计年鉴 2019》

从表 5-15 可知,苏北五市中,2010 年农村居民人均医疗保健支出最高的是徐州 293元,但其他城市的消费支出相差不大,与苏南地区最高消费支出常州的 732 元相差 439元,差幅较大;与苏中地区最高消费支出南通的 490 元相差 197 元,差距稍小,与城镇居民最高支出相差 354 元,同样差幅较大。2011 年,宿迁上升为首位,支出 466 元,其次为淮安 406 元。2012 年,盐城上升为首位支出 511 元,宿迁占据第二位 479 元。2013 年,淮安上升为第一位,达到 573 元,宿迁仍然占据第二位 513 元。2014 年,淮安仍然保持第一位达 710 元,徐州首次上升为第二位,支出 701 元。2015 年淮安继续保持第一位,支出 795元,徐州保持第二位为 794 元。2016 年,淮安农村居民人均医疗保健支出被徐州超过,二者相差 8 元(徐州为 892 元,淮安为 884 元),其他城市排序基本不变。2017 年和 2018 年,淮安农村居民人均医疗保健支出超过徐州,并保持稳定领先优势。

总体上,淮安、徐州的人均医疗保健消费保持在前列,增速较快。连云港、盐城、宿迁的医疗保健支出增速缓和。2018 年,与苏南地区相比,苏北地区医疗保健消费支出平均低 467 元,与苏中地区相比,平均支出低 159 元。

表 5-15　苏北五市农村居民人均医疗保健支出(元)

地区	2010 年	2011 年	2012 年	2013 年	2014 年	2015 年	2016 年	2017 年	2018 年
徐州	293	310	366	411	701	794	892	942	1 016
连云港	275	298	331	365	457	492	539	613	661
淮安	267	343	460	573	710	795	884	994	1 083
盐城	285	406	511	457	597	643	672	701	954
宿迁	251	466	479	513	432	483	552	620	688

数据来源:《江苏统计年鉴 2019》

三、保健用品与食品行业重点企业研究

近几年,江苏省内保健品以早期发展起来的企业为主,新兴发展的保健品企业多以保健食品为主,下文以南京同仁堂乐家老铺保健品有限公司为例,重点考察公司发展现状。

1. 基本情况

南京同仁堂乐家老铺保健品有限公司是基于南京医药股份有限公司“一体两翼”发展战略和同仁堂品牌管理规划而成立的,公司打造了集基地、研发、生产、流通及销售一体化的大健康文化产业链,从源头保证健康产品质量。公司秉承了“百年御品世家”的精神,以“专业传承、科技创新”为品牌发展之本,以“百年信仰,专注养生”为企业服务宗旨,为消费者提供专业的保健产品。

2. 业务规划

南京同仁堂乐家老铺主要经营鹿茸、鹿肾、鹿胎、鹿鞭等鹿制品,人参、西洋参、燕窝、灵芝及中药材的加工制品等。公司目前已在 11 个地区规划和建立基地,如表5-16所示:

表 5-16　同仁堂乐家老铺规划及已建立基地一览表

规划基地	打造类型
江苏洪泽基地	综合类园区
新疆库尔勒基地	丰富的马鹿资源地
加拿大基地	西洋参种植地
南京横溪七仙女山基地	中药材高科技科研
陕西略阳基地	天麻、杜仲、乌鸡、猪苓资源地
四川南江基地	金银花、重楼、羌活种植地
安徽黄山基地	贡菊生产地
黑龙江小兴安岭基地	东北人参及林蛙集聚地
西丰梅花鹿基地	鹿业资源地
辽宁野蚕基地	野蚕深加工基地
马来西亚基地	种植热带环境下的中药材

公司与国内外多所大学、科研院所进行技术合作,成立了技术研发中心,从事原材料生产技术、健康产品质量技术研究,并进行技术推广运用,为市场提供更多品种且高质量

的保健产品。未来五年内还将扩大生产规模及品种,整合种植基地与原材料生产,推出健康产业园。

3. 战略分析

南京同仁堂乐家老铺在发展过程中形成众多优势,依赖同仁堂的品牌效应,在消费者心中树立了较好的形象,在南京区域中市场优势明显,形成了区域保护,利润空间大,同时,依靠南京医药有限公司的研发技术优势,发展迅速。要保持长足的发展,公司必须意识到发展过程中存在的机遇与挑战。表5-17综合分析了乐家老铺的竞争优势、劣势、机遇与挑战。

表5-17 同仁堂乐家老铺矩阵分析表

内部环境\外部环境	优势(S) 1. 资金充足 2. 品牌知名度高,生命周期长 3. 严密的防伪码系统,安全系数高 4. 科研实力强,产品质量高	劣势(W) 1. 市场渠道不畅通 2. 销售网络不够成熟完善 3. 终端推广能力不强
机遇(O) 1. 居民需求的增加 2. 互联网智能化趋势明显 3. 新产品的市场接受度高	SO 战略 1. 贴合居民自身需求,开发符合人体需要的产品 2. 利用互联网扩大品牌积聚效应,提高产品竞争力 3. 加快产品研发成果的市场投入速度,抢占新兴市场的份额	WO 战略 1. 利用互联网拓宽市场渠道,降低流通成本 2. 制定合理的销售战略,促进新产品销售 3. 多方宣传推广,增强新产品的市场准入度
挑战(T) 1. 市场竞争激烈 2. 国家政策监管加强 3. 产品开发成本高	ST 战略 1. 充分利用资金优势,抢占市场 2. 发掘品牌效应,赢得消费者的信赖,赢取先机 3. 发挥科研实力,降低成本	WT 战略 1. 推广体验营销模式,扩大产品市场份额 2. 加强战略分析,减少成本消耗 3. 保证产品质量,在竞争者中获胜

同仁堂乐家老铺在发展过程中应该充分发挥区域市场优势、品牌优势、资金优势、科研技术优势,逐步改善市场发展劣势,将劣势发展为优势,抓住机遇,打造具有特色的、消费者信任度和忠诚度高的品牌。在挑战中赢取市场,扩大企业产品市场占有率。

参考文献

[1] 吴元元.基于信息的荐证广告之法律规制——以保健品广告为中心[J].法商研究,2008,01:113-120.

[2] 阮宇哲,黄南.保健品行业 PEST 分析及其发展思路[J].柳州职业技术学院学报,2008,01:22-25.

[3] 张敏,孙利华.我国保健品营销的短视行为分析[J].中国药房,2005,13:972-975.

[4] 徐梦阳,李笑然.中药保健品的开发应用及市场分析[J].亚太传统医药,2011,03:1-3.

[5] 赵黎明,刘兵,夏泉鸣,于荣贤,孙会喜.中国保健食品现状和发展趋势[J].中国食物与营养,2010,10:4-7.

[6] 曹永华,侯开虎.保健品的营销模式研究[J].商场现代化,2010,28:43-44.

[7] 林华.保健食品质量安全万里行——走进江苏、上海[J].中国食品,2015,21:8-15.

[8] 周璐,缪龄超.江苏地区中医药保健知识普及现状调查研究[J].广州医药,2015,02:52-54.

[9] 杨璞.中医药健康服务发展规划获江苏养生保健机构积极响应[J].中国中医药现代远程教育,2015,10:6.

[10] 黄艳红.江苏保健养生业协会召开年会助推行业发展[N].中国食品质量报,2015-07-04,002.

第四节　江苏健身产品行业发展研究

随着人们生活水平的提高,健康意识逐步增强,大量面向大众消费的体育俱乐部应运而生,有氧健身运动逐渐为人们所接受。政府也充分意识到大众体育对国民综合素质和综合国力的积极作用,以立法形式对国民参与体育锻炼的权利作出了法律规定和保障。2010年,国务院办公厅发布的《关于加快发展体育产业的指导意见》,将体育事业的发展提上日程,2011年各地政府努力支持建设体育民生工程,国务院印发了关于全民健身计划(2011—2015年)的通知,对未来5年全民健身发展提出目标任务并制定了工作、保障措施。同时明确要求县级以上地方人民政府要按照《全民健身条例》规定,将全民健身事业纳入本级国民经济和社会发展规划。

健身是一种体育项目,进行健身的主要目的是提高各项身体机能能力,其范围很广,包括各种各样的体育项目如跑步、游泳、骑自行车、形体操等,通常可分为器械锻炼与非器械锻炼。近年来,健身概念在居民生活中广泛传播和实践,对于人民群众身体健康和生活幸福起到了重要的推进作用。

一、江苏健身产品行业总体发展研究

健康服务业以维护和促进人民群众身心健康为目标,健身产品行业作为其中一项产业,对于提升全民健康素质有重要作用。健身行为作为一项体育活动,对于体育产业的快速发展同样意义重大。

我国商业健身行业有望迎来快速成长期。在普及期结束后,2010—2014年我国健身行业遭遇阶段性瓶颈,增速有所放缓。2015年,健身热情升温、公共健身设施、新型健身俱乐部等出现降低了门槛,商业健身行业重启快速增长。2015年,我国健身市场规模约300亿元,同增14%,健身房数量超过1万家,同增约20%。截至2016年8月15日,全国共有国家职业资格持证教练34 560人,同增77%。

2013年,江苏省规模以上健身俱乐部总数超过300家,占比超过8%。且根据全国第六次体育场地普查显示,全省共有体育场地123 994个(不含铁路系统和军队系统),人均体育场地面积达到2.01平方米,位居全国前列。全省经常参加体育锻炼人口比例达到35%,国民体质综合指数位居全国第二。总体上,江苏省健身产业正处于蓬勃发展中。

2019年,全国健身房总体保持增长,下沉趋势明显。其中,一线城市健身房总量预计保持平稳微降,二三线城市继续保持增长。具体表现在:一线城市俱乐部预计受到宏观经济环境影响,增长放缓;私教工作室同质化效应明显,存活率降低,预计内容差异化的精品工作室,如团操房、智能健身、特色搏击等,有一定增长空间。二三线城市,2019年总体健身房供给依然有提升空间,包括俱乐部和私教工作室。二三线城市依然有可能保持一定的野蛮增长期,下沉人群健身需求明显。

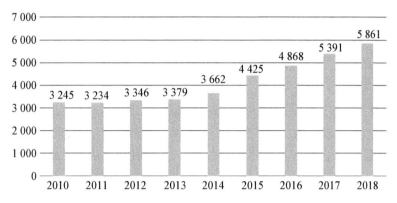

图 5 - 15 2010—2018 年国内健身俱乐部总数情况

数据来源:中国产业信息网

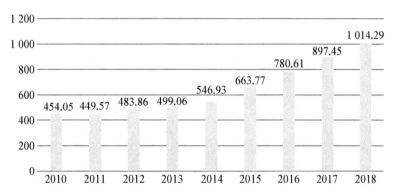

图 5 - 16 2010—2018 年国内健身俱乐部会员总数情况

数据来源:中国产业信息网

(一)发展现状

随着人们对自身生活品质的追求,对于自身身体素质管理的需求逐步加强,越来越多的人加入健身行业中,一部分人办理健身年卡、月卡等形式,去健身房、体育馆、会所等场地利用健身器材锻炼身体。这部分人群的扩大有助于健身场所、健身器材消费量的增加,另一部分人选择自主健身的锻炼方式,这部分人群有自主选择健身器材和体育用品的需求。江苏省认真贯彻全民健身计划,健身产业不断发展壮大。

1. 居民健身意识增强较大,需求逐年上升

随着政府政策的支持与推广,江苏省居民健身浪潮兴起,"十分钟健身圈"等活动受到广大居民的认同,居民的健身意识大大加强,一方面带动了健身产品等体育用品需求量的上升,另一方面加强了对健身场地的需求。

表 5-18 居民家庭平均每百户年末健身器材拥有量(台)

年度	全体居民	城镇常住居民	农村常住居民
2013	4.42	6.2	1.37
2014	5.10	7.01	1.86
2015	5.52	7.34	2.37
2016	5.5	7.3	2.1
2017	6.2	8.4	2.2

数据来源:《江苏统计年鉴 2019》

从表 5-18 可知,2013—2017 年,全体居民家庭平均每百户年末健身器材拥有量呈现出波动递增之势,尽管 2015—2016 年有所微降,但在 2017 年迅速增加,每百户全体居民年末拥有健身器材上升至 6.2 台。其中,2017 年城镇常住居民每百户拥有量为 8.4 台,较全省水平高 2.2 台;农村常住居民每百户拥有健身器材 2.2 台,2017 年比 2016 年增加了 0.1 台,但是比 2015 年少了 0.27 台。总体上,居民家庭的健身器材进户的趋势上涨,需求量的上升正说明了居民强烈的健身意愿。

2. 健身场所覆盖率高,基础设施相对完善

随着全民健身计划的推行,江苏大力打造健身体育行业,不断推动完善基础体育设施的建设,为拓展健身体育消费打下了坚实的物质基础。目前,江苏省已基本形成省、市、县、乡、村五级体育设施网络,13 个省辖市建成功能齐全的体育中心和全民健身中心,64 个县(市、区)基本建成"新四个一"工程(包括 1 个塑胶跑道标准田径场、1 个 3 000 座左右的体育馆、1 个游泳馆或标准室内游泳池、1 个 3 000 平方米以上的全民健身中心)。初步形成了项目覆盖面广、投资主体多元、健身休闲产品互补的发展格局。2015 年人均体育面积达到 2.01 平方米,远高于全国 1.46 平方米的平均水平,形成了多种特色鲜明的场馆运营模式,在全国具有较大的示范中心,尤其以南京奥体中心、常州奥体中心等一大批大型场馆在打造多业态融合的方面迈出了重要一步。

3. 城乡居民健身意识及产品需求差异显著

城镇居民的经济收入水平较农村居民高,且城镇居民接触社会新事物时间更长、更久,意识更加开放,对于健身的认识与需求较农村居民更广、更强烈。城镇的健身设施多,且形式多样,城镇居民可选择健身房、体育馆、会所、酒店、公园、社区等场所进行健身锻炼,对于健身器材的使用更多。农村居民的选择有限,多以公园、社区为主。农村缺乏大型的体育馆、健身房等,健身产品消耗量较少,整体健身氛围也较城镇地区弱。

表 5-19 2017 年不同收入组居民家庭平均每百户年末健身器材拥有量(台)

	全省调查户平均水平	低收入户	中低收入户	中等收入户	中高收入户	高收入户
城镇	8.4	1.6	4.6	8.6	9.2	17.9
农村	2.2	1.2	1.6	2.0	1.1	5.1

数据来源:《江苏统计年鉴 2018》

观察表 5 - 19 可知,江苏居民家庭平均每百户年末健身器材拥有量不仅存在显著的城乡二元结构特征,而且存在不同收入结构差异特征。2017 年,各收入组的城镇居民家庭平均每百户年末健身器材拥有量均高于相应收入组农村居民家庭平均每百户年末健身器材拥有量,其中,城镇居民每百户拥有的健身器材数量为 8.4 台,比农村居民每百户 2.2 台的拥有量高 3.8 倍。与此同时,从城镇内部或农村内部来看,大致上均呈现出高收入比低收入拥有更多健身器材的特征,即居民家庭平均每百户年末健身器材拥有量与其收入成正比。此外,由图 5 - 17 可知,2010—2017 年江苏省城镇居民每百户健身器材需求量波动上升,除 2014 年和 2015 年有所下降以外,其他年份均逐年增加。

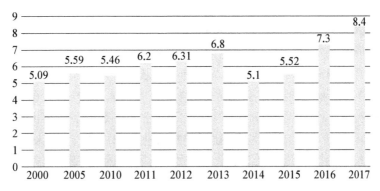

图 5 - 17　城镇居民家庭平均每百户年末健身器材拥有量
数据来源:《江苏统计年鉴 2018》

(二)存在问题

目前,江苏省的健身产品市场虽然欣欣向荣,发展势头迅猛,但整体上仍处于发展初期,各种各样的背景人员进入健身行业,管理者、教练员、从业者的素质参差不齐,市场竞争激烈,许多企业的经营缺乏正规化,产品推广与销售缺乏专业性等,发展过程中产生了许多问题,主要总结如下:

1. 缺乏统一的行业标准,市场监管能力弱

健身行业目前仍然属于新兴行业,其市场领域存在巨大的空间。大量的健身俱乐部、健身会所增加,但多数企业的专业性遭人怀疑。一方面,由于市场准入性的提高,许多企业难以获得相应的资格,处于高利润、高需求的考虑,部分企业无照经营,有的企业甚至降低经营成本,导致其健身场地有限,健身器材等设施不足或质量不高,服务能力弱,政府部门对健身行业的监管责任分配不清,导致市场监管能力大大减弱。另外,因为缺乏统一的行业标准,许多企业鱼目混珠、虚假宣传,给消费者带来了不好的体验,给行业发展带来不利影响。

2. 市场短期投机行为普遍,经营管理能力欠缺

从场所来看,如今各健身场所的建立层次不一,经营管理手段不专业,缺乏效率与能力。虽然有的健身房能别出心裁,以市场为导向,以消费者的需求为根本,认真经营,但是大多数的健身房还处在无序经营的状态,健身器材及场地管理效果差。从健身产品来看,因潜在的利润空间和市场需求大,厂商纷纷新建品牌,打着各种健身附加产品的旗号,高

价出售,其质量及可靠性难以得到保证,且企业的生产行为及售后服务缺乏合理的保障。

3. 缺少大量高素质专业人才,产业正规化路途缓慢

健身行业的繁荣发展主要体现在各种培训班增多,健身场所的增多,以及健身人群的扩大。虽然有部分人群选择自主健身,但仍有一大部分人选择专业人员的陪同。市场上,多数健身房的经营者是半路出家,虽然绝大部分都接受过培训,但对健身知识的了解仅停留在动作层面,对深层次的功能与作用了解不深,服务的专业化程度不高,使得企业缺乏核心竞争力,对于企业长期战略规划的制定、独立品牌影响力的扩大影响较大。

(三) 政策与建议

江苏省健身行业在发展过程中出现的问题有多方面的原因,寻求合理、有效的改进和解决方案是促进健身产品行业向正规化、专业化方向发展的必要措施。

1. 加快制定合理规范的管理政策,提高产业发展水平

为了促进健身行业的健康发展,首先,政府应该完善法律法规,对盈利性的健身活动作出明确的法律规定,强化对健身行业的内外部监督管理及健身行业组织的合法性、正规性管理,加强风险责任,降低执法风险,确保健身行业有法可依、严格执法。其次,政府各责任部门应当加强协作,增进沟通配合。如工商、消防、卫生、文体、税务等多个部门应组成健身行业监管联动执法机制,在立足职能职责分工的基础上,认真开展联合执法,严厉打击发布虚假宣传、无照经营行为,严肃查处格式条款中的各类霸王条款。

2. 严格执行市场准入规定,推动产业健康运行

目前,江苏省已建立运动健身业协会,但协会的影响力还不高,对于行业规范的推行作用力有限,因此,一方面,协会应着重扩大社会影响力,提高行业自律能力。本着推动行业健康发展的目标,对健身机构制定行业标准,并对其在招聘教练、招募学员、健身内容的设置等方面进行专业指导,完善健身单位健身教练的培训体系,培养高素质专业型人才。另一方面,协会应着重推广健身活动,有针对性地举办各类培训班和健身管理等项目活动,推动健身行业向更加健康的方向运行。

3. 加强宣传引导,树立企业的诚信意识

充分发挥新闻媒体的宣传报道作用,加大对诚信经营、信誉良好的健身机构进行正面宣传,使其充分发挥行业导向示范作用。同时,积极引导健身机构要强化业务培训,遵守国家制定的相关法律法规,提高服务水平,规范经营行为,树立诚信经营的意识。而健身企业应该转变经营观念,注重开发市场,形成具有自己特色的竞争优势。加强企业服务质量管理,树立良好的企业形象。不断扩展健身娱乐项目,扩大健身规模,以满足不同层次消费者的需求。

二、健身产品行业重点企业研究

了解江苏省健身行业的发展,首先需要了解行业下的企业发展,下文以南京浩沙健身服务有限公司为例,重点考察公司发展现状。

（一）基本情况

南京浩沙健身服务有限公司成立于 2009 年 1 月,隶属于浩沙健身在南京区域的分部,浩沙健身俱乐部于 2011 年 12 月在香港证券交易所主板上市,在全国 11 个地区和城市均设有分部。其中,江苏省有镇江、南京两个区域市场。

目前,公司在南京市区已拥有石鼓店、户部街店、升州路店 3 家直营连锁店面,覆盖南京新街口商圈、夫子庙商圈,营业面积累计超过 10 000 平方米。未来三年计划在南京区域开设多家门店,为市民提供更方便更专业的时尚健康,健身生活。

（二）发展现状

南京浩沙健身俱乐部引进了尊巴、莱美系列、肚皮舞、瑜伽、普拉提等各种全球最火热团体课程,全部采用国际顶级 Life Fitness 健身器材,聘请国家级以上资质的专业健身顾问提供一对一健身课程,各个门店设施齐全。

户部街店是浩沙集团南京分部的第一家门店,地处新街口商圈繁华地段户部街,交通便利。场馆室内面积 3 500 平方米,全部器械来自全球顶级健身设备制造商 Life Fitness 定制。拥有国家级资质健身教练 30 名左右,全天候体贴入微的私教服务体系及大量免费公开操课培训课程。相关配套服务设施齐全,包括水吧、淋浴、桑拿、美容、武道馆、服饰、小商品等多元化的产品供应。

石鼓路店是南京市最具规模与档次的健身中心,室内面积近 4 000 平方米,同样采用 Life Fitness 健身器材,配备豪华游泳池,超大面积热瑜伽房,大型的淋浴区和舒适的干湿蒸房,高级商务休闲区及台球、乒乓球等附属设施。数十位国家级健身教练组成的国际一流教练团队,可为消费者提供量身定制的专业服务。

升州路店于 2010 年 3 月开业。场馆室内面积 2 500 平方米,全部器械来自 Life Fitness 定制。专业人员配备齐全,全部具有国家级健身教练资质,具备国际先进的莱美健身课程、独具特色的尊巴及浩沙自主开发的特色健身课程体系,产品服务具有极高的性价比。场馆相关配套设施服务健全,可为每一位消费者提供符合个性的服务产品。

（三）战略分析

南京浩沙健身俱乐部依托浩沙品牌效应,具备良好的品牌信誉,在南京区域中的发展迅速。然而市场竞争激烈,公司必须充分认识到发展过程中存在的机遇与挑战,保证企业的长足发展。表 5-20 综合分析了南京浩沙的竞争优势、劣势、机遇与挑战。

表 5-20　南京浩沙健身俱乐部矩阵分析表

内部环境 外部环境	优势(S)	劣势(W)
	1. 品牌知名度,信誉良好 2. 高素质专业的人员团队配备 3. 健身器械、设备高质量 4. 先进有特色的课程体系	1. 经营成本高 2. 营销渠道不够完善 3. 终端推广能力较弱

续表

机遇(O)	SO 战略	WO 战略
1. 居民健身意识的增强 2. 社会经济实力的提高 3. 互联网商业模式的普及 4. 愿意为专业化服务的付费	1. 利用人们健身意识的提高,宣传企业产品,抓住新入市场群体 2. 开发符合个人需求的课程体系与教学方式,抢占目标人群 3. 开展大型互动,提高品牌市场影响力,提高客户忠诚度	1. 充分利用互联网拓宽营销渠道,降低宣传成本 2. 抓住愿为专业化服务的高端人群,提高市场份额 3. 提高市场推广能力,推动健身方式的全民普及
挑战(T)	ST 战略	WT 战略
1. 市场竞争激烈 2. 行业发展受限 3. 人力资源成本高	1. 充分发挥品牌优势,抢占市场,提高影响力 2. 继续开发特色课程体系,提高企业核心竞争力	1. 优化企业经营管理模式,控制企业成本 2. 加强企业产品营销,拓宽企业受众群

南京浩沙健身俱乐部具有众多的发展优势,其在南京市场上的表现较为亮眼,然而要想在激烈的市场竞争力脱颖而出,保持领先,必须充分发展品牌优势、高素质的教练员团队,为消费者提供高效、专业的用户体验,占领市场。

参考文献

[1] 王平,郝小刚,徐恒勇,徐军艳.江苏农村体育健身工程研究[J].体育文化导刊,2015,01:8-13.

[2] 潘苑.对我省健身俱乐部产业现状的评析[J].南京体育学院学报,2001,03:95-97.

[3] 李娟,马媛媛,吕丽.江苏南通体育健身市场现状的调查研究[J].考试周刊,2015,14:129-131.

[4] 陈静文,欧佑德.江苏无锡农民体育健身工程实施情况调查报告[J].林区教学,2015,11:97-99.

[5] 刘敏,刘森.江苏90%城市社区建成"10分钟体育健身圈"[N].中国体育报,2015-02-05 004.

[6] 谢正阳.全面建设小康社会目标中的苏南地区全民健身体系研究[D].苏州大学,2010.

[7] 宋亮,刘江山,朱序伟.苏南地区农民体育健身需求现状与社会支持体系的研究[J].山东体育科技,2013,06:109-113.

[8] 郝小刚,高雪梅,王平.江苏省"万村体育健身工程"建设地区差异比较研究[J].西安体育学院学报,2015,02:173-177.

[9] 丁益萍,李萍.苏北地区农村全民健身现状的调查及对策研究[J].内江科技,2009,02:68+97.

[10] 马大慧.浅析苏北地区私人健身教练特点及提高综合素质的途径[J].文体用品与科技,2015,14:203+205.

第六章 江苏信息消费行业发展研究

信息消费业是一种直接或间接以信息产品和信息服务为消费对象的经济活动,是国民经济的基础性、先导性和战略性产业,是信息产业中最活跃、智力最密集和发展最快的产业,是信息化的核心和灵魂。信息消费业的发展,对于带动上下游产业发展能够起到较为明显的作用,以信息传输、通信为核心的信息消费业能够促进信息终端的生产和消费,4G网络、5G网络以及智能手机的普及就是很好的证明。同时,还将促进相关高端科技行业的发展,如手机核心芯片的研发、5G网络设施的研发等。从世界范围来看,信息消费业快速发展,已成为世界经济增长的新动力。在发达国家,信息服务业在信息产业中的比重已超过信息产品制造业,成为国民经济新的经济增长点。大力发展信息消费业是一个国家或地区提升竞争力的重要途径,是参与全球化竞争必须占领的战略制高点。大力发展以信息消费业为主要特征的信息产业,是我国产业结构升级的方向,也是转变经济发展方式的重要标志。

根据前瞻产业研究院发布的《中国信息消费行业市场前瞻与投资规划分析报告》最新统计数据显示,2017年我国信息消费市场规模为4.5万亿元,2018年我国信息消费规模约5万亿元,同比增长超过11%,约为同期GDP增速的2倍。信息消费加速崛起,有望成为有效拉动内需、助力经济增长的重要引擎。预计2019年我国信息消费规模将达5.5万亿元;2020年有望超过6万亿元,间接带动经济增长15万亿元。随着信息基础设施持续演进升级、5G等新一代信息通信技术活跃创新,未来几年信息消费将延续快速增长态势,促进信息消费提质扩容,培育中高端消费领域新增长点将成为政策主线。

根据国家统计局起草,国家质量监督检验检疫总局、国家标准化管理委员会批准发布的《国家经济行业分类与代码》规定,信息消费业包括社会调查业、信息处理业、信息提供业、电信服务业、咨询业、经纪业、公共信息服务业和其他信息服务业8个大类,共17个中类,详见表6-1。

表6-1 信息消费业分类

	归类后的大类	行业目录中的中类
(1)	社会调查业	社会调查业
(2)	信息处理业	计算机服务、数据处理业、数据库服务
(3)	信息提供业	咨询、广告、出版业
(4)	电信服务业	电信业
(5)	咨询业	公正业、律师事务所
(6)	经纪业	商业经济与代理、证券经济与教育、房地产经济与代理、文化艺术与代理、技术推广与交流

	归类后的大类	行业目录中的中类
(7)	公共信息服务业	图书馆业、群众文化业
(8)	其他信息服务业	其他未包括的咨询业

近年来，信息消费业发展迅猛，成就辉煌，已成为我国现代服务业中发展速度最快、技术创新最活跃、增值效益较大的一个产业。研究信息消费业有利于指导该行业快速健康发展，有利于更好地带动其他行业的发展，进而促进整个国民经济的进步。

下面，本文将按照上表，对江苏信息消费行业具体情况进行详细介绍。

第一节　江苏社会调查业发展研究

社会调查业是指人们对社会政治、经济等客观情况进行的考察了解。社会调查业是我国改革开放后涌现的为帮助企业、事业单位或机构为了解社会经济某一课题接受委托而进行现场调查研究的新兴行业。

无论是企业、事业单位还是机构，对于市场情况的充分了解制定相应的发展战略，如市场营销策略、企业发展策略、行业规划、市场规划等，无论是从企业的角度还是政府的角度而言，社会调查业都是必不可少且相当关键的。在企业管理部门和有关人员要针对某些问题进行决策时，如进行产品策略、价格策略、分销策略、广告和促销策略的制定，通常要了解的情况和考虑的问题是多方面的，只有通过社会调查得来的具体答案才能作为企业决策的依据，否则就会形成盲目的和脱离实际的决策。对于政策制定部门而言，同样需要了解行业相关信息，除了企业上报数据以外，对于社会评价、社会影响的了解，能够为行业发展导向提供指引，为行业健康有序发展奠定基础。因此，社会调查有助于企业及时地了解市场经济动态和科技信息的资料信息，为企业提供最新的市场情报和技术生产情报，以便更好地学习和吸取同行业的先进经验和最新技术，改进企业的生产技术，提高人员的技术水平，提高企业的管理水平，从而提高产品的质量，加速产品的更新换代，增强产品和企业的竞争力，保障企业的生存和发展。能够为政府部门提供一些除企业所提供数据之外的一些行业、市场发展的相关信息，更加有利于出台相关发展和规划措施，促进行业进步。

一、我国社会调查业整体发展情况

我国经济社会的不断进步，越来越凸显出社会调查业在其中发挥的巨大作用和力量，在行政统计调查、民意调查、市场调查等方面均展现出其不可或缺的地位。对于中国特色社会主义市场经济发展而言，社会调查业的不断壮大，将从根源上为相关行业发展和政策制定提供有效信息，推动市场经济不断健康、高质量发展。

第一，行政统计调查社会化广泛推动了政府机构对不同产业的了解。在政府部门不断精简办事机构，提高办事效率的进程中，组建的城市、农村、企业社会调查专业队伍，使得我国统计调查由以政府统计系统为主要力量,转变为政府统计系统与社会调查相结合的模式,进一步拓展了社会调查的边界和范畴,使得社会调查对于政府机构有了新的意义。政府统计系统为国家行政管理和经济建设提供全面详细的统计调查,而社会调查为各级领导和社会公众将提供大量急需的重要社会发展和国民经济运行数据,两者共同组成了现代社会的信息、咨询和监督职能。

第二,民意调查的兴起流行为新时期的社会主义市场经济发展和国民幸福度的提高贡献力量。1978—1986 年是我国民意调查的兴起时期,各种社情民情社会调查机构应运而生,其中最令人注目的是中国社会科学院的社会调查研究所开展的工作。中国社会科学院在北京率先建立"中国社会调查事务所",并相继在全国大中城市设立分支机构,构筑了全国社会调查网络。通过将调查理论研究和社会调查实践相结合,该机构接受来自社会科学研究课题调查任务和委托单位的专题调查项目。同时,另一家在全国颇具影响力的民意调查机构是"央视调查",该机构是由中央电视台在全国电视观众中进行抽样调查,其目的是为了了解观众对于节目的意见以及相关热点话题的讨论观点,进而了解观众的意想、反映和要求。再后来直到现在,全国的科研院所、大专院校、报社杂志等新闻传媒、政治研究部门等,也纷纷开展了社会民意调查,这不仅大大丰富了相关信息,也使不同部门(机构)了解了更加详细的社会民意情况。在政府部门的协助支持和民众的积极配合下,我国民意调查从兴起到流行,已经逐步走向专业化。

第三,市场调查机构的创建为现代社会经济健康高质量发展奠定基础。1988 年,我国第一家专业市场调查公司成立,其后的几年内,北京、上海等大中型城市如雨后春笋般出现了各种市场调查机构,这一变化彻底改变了我国社会市场调查的格局,市场调查公司的建立,对于企业在市场运行中发挥了越来越大的作用。我国目前的市场调查机构有两类:一是民间机构,如汇凯睿市场调查有限公司、江苏百特调研机构、江苏和讯市场调查有限公司等,这些市场调查公司均是通过接受客户委托进行现场实地调查,提供专题报告,与发达国家市场调查公司类似,但规模还需进一步提高。第二类市场调查机构是机关、事业单位兼办的市场调查公司,如《中国高等院校联合市场调查网》,其是经国家教委批准,由北京大学、复旦大学、厦门大学、中山大学等全国著名科研院所共同建立,与国际数据网联的全国市场调查机构。不同类型的市场调查机构突出的是其处理事务和相关数据的差异,这两类从数据和资料上相互补充,为我国市场调查信息完备性提供保障。

此外,国外的社会调查机构也在不断进军我国市场。1993 年美国著名社会调查机构盖洛普(GALLUP)宣布与我国成立联合调查机构,成为进军我国调查市场"第一个吃螃蟹"的企业,当年的营业收入就高达 10 万美元,如今已经在北京、上海、深圳和中国香港均设立办事机构,现有咨询分析师、抽样师、技术分析师及其他专业与支持人员 80 人,项目督导和兼职现场访问员 3 000 人,协助领导者和组织针对民众、员工及客户的意见进行科学分析,进而提升领导者的决策能力,同时也协助领导者解决其国家和社会当前最迫切需要解决的问题,包括身心健康、就业、薪资与人力资源、工作投入度和寿命评估等问题。世界排名第一的美国尼尔森(NLELSEN)国际调查公司于 2005 年在我国使用包括计算机辅助电话访问和上门走访等方式进行消费者信心调查,确保调查覆盖二三线城市和农村地区,并保证样本的可代表性。这不仅凸显出我国社会调查市场具有很大的吸引力,同时也说明我国社会调查市场还存在较大空缺,我国本土企业亦可进一步开疆扩土。

二、江苏社会调查业发展现状

对于江苏社会调查业而言,业务领域涉及经济社会发展的诸多层面,如企业经营管理层面、政府管理决策层面等。其中,企业经营管理层面包括消费者需求研究、消费者购买行为研究、项目可行性研究、行业研究、投资决策研究、市场环境研究、市场营销研究、竞争研究、媒体研究和企业研究等;政府管理决策层面包括国民经济研究、政策研究、政府职能研究、行业发展规划研究、城市建设研究、居民生活水平研究、社会热点测评和民意测评等。

根据《江苏省市场调查公司分析报告2018》,江苏省拥有367家市场调查公司,年营业收入为2.52亿元,净利润698万元,占全国市场调查公司比重为8.97%,其中内资企业占比达97.28%,港澳台资企业为0.27%,外资企业为2.45%。从营业收入来看,367家企业营业收入均低于2000万元,企业规模低于5000万元的共有365家,占总数的99.46%。企业员工数量超过100人的仅有一家,20人以下的占95.91%。江苏社会调查业营业总额在全国比例不断增加,虽然现阶段所占比例仍低于北京、上海和广州,但年平均15%—20%的营业额增长率远高于我国平均水平。社会调查业对经济社会发展的贡献,更多的是通过其服务的主体表现为一种间接的贡献,是市场经济发展的幕后推动力。江苏省社会调查公司经营规模较小,结构不合理,区域发展不均衡。社会调查的需求和供给不足在很大程度限制着江苏省社会调查的整体发展。

表6-2 江苏省市场调查公司发展现状(单位:百万,人)

指标	资产	负债	收入	利润总额	净利润	员工人数
数值	492.86	116.66	252.12	8.08	6.98	2 184

资料来源:《江苏省市场调查公司分析报告2018》

根据表6-2,2018年江苏省的367家市场调查企业总资产达4.93亿元,负债达1.17亿元,营业收入和利润总额分别为2.52亿元和808万元,净利润为698万元,总从业人数为2184人。从结果看,就整体情况而言,无论是企业数、总资产、营业利润总额以及净利润总额,市场调查企业的实际经营水平均有待提高,而且从业人员的数量还远远不够。若将这些数据平均化会发现,企业2018年的平均利润仅为1.9万元,这一水平不及江苏省人均可支配收入(2018年江苏省居民人均可支配收入为38 096元)。而企业的平均从业人数仅为5.95人,绝大多数企业的从业人员数量不及20人(见表6-5)。由这两点可以发现,江苏省市场调查行业的发展水平是远远不够的,与其经济发展水平以及服务业发展状况是不匹配的。

表6-3　江苏省市场调查公司不同资产规模企业数量统计表

资产规模(元)	企业数量(家)	占整体比重
低于5 000万	365	99.46%
5 000万—1亿	0	0.00%
1亿—10亿	2	0.54%
10亿以上	0	0.00%
合计	367	100%

资料来源:《江苏省市场调查公司分析报告2018》。

　　表6-3和表6-4的结果进一步说明了上面提到的那几点问题,从统计数据看,367家企业中,365家企业的资产规模低于5 000万元,仅有2家企业的资产规模达1亿—10亿元水平,所有企业的年收入均低于2 000万元,这些企业很多包括了经营年份大于5年的企业(见表6-5),经营年限5—10年的企业为88家,10—15年的企业为40家、15—20年的为18家,20年以上的为8家,然而这些经营时间5年以上、10年以上甚至20年以上的企业中,没有一家企业的营业收入超过2 000万元,进一步凸显出江苏社会调查业发展水平不高,标志性企业、龙头企业匮乏的问题。

表6-4　江苏省市场调查公司不同收入范围企业数量统计表

收入范围(元)	企业数量(家)	占整体比重
低于2 000万	367	100.00%
2 000万—4 000万	0	0.00%
4 000万—1亿	0	0.00%
1—10亿	0	0.00%
10亿以上	0	0.00%
合计	367	100%

资料来源:《江苏省市场调查公司分析报告2018》

　　根据表6-6,从企业从业人员来看,绝大多数企业的从业人员少于20人,从业人员20—50人的企业仅有12家,而50—100人的企业只有2家。结合表6-3、6-4和6-5看,一方面企业总体营业收入不高,经营时间较长的企业较少,同时从业人员极度匮乏,这三者均反映了当前江苏市场调查业的整体发展状况。对于一些经营时间超过20年的企业而言,其从业员也依然没有超过50人,这一点说明这个行业的发展中,缺乏具有标志性、话题性、行业影响力的企业存在。对于江苏省的市场调查企业而言,缺乏知名度,是一个很重要的问题,而这种知名度的缺失,又进一步影响了其行业的长远发展。对于社会调查业而言,知名度很多时候意味着可信度,而可信度则是支撑社会调查业的最基础的要素,也是必不可少的要素。因此,发展知名企业,将成为下一阶段江苏提升社会调查业发展水平的关键。

表6-5　江苏省市场调查公司不同经营年限企业数量统计表

经营年限	企业数量(家)	占整体比重
5年以下	213	58.04%
5—10年	88	23.98%
10—15年	40	10.90%
15—20年	18	4.90%
20年以上	8	2.18%
合计	367	100%

资料来源：《江苏省市场调查公司分析报告2018》

表6-6　江苏省市场调查公司按员工数量分组不同类型企业数量统计表

员工数量范围	企业数量	比重
20人以下	352	95.91%
20—50人	12	3.27%
50—100人	2	0.54%
100—500人	1	0.27%
500—1 000人	0	0.00%
1 000人以上	0	0.00%

资料来源：《江苏省市场调查公司分析报告2018》

表6-7　江苏省市场调查公司不同资产规模企业资产负债率统计表

资产规模(元)	资产负债率	与江苏省该行业平均值差距
低于5 000万	39.83%	16.16%
5 000万—1亿	——	——
1亿—10亿	0.00%	−23.67%
10亿以上	——	——
江苏省行业平均	23.67%	0

资料来源：《江苏省市场调查公司分析报告2018》

　　由表6-3可以看出，仅2家企业的资产规模在1亿—10亿元规模，其余企业的资产规模均小于5 000万元，因此，从资产负债率看，绝大多数企业的资产负债率均高于该行业的平均水平，而资产规模超过1亿的企业，其资产负债率则远低于平均水平，使得整体行业平均水平有一定程度的回落。这一点也反映出行业发展中，除个别大企业之外，多数企业的经营水平并不理想，其高于平均水平的资产负债率也反映了整体行业发展并不顺畅的事实。

　　若分经营时间来看企业的资产负债率，这一数据将变得更具说服力。从表6-8的结构看，江苏省市场调查公司经营时间不超过5年的企业资产负债率低于行业23.67%的平均水平，仅为13.31%，而经营时间为5—10年的企业其资产负债率高达49.76%，高于行业平均水平26.09个百分点，经营时间为10—15年的企业资产负债率达到了惊人的

70.22%,高于行业平均水平 46.55 个百分点,经营时间 15—20 年和 20 年以上的企业资产负债率分别为 9.14%和 17.25%,分别低于平均水平 14.53 个百分点和 6.42 个百分点。结合表 6-7 可以发现,资产负债率高于平均水平的行业集中于经营时间为 5—15 年的企业,尤其是经营时间为 10—15 年的企业,其负债水平超过了资产总额的一半。结合表 6-5 看,资产负债率低于平均水平的企业达 239 家,占企业综述的 65.12%,超过平均水平的企业达 128 家,占企业总数的 34.88%。然而就是这些占总数 34.88%的企业,使得行业平均资产负债水平高于多数企业。

表6-8　江苏省市场调查公司不同经营年限企业资产负债率统计表

经营年限	资产负债率	与江苏省该行业平均值差距
5 年以下	13.31%	−10.36%
5—10 年	49.76%	26.09%
10—15 年	70.22%	46.55%
15—20 年	9.14%	−14.53%
20 年以上	17.25%	−6.42%
江苏省行业平均	23.67%	0

资料来源:《江苏省市场调查公司分析报告 2018》

综合以上数据和现有资料,江苏省市场调查业还存在较大发展空间,无论是从总体企业数量、企业规模、盈利水平还是从从业人员数量上,均具有很大的提升空间。而面对实际情况,从需求层面上,江苏省社会调查行业的潜力巨大,但目前实际表现出来的需求不足。一方面,是因为江苏省企业社会调查观念还未全面树立,大多数企业还没有过在社会调查服务中受益的体验,再加上对社会调查企业和机构缺乏一定程度的了解和信任;另一方面原因则是江苏省社会调查行业本身起步晚,很多方面发展不规范、行业规则不成熟、专业化水平整体较低等原因造成所提供的调研产品质量不高,在相当程度上抑制了社会调查的需求。从供给层面上,一方面,供给的量明显不足。江苏省社会调查经营规模较小,区域发展不均衡,尤其是大部分经济力求发展的地区社会调查企业和机构分布稀少,在很大程度上也使得社会调查的供给不足。另一方面,供给的质不高。江苏省社会调查行业整体由于人才、技术、数据处理手段等原因,很多社会调查企业仅能提供未经处理的原始数据或粗处理的数据,服务的附加值很低,不能有效满足企业的信息需求。大多数社会调查企业缺乏专攻领域,难以提供具有竞争力的产品和服务。

江苏省大多数小规模社会调查企业则成为少数规模较大的国际或北京、上海或广州等地区企业的下游调查执行公司,成为价值链的底端。与品牌实力和经营实力均强大的社会调查企业相比,江苏省社会调查企业的品牌化程度很低,从统计数据的结果可以得知,绝大多数的公司员工人数低于 20 人,企业平均从业人数仅为 6 人,同时,平均年营业收入和年营业利润分别仅为 68.66 万元和 1.9 万元,正如前面的分析中所提到的,行业内企业的平均利润水平比不上江苏省整体国民平均可支配收入(仅为国民可支配收入的一半),这样的行业整体发展水平是不足以支撑行业有效发展的,而为了更好地推动行业发展,要剖析其中存在的主要问题,进而对症下药,解决主要问题,推动江苏社会调查业健康高速发展。

三、江苏社会调查业存在的问题

（一）江苏社会调查业与北上广等一线城市的差距较大

世界知名的社会调查企业如捷孚凯市场调查有限公司、盖洛普咨询有限公司、艾斯艾国际市场咨询有限公司等都将其中国总公司及分公司设立在北京、广州、上海、深圳等一线城市。知名的中国本土咨询企业如 CTR 市场研究公司、新华信国际信息咨询有限公司、上海简博市场研究股份有限公司、广州市卓越市场研究有限公司等公司均聚集在北京、上海或广州等地，相比较而言，江苏省有知名度的社会调查公司凤毛麟角。作为经济强省，江苏拥有较多的大中型企业，在经济发展变化的大趋势下，各式各样的企业都面临着许多挑战。江苏省大中型企业在转换经济发展方式、改革创新方面还没有大的转变，依靠社会调查的想法没有普遍形成。另一方面，省内的社会调查单位品牌知名度不高，还没有形成独具的特色，省内大型企业在企业的市场调查方面主要依靠国际知名品牌公司，导致省内社会调查单位的客户流失。

（二）社会调查业品牌建设有待加强

江苏省社会调查机构的品牌建设虽然已经取得了一定的成效，但总体上尚处于培育阶段。没有品牌，往往导致社会调查业的发展速度受到一定的制约。目前公认的社会调查品牌带给大家的是模糊的、雷同的品牌印象。跨国社会调查公司在品牌声誉、成熟的社会调查理论、咨询技术、完备的成功案例库、全球调动的专家资源、社会调查时间积累的丰富经验和系统全面的全球行业信息等方面具有明显优势，已成为其开展全球社会调查业务的竞争利器。积极对标国际优秀管理社会调查公司，努力在专业细分领域打造差异化社会调查品牌，是江苏省乃至全国社会调查机构努力的方向。

（三）信息资源匮乏增加社会调查业的困难

信息资源是社会调查机构进行运作的必备基本资源。如果没有充足的国内外相关行业的数据资料，社会调查机构就不可能准确地洞晓市场动态，及时地为社会调查客户做出高效的服务方案。国内社会调查机构对信息资源的开发不足，导致信息资源不完备，拥有和获取的信息量十分有限，从而极大地影响社会调查服务的质量。同时，信息处理方法的落后和专业信息分析人员的匮乏，一方面增加江苏社会调查机构信息收集的困难，另一方面也降低了所收集信息的质量和有效性。对于江苏社会调查业而言，拓展其信息资源的来源，是推进社会调查企业公信力、影响力以及品牌力的重要一环，也是为更多相关企业和机构提供优质有效信息不可或缺的一个部分。

（四）社会调查业缺乏成体系的行业规划及行业准入制度

江苏社会调查业具有比重很大的中小调研企业，调研服务及产品质量参差不齐。目前，江苏社会调查业还没有成体系的行业规划及行业准入制度，同时也缺乏具有强制执行力的管理机构和组织。这在很大程度上导致了从业企业和机构，尤其是市场调查执行公司数量过多、质量不高,恶性竞争、行业内拖欠款项现象严重等问题。行业的良性发展需要一个良好的市场环境,同时也需要政府部门的引导工作,对于社会调查业而言,由于其直接的社会价值以及行业价值尚未被发掘和关注,江苏的社会调查业尤其如此,因此,在社会调查业的行业规划、准入制度、相关支持措施等均未有所涉及。但是从社会调查业对于上下游产业的影响力以及对于政府机构部门的巨大作用而言,目前来看,其重要性被一定程度地忽视了,导致现有的无论是企业还是科研院所的信息以及市场调查单位,均未受到太多的关注,这一定程度上也影响了行业的发展。

(五)调查统计分析技术工具与软件欠缺,数据分析能力差

对于世界通用的一些数据录入与统计分析软件,大型公司会部分引用,但一些中小型调查公司鲜有使用。除了观念领先和分析问题的能力之外,能否解决客户的问题,使用工具是否先进也是一个关键,国外的调查公司经常创立研究模型,并申请专利,这是江苏社会调查业的公司不能企及的。江苏从事市场信息调查工作的人员,特别是中小型公司的人员,大多对调查手段和统计技术的使用仍处于初级阶段,对市场调查数据信息的收集、整理、分析能力欠缺,使得其企业的竞争力与大中型企业无法相抗衡。对于相关分析工具的熟练运用是社会调查企业员工必备的技能,而由于新型的一些数据分析软件和方法更多地出自那些大中型企业之手,因此,对于方法把握的滞后性也导致了其竞争力的缺失。

四、江苏社会调查业发展的政策建议

(一)加强政策引导,吸引更多的大中型社会调查企业来江苏设立机构

从前文的分析中可以发现,江苏省作为经济强省和服务业发展水平靠前的省份,在社会调查业方面,不仅与北京、上海等市存在明显差距,行业本身发展就存在不小的问题,无论是从业人员数量、企业经营年限还是从资产负债水平以及营业收入和利润等各方面,均反映出江苏省社会调查业并不发达。发展社会调查业,除了企业本身的努力之外,很重要的一个方面就是大中型企业的建立。由于行业的特殊性,企业的知名度很多时候成为企业能否获得合作机会的关键,信息调查结果的可信度很多时候是与企业本身的知名度挂钩的。因此,大中型社会调查企业落户江苏,将为江苏社会调查业带来更多的机会,从而推动整个行业的进步,改变现有局面。

(二)强化江苏社会调查企业品牌建设,形成本土企业品牌优势

除了引进知名大中型企业之外,构建本土的知名品牌是一条更为重要的路径。只有拥有了自己的品牌,江苏社会调查业才能算是真正意义上发展起来了。我国对于自主品牌的建设,无论哪个行业都是越来越重视,但同时也面临着许多问题。例如,行业竞争力不高导致知名度不够,品牌影响力不大。又比如,国外知名品牌的竞争导致现有本土品牌受到很大的冲击,导致品牌冲击高端受阻。这些问题均是我国企业从做好到做大、做强中面临的问题,如果说企业有更大的想法要走出中国,走向世界,其面临的问题还远不止于此。品牌建设关系到江苏社会调查业能否在未来的行业发展中占有一席之地,而且难度

较大,因此,需要相关企业和政府机构共同推进品牌建设。在市场竞争日益加剧,竞争格局基本形成的背景下,不同类型的社会调查业应尽快制定和实施自己的发展战略,通过获取竞争优势实现生存和发展。主要方式有:通过合资、合并实现规模化;通过选择专攻领域,实现专业化;通过服务内容向上延伸,实现服务产品的高附加值等。与此同时,增强市场开发能力,拓展业务来源。市场调研是通过有效满足企业的信息需求来实现盈利的。因此,市场开发能力的具体表现就是发现、识别、分析、开发、引导客户需求的能力。

(三)拓展信息资源获取途径,为社会调查业发展铺平道路

社会调查业的发展除了企业自身努力以及政府政策引导之外,还需要社会资源的配合,尤其是对其至关重要的信息资源。对于江苏社会调查业而言,其发展的困难不仅在于缺乏知名品牌、企业规模不足、政策引导不够等,还面临一个很现实的问题,那就是信息资源的获取途径相对单一,信息来源的可靠性无法得到保障。对于社会调查业而言,其主要的服务内容就是为企业或事业单位、职能部门提供相应信息,因此,信息资源获取途径对行业内相关企业至关重要。一般的社会调查业的数据来源除了统计数据之外,更多的是通过调研的形式来获取所需信息,然后通过相关数据分析得出主要的结果,进而报告给客户或机构。在行业细分的趋势下,每个调研企业都是一个相对专业的数据库,其背后也都是一个甚至数个顾客群。因此,市场调研企业必须转变竞争观念,在竞争中实现合作,资源互补、信息共享,共同产生优势,拓宽合作领域。同时,通过相互的合作,可实现调研技术、经验的相互学习,提高调研的整体水平。信息资源获取渠道的拓展,为江苏社会调查业的发展从源头提供保障,也将进一步为未来的行业发展提供更多机遇和可能。

(四)尽快推进行业规范,加强行业管理

制定和实施成体系的行业规范及行业准入制度,推行行业自律建设,建立有序的市场调查监督、管理体系。第一,政府部门应加快明确或授权社会调查业的主管机构,以开展和强化对社会调查业的监督与管理。同时,通过制定行业法律法规,严厉打击无序竞争、数据造假,提供虚假信息获取利益的企业。第二,行业协会要优化社会调查业的发展环境,加强行业自律建设,应尽快研制和推行一套共同遵守的行业标准,包括从业人员的资质标准、从业企业的资质标准、服务标准、收费标准等,并形成内部监督机制,彼此相互监督促进社会调查业健康、持续发展。第三,构建信息资源共享及沟通平台,促进供需联动由政府部门或行业协会搭建平台,实现信息共享、调研技术、管理手段、人才选拔、业务联系、项目合作等方面交流,以整合带动经济效益。

(五)重视人才培养,保障核心技术人才的稳定

加强政府和高校对社会调查业人才的培养,为社会调查业的发展提供人才保障。第一,政府部门应牵头组织或积极扶持中小社会调查业的员工培训工作,促进和提升从业人员的整体素质。第二,高等院校作为人才培养和输入基地,应整合学科优势设置市场调查分析专业,并构建完整的课程体系,可与社会调查业机构开展合作,实施产学研的培养模式。第三,高等院校应重视和落实"调查分析师"培训项目,并做好该项目的宣传推广,积

极开展调研项目教学,使学生初步具备调查项目设计、调查执行、统计分析等市场调查专业技能。社会调查业,被誉为是市场的"温度计、监测仪、预警器",所以,加强学习,跟上时代极为重要。第四,学习相关理论和政策,理论和政策决定着市场的导向,要在行业中立得住,有作为,抓好上级精神和客户信息。第五,学习新技术,跟上新时代信息技术发展步伐,学习大数据、互联网等相关知识,让大数据为我所用,从而促进全行业的大发展、大提升、大繁荣。

第二节　江苏信息处理与提供业发展研究

信息处理与提供业是指生产加工、传递和销售信息,以及利用信息提供服务的产业群,其凭借便捷的网络、高效的软件、全新的管理思想,推动着传统产业的升级、经济结构的调整。根据国家统计局起草,国家质量监督检验检疫总局、国家标准化管理委员会批准发布的《国家经济行业分类与代码》规定,信息处理业包括计算机服务业、数据处理业和数据库服务业,信息提供业包括咨询业、广告业和出版业。

随着20世纪90年代国际互联网的接入,我国信息处理业与信息提供业一直保持高速成长。作为中国的经济大省,江苏也实施了一系列措施促进信息处理业与信息提供业的快速稳定增长。本报告将详细介绍江苏信息处理业中的软件服务业,以及信息提供业中的出版业,分别深入探讨这两个行业的发展现状、存在的问题,在数据分析的基础上给出相应解决问题的办法,为推进江苏信息处理与提供业高质量发展建言献策,进一步为优化产业结构、转变经济发展方式起到积极的促进作用。

一、江苏信息处理与提供业发展现状

(一)江苏软件服务业发展现状

近年来,江苏省软件服务业产业基础更加稳固,产业结构持续优化,产业产量不断攀升,向着合规化、制度化、集聚化迅速发展。江苏省全省上下紧紧围绕软件和信息处理与提供业"十三五"发展规划、新一代信息技术和软件专项推进方案及物联网和云计算专项推进方案,深入实施信息化引领行动,重点抓了以下五个方面工作:一是构建产业体系,提高公共服务能力水平。二是推动开放合作,增强产业创新竞争能力。三是拓展应用市场,积极培育新型业态。四是引进培养人才,提供多层次人才支撑。五是组织展览展示,搭建交流合作平台。

如表6-9所示,根据《江苏统计年鉴2019》可以发现,2010—2017年,江苏省信息传输、软件和信息技术服务业发展迅速,2010—2017年实现增加值规模从611.78亿元增长到2 882.52亿元(由于2019年的统计数据暂未公布2018年的数据,因此,此处的数据仅更新到2017年),增长了近371.2%。仅从近几年的数据看,2015—2017年,其增加值规模也增长了近52.9%,增长速度远高于整体GDP的增速。就增长速度而言,江苏信息传输、软件和信息技术服务业增长速度较快,增长潜力巨大。

表6-9　信息传输、软件和信息技术服务业地区生产总值（单位：亿元）

行　业	2010 年	2015 年	2016 年	2017 年
信息传输、软件和信息技术服务业	611.78	1 884.73	2 479.27	2 882.52

资料来源：《江苏统计年鉴 2019》

从软件和信息技术服务业固定资产投资总额来看，总投资额由 2014 年的305.35 亿元增长到 2017 年的 432.45 亿元，增长 41.6％。其中，建筑工程由 2014 年的 197.45 亿元增长到 2018 年的 228.49 亿元，增长 15.7％；安装工程由 2014 年的16.21 亿元增长到 2017 年的 22.6 亿元，增长 39.4％；设备工器具由 2014 年的69.28 亿元增长到 2017 年的 147.72 亿元，增长 113.2％；其他项目由 2014 年的 22.41 亿元增长到 2017 年的 33.64 亿元，增长 50.1％。从分类项目占比看，2014 年，建筑工程、安装工程、设备工器具以及其他的占比分别为 64.66％、5.31％、22.69％和 7.34％，2017 年，这四个项目的占比分别为52.84％、5.23％、34.12％和 7.78％。可以看出，在此过程中，不同项目的投资额均有所增长，但是增长数量以及速度的差异使得不同项目占总投资的比重发生了一些变化，其中，建筑工程的占比下降较大，而设备工器具的占比则上升明显，其余两类项目的投资额占比基本一致。可以发现，随着软件和信息技术服务业的发展，其固定资产的投资越来越多地集中于开发设备的购买而非建筑设备的投资上，但是从整体的占比来看，建筑工程依然占据总投资的一半以上。

表6-10　2014—2017 年软件和信息技术服务业固定资产投资（单位：亿元）

年份	投资额	建筑工程	安装工程	设备工器具	其他
2017	432.45	228.49	22.6	147.72	33.64
2016	416.97	237.96	39.84	120.12	19.06
2015	429.55	304.16	15.85	91.18	18.35
2014	305.35	197.45	16.21	69.28	22.41

资料来源：历年《江苏统计年鉴》

结合表6-10 和表6-11 来看，江苏软件和信息技术服务业施工项目由 2014 年的399 个增长到 2017 年的 669 个，增长 67.67％；新开工项目由 2014 年的 327 个增长到2017 年的 491 个，增长 50.15％；建成投产项目由 2014 年的 323 个增长到 2017 年的 545个，增长 68.73％；项目建成率由 2014 年的 80.95％增长到 2017 年的 81.46％，增长 0.51个百分点。可以发现，2014—2017 年，无论是施工项目、新开工项目还是建成投产项目，均呈现较大增长态势，这一点与表6-10 的结果相一致，同时也说明江苏软件和信息技术服务业的固定资产投资规模在不断扩大，而这也将为下一阶段江苏软件和信息技术服务业的高水平发展奠定基础。对于软件和信息技术服务业而言，其主要投资项目已经逐步由建筑工程投资转向设备工器具投资，说明投资的重点已经向下一阶段的产品研发平台倾斜，也进一步凸显出江苏软件和信息技术服务业未来的发展可以从根本上得以保障。

表 6-11　2014—2017 年 软件和信息技术服务业固定资产投资项目(单位:个,%)

年份	施工项目	新开工	全部建成投产项目	项目建成投产率
2017	669	491	545	81.46
2016	618	528	459	74.27
2015	555	482	470	84.68
2014	399	327	323	80.95

资料来源:历年《江苏统计年鉴》

表 6-12 为 2013—2018 年江苏省软件服务业从业人数及工资。2018 年,江苏软件和信息技术服务业从业人数为 32 万人,较 2013 年的 30.46 万人增长 5.06%,较 2017 年的 27.92 万人增长 14.61%;2018 年,江苏软件和信息技术服务业从业人员年平均工资为 144 766 元,比 2013 年的 94 616 元增长了 53%,较 2017 年的 143 002 元增长了 1.23%。可以看出,从业人员数量从 2013—2017 年呈小幅下降趋势,而 2017—2018 年则出现大幅上升,进而使得 2018 年从业人员数量大于 2013 年。从在岗职工平均工资来看,2013—2018 年均呈上升趋势,2017—2018 年上升幅度较小。整体来看,一方面江苏省软件和信息技术服务业从业人数在波动的情况下整体有所上升,另一方面其在岗职工的平均工资一直呈增长趋势,这说明江苏软件和信息技术服务业整体行业发展水平向更快更好迈进。这一点从其整体的增加值规模增长以及固定资产投资的规模增长情况中,也能有所体现。

表 6-12　软件和信息技术服务业人数及工资(单位:万人,元)

	从业人员数	在岗职工平均工资		从业人员数	在岗职工平均工资
2018 年	32.00	144 766	2015 年	28.26	117 249
2017 年	27.92	143 002	2014 年	29.04	102 341
2016 年	27.32	130 501	2013 年	30.46	94 616

资料来源:历年《江苏统计年鉴》

就软件和信息技术服务业具体推进项目来看,目前,江苏省重点软件园有中国(南京)软件谷、南京软件园、江苏软件园、徐州软件园、苏州软件园、常州软件园等。2011 年,南京市提出重点打造"一谷两园"软件产业集聚区高标准建设中国软件名城的发展战略。其中,"一谷"是指中国(南京)软件谷,"两园"是指南京软件园和江苏软件园。《江苏省"十三五"战略性新兴产业发展规划》的十大产业领域中,把握数字化、网络化、智能化、融合化发展趋势,加快发展物联网、下一代信息网络、高性能集成电路、新型显示和新型电子元器件等,构建万物互联、融合创新、智能协同、安全可控的新一代信息技术产业体系。对于新一代信息技术产业、高端软件和信息服务业赋予了新的内涵,突出了大数据、云计算、高端软件、信息技术服务以及人工智能领域的优先发展地位。

可以发现,江苏软件和信息技术服务业发展呈现出增速快、后劲足、保障强的基本特征。首先,增长速度较快,无论是增加值规模、固定资产投资规模还是从业人员规模,均有不同程度的上升;其次,行业发展后劲足,由固定资产投资的变化和从业人员数量的变化可以看出,无论是硬件条件还是人力资本数量,均能为后一阶段的江苏软件和信息技术服务业提供源源不断的动力;最后,江苏软件和信息技术服务业发展具有强有力的政策保障,这一点从江苏现有的重点软件园就可以看出,各设区市对于软件和信息技术服务业的发展都是极为重视的,同时,对于新业态、新模式的捕捉能力较强,这些都将为行业发展保驾护航。

(二)江苏出版业发展现状

江苏省作为文化大省、教育大省,其出版业在全国称得上是名副其实的出版高地。多年来,江苏省出版单位把内容生产放在突出位置,注重挖掘文化资源、提升文化创意、打造文化品牌,推出更多高品位、高水准的文化精品,以内容优势赢得产业发展优势。

2018 年,江苏省出版报纸 81 种,总印数 214 170.66 万册,总印张 534 958.47 万印张;期刊 446 种,总印数 11 272.44 万册,总印张 49 317.14 万印张,其中综合类期刊 17 种,总印数 25.26 万册,总印张 251.73 万印张;哲学、自然科学类期刊 90 种,总印数 4 282.99万册,总印张 19 006.26 万印张;自然科学、技术类期刊 251 种,总印数 1 954.12 万册,总印张 8 794.01 万印张;文化、教育类期刊 60 种,总印数 4 158.21 万册,总印张 17 551.54万印张;文学、艺术类期刊 28 种,总印数 851.86 万册,总印张 3 713.6 万印张;画刊类期刊 1 种,总印数 75.1 万册,总印张 256.09 万印张;少年儿童读物类期刊 12 种,总印数 4 697.39 万册,总印张 15 896.91 万印张。相比 2017 年江苏省出版情况,2018 年报纸减少了 61 种,期刊增加了 1 种,其中,综合类期刊、哲学、社会科学均减少 1 种,文化、教育类期刊增加 3 种,少年儿童读物减少 1 种,自然科学、文学、艺术以及画刊类期刊未发生增减。就出版的总印数和总印张来看,除画刊有所增加外,其余不同类型的出版刊物均有不同程度的下降。由此来看,无论是出版种类还是出版总印数和总印张,出版业整体发展呈下降趋势。移动互联网的普及导致越来越多的信息呈电子化、数字化、网络化发展,传统纸质媒介的受众人群大幅缩小,而且传统出版刊物对于年轻人的吸引力不断下降,因此,其整体发展呈下降趋势。

表 6-13　2017 年和 2018 年江苏省出版情况

年份	指　标	种数(种)	总印数(万册、万份)	总印张(万印张)
2018	报纸	81	214 170.66	534 958.47
	期刊	446	11 272.44	49 317.14
	♯综合	17	25.26	251.73
	♯哲学、社会科学	90	4 282.99	19 006.26
	♯自然科学、技术	251	1 954.12	8 794.01
	♯文化、教育	60	4 158.21	17 551.54
	♯文学、艺术	28	851.86	3 713.6
	画刊	1	75.1	256.09
	少年儿童读物	12	4 697.39	15 896.91

年份	指　标	种数(种)	总印数(万册、万份)	总印张(万印张)
2017	报纸	142	229 139	643 332
	期刊	445	11 544	50 983
	♯综合	18	88	469
	♯哲学、社会科学	91	4 438	19 533
	♯自然科学、技术	251	2 002	8 935
	♯文化、教育	57	4 176	18 176
	♯文学、艺术	28	840	3 870
	画刊	1	37	126
	少年儿童读物	13	4 984	16 616

资料来源:2018 年和 2019 年《江苏统计年鉴》,表格中"♯"表示从属的意思。

二、江苏信息处理与提供业存在的问题

(一)企业数量增长较快,品牌影响力不足

以软件企业为例,江苏省收入规模在 5 000 万元以下的软件企业占比为 82.34%,收入占比却只有 12.47%。可见,大部分江苏软件企业规模小,竞争力不强,造成了一定的资源浪费。而信息处理与提供业具有网络化、开放化、全球化的特点,这将使江苏的内资企业在国际竞争中处于弱势地位,面临丧失部分市场的风险。根据 2019 年江苏省软件行业协会公布的"2018 年度江苏省信息技术服务企业十强名单",排名前十的企业分别为南京途牛科技有限公司、江苏省通信服务有限公司、汇通达网络股份有限公司、江苏万圣伟业网络科技有限公司、南京联创科技集团股份有限公司、中兴软创科技股份有限公司、苏州蜗牛数字科技股份有限公司、江苏润和科技投资集团有限公司、无锡文思海辉信息技术有限公司以及江苏蜂云供应链管理有限公司,其中不乏一些全国著名公司,但是全球知名品牌不多,品牌影响力能够带动本地区信息处理与提供业发展的龙头骨干企业还是相对较少。品牌力是江苏软件及信息技术行业的企业需要进一步提升的重要内容,对于出版业而言,同样存在这一问题。

(二)企业缺少具有自主知识产权的核心产品与技术,知识产权保护不到位

江苏省信息处理与提供业规模虽然增长较快,在产业链各环节均取得了不同程度的发展,但是,操作系统、数据库、办公软件、应用软件等领域的关键技术和核心产品的标准都掌握在国外软件厂商手中,市场基本为其所垄断,产业的稳健发展及国家信息安全受到严重威胁。由此可见,企业缺少拥有自主知识产权的核心产品与关键技术,致使江苏信息处理与提供业难以向更高层次发展。一方面,江苏多数信息服务企业的知识产权维权意识较高,但其维权方式较为单一,尚未建立起事前预防、事中控制、事后处理的规范化全过程监控管理机制,致使企业专利及商业秘密易被侵权。另一方面,政府作为政策和战略的

供给者,为企业提供了各项知识产权的规范和政策,但是这些政策的落实力度还有待进一步加强。知识产权保护不到位将大大延缓江苏省信息处理与提供业前进的步伐。

(三)出版业受移动互联网冲击较大,经营模式急需调整

从信息处理与提供业的另一大内容分析结果看,除少数出版物的出版内容和数量有所增长外,大量的出版物的出版种类、总印数以及总印张均有不同程度的下降,其中,报纸的下降是巨大的。受移动互联网和信息传递方式的改变,这一现象在未来的更长一段时间内将一直存在,可能还会加剧。移动互联网改变了很多人接收信息的方式,而且碎片化的内容提供方式使移动互联网变得更加容易被接受,阅读传统出版物来获取信息(尤其是最新信息,如报纸)的人群大大减少,导致出版业尤其是报纸类出版物的种类和数量都大大减少,除此之外,其余各类别的出版物也有不同程度的下降。此时就要求出版企业根据新形势下的阅读习惯进行调整,以适应这一冲击。

三、江苏信息处理与提供业发展的政策建议

(一)强化品牌意识,打造世界知名软件和信息技术服务业企业

与社会调查业不同的是,江苏省软件和信息技术服务业发展较好,2018年全国软件企业营业收入中,江苏企业排名第二,但是江苏软件企业发展中存在的一个劣势是缺乏世界知名软件企业,与软件业发达省市和地区的主要差距在于龙头企业的数量还需进一步提高。强化品牌意识,打造属于江苏省特有的软件和信息技术服务业知名品牌,是推动江苏软件和信息技术服务业由大到强转变的重中之重。品牌意识能够推动江苏软件和信息技术服务企业进一步拓展服务范畴,进一步强化企业自身服务水平,同时,也为带动相关行业发展提供了不竭动力。由软件大省到软件强省的转变,需要在不断推进软件业规模扩大的同时,对于相关产业软实力有更加清晰的认识,同时对于强化软实力的重要部分,品牌的塑造是关键性的一步,也是未来江苏软件和信息技术服务业不断前进的重要方向。

(二)促进产学研深入合作,推动自主知识产权发展和保护

充分发挥江苏高校和科研院所众多的优势,引导它们将基础性研究与产业发展需求紧密衔接,推动产学研深入合作,实现原始创新和集成创新,激发在江苏的高校和科研院所为发展本地信息处理与提供业贡献力量。当前,江苏省信息处理与提供业还存在政策法规不健全、中高端人才缺乏、自主创新能力不足等一系列问题。江苏要抓住两业融合和物联网建设的契机,完善内在环境,寻求对外突破。推动自主知识产权建设,强化自主创新能力,基于现有优厚条件推动江苏软件和信息技术服务业创新发展迈上新台阶,不断完善知识产权保护政策,鼓励企业强化与科研院所合作,推动研究成果转化,实现软件和信息技术服务业知识产业由粗放式发展向可控、可保护、可实施转变。研发投入和成果转化是知识产权转化为投入成果的重要一环,同时也是推进江苏经济高质量发展中的重要环节。强化知识产权保护,是未来产业良性发展的重要保障。因此,两者要共同推动,合力共进。

（三）合理规划产业发展路线，加强区域产业协作水平

要加强软件园区建设的规划布局与统筹协调，以创新发展、特色发展、联动发展为方向，打造各具特色的园区品牌，推动南京—镇江"仙宝智慧谷"、无锡太湖城、常州创意产业基地、扬州"中国声谷"等重大载体项目建设，建成若干国内一流软件园区。江苏省要充分利用现有软件园区，发挥不同地区软件园区的比较优势，调动不同区域协调发展的积极性，完善产业协作机制，探索现实可行的软件和信息技术服务业跨园区合作典范。江苏省内大大小小的软件园区是其软件业发展取得优异成绩的关键，同时也可以成为推动江苏软件业由大变强的基石，通过协调合作，发挥"一加一大于二"的合力。

（四）积极引进和培养人才，加强产业发展政策保障

信息处理与提供业是人才密集型行业。江苏要多形式引进国内外信息处理与提供业专门人才，特别要大力吸引高素质的领军人才、研发人才和经营管理人才，并通过建立有效的薪酬机制和激励机制留住人才；以发布专业人才开发目录、健全信息处理与提供业从业资格制度等方式，引导高校和社会培训机构培养各级各类适用性人才。政策法规对信息提供与处理业的发展影响很大。信息处理与提供业政策法规涉及信息市场管理、信息资源获取、信息公开、信息服务人员管理等方面。相关政策法规的缺失导致市场秩序比较混乱，成为制约江苏信息处理与提供业发展的主因之一。江苏应当制定一些与国际接轨、适应本省信息处理与提供业发展需要的地方法规和行政规章，规范信息处理与提供业的经营行为，建立良好的产业形象。同时，要加强和完善知识产权保护体系建设。

（五）充分利用移动互联网，探索新时期出版业突破发展困境路径

移动互联网对于传统行业的冲击涉及方方面面，如零售行业、运输行业等，对于出版业而言，应从这些行业的发展中汲取经验。零售行业和运输行业在受到冲击时，在更多地利用移动互联网的优势时，反而取得了突破性的发展。因此，出版业也应可以从中学习到一些方法，来推动新时期的出版业发展。对于传统出版行业的发行方式、阅读模式以及信息获取的冲击，通过移动互联网的碎片化、便捷化等特性加以放大，但同时如果出版业能够利用好移动互联网的这些特性，也将同很多的传统行业一样，借助移动互联之力迎来新的发展契机。江苏出版业的发展在受到这些冲击的同时，要了解其主要受到冲击的原因，并从中找到突破口，探索新的发展路径，而不是不断强化移动互联网与出版业的对立意识，要充分利用移动互联网的优势为出版业所用，为迎接新时期出版业蓬勃发展做好准备。

第三节　江苏电信服务业发展研究

一、江苏电信服务业发展现状

2005 年以来，随着互联网经济的复苏，尤其是 WEB2.0、视频、游戏、电子商务引起的

新一轮互联网投资热潮,使得 IDC(Internet Data Center)业务有了很大的回升。2005—2007 年,国内 IDC 业务总收入增速均超过 45％,2008 年实现收入 48.7 亿元,增速下滑至 39％。电信、网通仍然是 IDC 的主导者,2007 年电信和网通占据了 IDC 服务行业超过 65％的市场份额;从地区来看,中国电信在南方占据垄断地位而北方大部分地区则是网通的天下。时至今日,我国电信市场经历了几次变革,现形成了三家全业务运营商为主体的市场格局。随着人民生活水平的提高,客户需求也日益多样化,从最初较为单一的通话及短信业务发展到现有的上网、购物、休闲娱乐等多样化的服务。近几年来,我国电信业发展迅速,无论是宽带互联网还是移动通信网,都在电信业务数量和网络规模上有了很大的提高,电信业务量的增长也带来了通信技术服务市场规模的高速发展。江苏电信、江苏移动和江苏联通均成为全业务运营商,各自在网络建设、业务发展、市场策略等方面进行策略调整,市场竞争环境也更加复杂、日趋激烈,也为行业发展带来了新的机遇、新的契机。

近几年,江苏电信行业与江苏经济发展速度吻合,持续保持平稳增长的状态。从 2011 年到现在,江苏电信业在业务总量和收入上均达到了平稳增长,保持了较好的发展态势。电信业务总量、收入和两项指标均稳居全国第二位。4G 网络的普及,使移动互联网得到了空前的发展,无论是通信业还是手机业务均呈现井喷态势。根据 IDC 报告,2018 年中国市场约占全球智能手机消费量的 30％。与此同时,前四大品牌:华为、OPPO、vivo 和小米在中国市场的份额从 2017 年的 66％增长到大约 78％。而随着 5G 网络的逐步普及,江苏乃至全国电信服务业将迎来新一轮的高增长阶段。

表 6-14　江苏电信服务业业务收入和总量(亿元,万户,线/百人,部/百人)

	2018 年	2017 年	2016 年	2015 年	2014 年	2013 年
电信业务收入	975.1	915.2	882.0	837.1	853.9	874.5
电信业务总量	4 811.6	2 067.7	2 767.5	1 764.6	1 321.8	982.6
宽带接入用户数	3 659.9	3 359.2	2 877.2	2 183.1	1 523.4	1 431.3
移动互联网用户	9 790.7	9 257.7	7 436.9	6 728.9	6 345.4	5 790.5
固定电话普及率	17.0	18.9	21.4	24.9	26.9	29.0
移动电话普及率	122.0	110.1	102.8	103.6	101.9	100.6
全省电话用户	11 158.0	10 319.8	9 907.1	10 200.3	10 204.0	10 231.8
♯固定电话用户	1 364.0	1 512.1	1 708.3	1 973.0	2 133.6	2 289.8
♯移动电话用户	9 794.0	8 807.7	8 198.8	8 227.3	8 070.4	7 942.0

资料来源:江苏通信管理局,表格中"♯"表示从属的意思。

由表 6-14 可知,2018 年电信业务总量为 4 811.6 亿元,较 2017 年增长 132.7％,2018 年电信业务收入为 975.1 亿元,比 2017 年增长了 6.5％;对比业务量和业务收入可以看出,行业结构调整进一步深化;资费改革进一步推进;总体价格水平进一步下降;服务质量显著改善,用户满意度持续提升;增值业务市场规模进一步扩大,产业链不断发展壮大,各环节的合作走向深入。对比 2018 年和 2013 年的数据可以发现,在电信业务量大幅上升的同时,电信业务收入的增长幅度较小,这一点与中央出台的"提速降费"政策密切相关。2015 年 5 月 13 日,李克强总理在主持召开国务院常务会议时再度明确促进提速降费的五大具体举措。这其中包括鼓励电信企业尽快发布提速降费方案计划,使城市平均宽带接入速率提升 40% 以上,推出流量不清零、流量转赠等服务。具体到各运营商,中国移动到 2015 年底,流量综合资费同比将下降 35% 以上,网络能力和网络速率将大幅提升;中国电信流量资费平均降幅达 30% 左右,宽带免费提速,每 Mbps 价格降幅近 4 成;中国联通降低全网移动用户数据流量综合单价 20% 以上,有线宽带套餐降低了近 1 300 元。从三家运营商的提速降费清单总体看来,其中,移动流量和有线宽带资费平均计划下降 30% 左右,网速全面提升,主要城市城区提升至 100 兆,基本与工信部公布的提速降费目标相匹配。同时还可以看到,实际上在 2013—2015 年未实行"提速降费"政策之前,在电信业务总量增长一倍以上时,电信业务收入实际上呈下降态势;而 2015—2018 年实行政策之后,电信业务总量和电信业务收入均呈上升态势,而且业务总量的增长幅度远大于业务收入,说明了"提速降费"的政策切实惠及普通用户,也吸引了越来越多的消费者使用移动互联网络。

从表 6-14 和图 6-1 还可以看出,与 2015 年相比,2018 年全省宽带接入用户数增加了 1 476.8 万户,达到了 3 659.9 万户;移动互联网用户从 2015 年的 6 728.9 万户增长到 2018 年的 9 790.7 万户,增长率达 45.5%;固定电话普及率从 2015 年的 24.9 线/百人下降达到 17.0 线/百人,下降了 7.9 线/百人,下降幅度达 31.7%;移动电话的普及率从 2015 年的 103.6 部/百人增长到 2018 年的 122.0 部/百人,增长了 18.4 部/百人,涨幅达 17.8%,从 2013 年到 2018 年的数据来看,2013 年人均 1 部移动电话,2018 年上涨为人均 1.22 部电话,涨幅接近 22%。就全省电话用户数量来看,对比 2015 年和 2018 年的数据可以发现,总体数量小幅上升,由 2015 年的 10 200.3 万户上升为 2018 年的 11 158.0 万户,其中,固定电话用户大幅下降,从 2015 年的 1 973.0 万户下降为 2018 年的 1 364.0 万户,下降了 609 万户,降幅达 30.9%;移动电话用户上升明显,从 2015 年的 8 227.3 万户上升到 2018 年的 9 794.0 万户,上升了 1 566.7 万户,上升用户数量是下降用户数量的 2.6 倍,涨幅达 19.0%。

因此,综合来看,随着"提速降费"政策的逐步深入,政策释放的红利切实反映在了用户数量的改变上,对于移动互联网以及宽带接入用户的快速增长均起到了实质性的作用,而且这种作用还在持续显现。

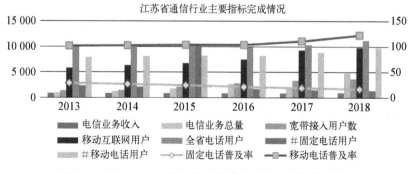

图 6-1　2013—2018 年江苏省通信行业主要指标完成情况
资料来源:江苏通信管理局

由通话和短信业务各年的变动可以发现,2014—2017 年长途通话量下降趋势明显,尤其是 2016—2017 年,数据下降了近 21.7%,较 2014 年下降了 27.1%,可见主要的下降来自 2016—2017 年。由于"提速降费"等一系列措施的逐步实施,使得越来越多的用户使用移动互联网来代替通话服务,2016—2017 年巨幅下降的主要原因就是移动互联网的大规模普及以及移动网络资费的大幅下调。同时,对比短信业务,可以发现其实际数据是有所上升的,而这其中有很大的一部分短信业务是用于移动验证和快递业务。根据分地区的固定电话用户分配数据,可以发现 2014 年城市固定电话用户占比 57.32%,农村用户占比为 42.68%,2018 年固定电话用户占比 69.35%,农村用户占比则下降为 30.65%。可以看出,农村固定电话用户不仅数量下降明显,而且在总体占比中也大幅下降。固定电话用户下降很大的原因是因为智能手机的普及,而在农村固定电话使用比例的下降更是如此,对于农村地区而言,固定电话的安装在成本上和后期维护费用上均高于城市地区,因此,固定电话的普及率本来就比不上城市地区,而智能手机的逐步普及(便利化、网络化)加剧了这一现象。

表 6-15 江苏通话、短信及分地区固定电话业务

	2014 年	2015 年	2016 年	2017 年	2018 年
长途电话通话量(万分钟)	350 016	349 125	325 727	255 071	—
移动短信业务量(亿条)	523	512	619.69	771.6	—
年末固定电话用户(万户)	2 133.61	1 972.99	1 708.33	1 512.08	1 364
♯城市	1 222.91	1 217.98	1 096.96	1 003.19	945.9
乡村	910.7	755.01	611.37	508.89	418.1

资料来源:《江苏统计年鉴 2019》,"—"代表数据缺失。

从固定资产投资角度看,2017 年江苏省电信、广播电视和卫星传输服务固定资产投资 95.66 亿元,比 2014 年的 134.04 亿元下降了 28.6%,而且也是 2014—2017 年中唯一下降的阶段。其中,新建 59.85 亿元,比 2016 年的 99.02 亿元下降了 39.6%;改建 1.18 亿元,比 2016 年的 20.08 亿元下降了 94.1%;扩建 31.49 亿元,较 2016 年的 13.93 亿元增长了 126%,也是总投资额中唯一增长的类别。若对比 2014—2017 年不同类别的投资额可以发现,除改建外,其余各类别投资额 2014—2016 年均呈上升态势,而 2016 至 2017 年均有大幅下降,改建投资额 2015—2016 年下降幅度较大,但 2016—2017 年又有大幅上升。从结果来看,与 2016 年相比,2017 年江苏省新建项目以及扩建项目大幅减少,改建项目大幅增加,这表示江苏省电信服务业现有固定资产投资开始向改建项目倾斜,新建项目的比例在下降,现在固定资产投资更多是使用在对于现有项目的改建上。

表 6-16 江苏电信、广播电视和卫星传输服务固定资产投资(亿元)

年份	总投资额	新建	扩建	改建
2017	95.66	59.85	1.18	31.49
2016	134.04	99.02	20.08	13.93
2015	128.53	59.62	24.03	38.74
2014	124.56	42.33	31.25	25.47

资料来源:历年《江苏统计年鉴》,由于 2019 年的统计年鉴未包含这一数据,因此此处搜集到的最新数据为 2017 年。

由表 6-17 可以看出,在互联网和相关服务的固定投资中,总投资额除 2015 年有小幅上涨外,其余各年的固定资产投资总额变化幅度不大,而且对比不同项目的投资金额来看,变化水平也不大,2015 年主要的变动是在新建方面有所增长。

表 6-17　江苏互联网和相关服务固定资产投资(亿元)

年份	投资额	新　建	扩　建	改　建
2017	83.05	63.43	4.59	4.12
2016	84.47	50.87	14.98	5.47
2015	104.78	62.81	29.02	7.85
2014	74.98	42.04	24.85	6.86

资料来源:历年《江苏统计年鉴》,由于 2019 年的统计年鉴未包含这一数据,因此此处搜集到的最新数据为 2017 年。

分施工投资项目金额来看,江苏电信、广播电视和卫星传输服务 2017 年建筑工程 39.21 亿元,比 2016 年的 32.39 亿元增长了 21.1%,安装工程 23.45 亿元,比 2016 年的 49.74 亿元减少了 52.9%,设备工器具购置 23.85 亿元,比 2016 年的 48.66 亿元下降了 51.0%,其他 9.14 亿元,比 2016 年的 3.25 亿元增加了 181.2%。对比 2014—2017 年数据看,建筑工程整体呈上涨趋势,安装工程 2014—2016 年为上涨,2016—2017 年大幅下降,设备工器具购置 2014—2015 年为上升,2016 年和 2017 年为下降,其他整体上升明显。

表 6-18　江苏电信、广播电视和卫星传输服务施工投资项目(亿元)

年份	建筑工程	安装工程	设备工器具购置	其他
2017	39.21	23.45	23.85	9.14
2016	32.39	49.74	48.66	3.25
2015	38.46	33.27	55.00	1.79
2014	33.59	36.63	52.33	2.00

资料来源:历年《江苏统计年鉴》,由于 2019 年的统计年鉴未包含这一数据,因此,此处搜集到的最新数据为 2017 年。

分施工投资项目金额来看,江苏互联网和相关服务 2017 年建筑工程 42.82 亿元,比 2016 年的 37.42 亿元增长了 14.43%,安装工程 0.87 亿元,比 2016 年的 6.79 亿元减少了 87.19%,设备工器具购置 36.52 亿元,比 2016 年的 36.03 亿元上升了 1.36%,其他 2.84 亿元,比 2016 年的 4.23 亿元减少了 32.86%。对比 2014—2017 年数据看,除 2014—2015 年间建筑工程整体呈上涨趋势,安装工程 2014—2016 年为上涨,2016—2017 年大幅下降,设备工器具购置整体呈上升态势,其他 2014—2015 年明显上升,之后显著下降。

表 6-19　江苏互联网和相关服务施工投资项目(亿元)

年份	建筑工程	安装工程	设备工器具	其他
2017	42.82	0.87	36.52	2.84
2016	37.42	6.79	36.03	4.23

年份	建筑工程	安装工程	设备工器具	其他
2015	38.52	9.63	36.99	19.64
2014	41.07	4.87	24.78	4.26

资料来源:历年《江苏统计年鉴》,由于2019年的统计年鉴未包含这一数据,因此,此处搜集到的最新数据为2017年。

2017年,江苏电信、广播电视和卫星传输服务施工投资项目施工项目116个,新开工项目90个,投产项目93个,投产率为80.17%。2016年,江苏省电信、广播电视和卫星传输服务施工投产项目143个,新开工项目125个,投产项目117个,投产率为81.82%。对比近几年的数据可以发现,施工项目在2014—2016年有大幅上升,2016—2017年又有一定程度的回落;新开工项目以及投产项目也有类似的现象。就投产率而言,2014—2015年大幅上升,2015—2017年则存在一定的下降趋势。

表6-20 江苏电信、广播电视和卫星传输服务施工投资项目(个,%)

年份	施工项目	新开工	投产项目	投产率
2017	116	90	93	80.17
2016	143	125	117	81.82
2015	115	92	100	86.96
2014	99	74	76	76.77

资料来源:历年《江苏统计年鉴》,由于2019年的统计年鉴未包含这一数据,因此,此处搜集到的最新数据为2017年。

2017年,江苏互联网和相关服务施工投资项目施工投资项目施工项目133个,新开工项目116个,投产项目115个,投产率为86.47%。2016年,江苏省电信、广播电视和卫星传输服务施工投产项目134个,新开工项目108个,投产项目119个,投产率为88.81%。对比近几年的数据可以发现,施工项目在2015—2016年有大幅上升,2016—2017年基本不变;新开工项目2014—2016年基本不变,2016—2017年有所增加,投产项目2015—2016年增长较大,其余各阶段基本不变。就投产率而言,2015—2016年大幅上升,其余各年基本不变,与投产项目个数变动相一致。

表6-21 江苏互联网和相关服务施工投资项目(个,%)

年份	施工项目	新开工	投产项目	投产率
2017	133	116	115	86.47
2016	134	108	119	88.81
2015	119	106	96	80.67
2014	119	106	96	80.67

资料来源:历年《江苏统计年鉴》,由于2019年的统计年鉴未包含这一数据,因此此处搜集到的最新数据为2017年。

综上不难看出,无论是固定资产投资、施工投资项目金额还是施工投资项目数量,与

2016 年相比,2017 年江苏省电信、广播电视和卫星传输服务均存在大幅下降的情况。其中的很大一部分原因是江苏省电信服务业现有固定资产已经逐渐可以满足全省的使用需求,不再需要那么多的新建项目以及扩建项目,资金使用更多用于对现有固定资产项目的改建上。因此,对于这一阶段的各项新建工作以及项目建设的资金投入均呈下降态势。而互联网及相关服务的固定资产投资的主要变动时间为 2015 年,其余各年的变动幅度较小,这与互联网的发展速度变动有较大关系,也与产业发展的特点和周期性有一定关联。对于投产率而言,互联网和相关服务业的项目投产率要高于电信、广播电视和卫星传输服务,这一点有两者的建设周期有关,因为互联网和相关服务的固定资产投资建设周期更短,因此,在不同阶段其实际的项目投产率相对更高一些。

从从业人数角度看,2018 年江苏电信、广播电视和卫星传输城镇单位从业人数城镇单位从业人数合计 13.55 万人,比 2014 年的 16.43 万人下降了 17.5%,其中,在岗职工 13.31 万人,比 2014 年的 16.10 万人下降了 7.3%;国有单位职工 1.09 万人,比 2014 年的 2.43 万人下降了 55.1%;城镇集体单位职工 0.09 万人,比 2014 年的 0.06 万人增加了 50%;其他单位职工 12.37 万人,比 2014 年的 13.94 万人减少了 11.3%。综合统计各年来看,除城镇集体单位从业人员有一定的增长之外,其余各类型单位从业人员均有不同程度的下降,其中,国有单位以及其他单位的下降人数基本相同。若从近几年的数据来看,从业人员变动较大的时间主要在 2014—2015 年,这期间的合计从业人数和在岗职工人数均大幅下降,但是国有单位的从业人员却大幅上升,主要下降原因是其他单位从业人数下降较多。对比来看,2015—2018 年江苏电信、广播电视和卫星传输城镇单位从业人数呈小幅下降态势。

表 6 - 22　江苏电信、广播电视和卫星传输城镇单位从业人数(万人)

年份	合计	在岗职工	国有单位	城镇集体单位	其他单位
2018	13.55	13.31	1.09	0.09	12.37
2017	13.52	13.28	3.72	0.01	9.79
2016	14.04	13.81	4.01	0.01	10.02
2015	14.82	14.58	4.13	0.01	10.69
2014	16.43	16.10	2.43	0.06	13.94

资料来源:历年《江苏统计年鉴》

2018 年江苏互联网和相关服务城镇单位从业人数城镇单位从业人数合计 6.03 万人,比 2014 年的 1.11 万人上升了 443.24%,其中,在岗职工 5.82 万人,比 2014 年的 0.97 万人上升了 500%;国有单位职工 0.01 万人,比 2014 年的 0.04 万人下降了 75%;城镇集体单位职工 0.01 万人,比 2014 年的 0.02 万人下降了 50%;其他单位职工 6 万人,比 2014 年的 1.05 万人增加了 471.43%。综合统计各年来看,合计从业人员中主要是其他单位,而国有单位和城镇集体单位人员均占比很小。在岗职工从 2014—2018 年增长较大,这里面很多都是其他单位从业人员增加的结果,而国有单位和城镇集体单位原本人数较少,2018 年进一步减少。

表6-23　江苏互联网和相关服务城镇单位从业人数(万人)

年份	合计	在岗职工	国有单位	城镇集体单位	其他单位
2018	6.03	5.82	0.01	0.01	6
2017	3.2	2.96	0.02	0.01	3.16
2016	2.43	2.28	0.08	0.01	2.34
2015	1.3	1.16	0.04	0.02	1.24
2014	1.11	0.97	0.04	0.02	1.05

资料来源:历年《江苏统计年鉴》

从从业人员平均工资看,2018年江苏电信、广播电视和卫星传输城镇单位从业人员平均工资133 572元,比2014年的87 389元上涨了52.85%,其中,在岗职工平均工资134 818元,比2014年的88 188元上涨了52.86%;国有单位职工平均工资91 347元,比2014年的59 961元上涨了52.34%;城镇集体单位职工平均工资50 930元,比2014年的37 690上涨了35.13%;其他单位职工平均工资137 911元,比2014年的92 431元上涨了49.2%。综合统计各年来看,各种岗位从业人员平均工资均有不同程度的上升。分不同类别来看,在岗职工平均工资水平较高是因为其他岗位从业人员平均工资较高,又由于其他岗位从业人员数量所占比重较大,因此,整体而言行业的平均工资水平与其他单位从业人员平均工资相差不大。可以看到,无论是国有单位还是城镇集体单位的平均工资水平均较低,这一定程度上也影响了其从业人员数量,尤其是城镇集体单位,2018年的平均工资水平只有其他单位的约37%,国有单位的平均工资也只有其他单位的66.2%,因此,这两个部门的从业人员数量也都不高。

表6-24　江苏电信、广播电视和卫星传输城镇单位从业人员平均工资(元)

年份	合计	在岗职工	国有单位	城镇集体单位	其他单位
2018	133 572	134 818	91 347	50 930	137 911
2017	115 784	116 924	88 474	107 405	126 173
2016	106 423	107 069	79 693	78 403	117 225
2015	94 652	95 158	67 072	75 045	106 224
2014	87 389	88 188	59 961	37 690	92 431

资料来源:历年《江苏统计年鉴》

对比来看,2018年江苏互联网和相关服务城镇单位从业人员平均工资123 022元,比2014年的67 693元上涨了81.74%,其中,在岗职工平均工资126 862元,比2014年的73 336元上涨了72.99%;国有单位职工平均工资86 233元,比2014年的99 140元下降了13.02%;城镇集体单位职工平均工资96 699元,比2014年的66 112元上涨了46.27%;其他单位职工平均工资123 160元,比2014年的66 596元上涨了84.94%。综合来看,除国有单位平均工资有所下降之外,其余不同单位互联网和相关服务从业人员平均工资均有不同程度的上升。整体而言,在岗职工平均工资水平较高是因为其他岗位从业人员平均工资较高,又由于其他岗位从业人员数量所占比重较大,因此,整体而言,行业的平均工资水平与其他单位从业人员平均工资相差不大,这一点与电信、广播电视和卫星传输业类似。不同的是,城镇集体单位的平均工资较电信、广播电视和卫星传输业高出一大截,以2018年为例,国有单位互联网和相关服务行业平均工资高于电信、广播电视和卫星传输业45 769元,而其他单位互联网和相关服务行业平均工资则均低于电信、广播电视和卫星传输业。

表6-25 江苏互联网和相关服务城镇单位从业人员平均工资(元)

年份	合计	在岗职工	国有单位	城镇集体单位	其他单位
2018	123 022	126 862	86 233	96 699	123 160
2017	125 877	132 961	87 289	84 804	126 346
2016	113 656	118 640	181 098	79 678	111 815
2015	79 451	85 463	87 907	79 471	79 167
2014	67 693	73 336	99 140	66 112	66 596

资料来源:历年《江苏统计年鉴》

无论是江苏电信服务业相关业务数据还是投资数据、从业人数、从业人员平均工资,均反映出江苏电信服务业发展水平较好,处于不断增长态势。伴随着新一代通信技术的普及,在现有行业发展水平基础上,江苏电信服务业将迎来新的发展机遇。

二、江苏电信服务业存在的问题

(一)电信市场发展不平衡,农村市场有待开发

随着电信市场竞争的加剧,电信企业利润的摊薄,电信业需要寻找新的业务增长点,而农村电信市场仍然是一块尚未得到很好开发的市场。且宽带中国战略在苏南等发达地区落地较好,但在苏北等落后偏远区域推动缺乏,造成了一定程度上的发展不平衡。同时,电信是江苏省产业结构中的基础支柱产业,和人民的生活质量息息相关,解决"三农"问题,提高农村居民的收入水平和生活质量,电信也在其中有着不可替代的作用。尽快消除江苏省城乡之间、城镇与农村居民之间日益扩大的收入差距,农村电信市场起着积极的支持和推动作用,但是电信业建设城乡差距悬殊。从江苏省的情况来看,在农村地区和城市的电信业和互联网的普及水平之间存在一定差距,其中更多地涉及地区间基础设施水平的差异。要进一步拓展江苏省电信服务业发展空间,农村的电信业务普及率可以进一步提高。同时,借助移动互联网这股"东风"以及"提速降费"这一政策,进一步提高移动互联网以及智能手机在农村的普及率,这一领域的发展将成为下一阶段江苏电信服务业发展新的增长点。

(二)对于固定电话用户下降的处理措施有待加强

从结果看,移动互联网的高速发展,不仅对相关行业产生了较大影响,但同时也影响了电信业本身。智能手机的普及使得使用固定电话的用户大大下降,而"提速降费"这一政策的出台,进一步加大了这一影响。对于固定电话使用时间和接入水平大幅下降的情

况,如果再无法重新吸引新的用户加入固定电话的使用时,需要在电信业的其他地方找到弥补方法。整体来看,江苏电信业务的发展还是在不断提高,而且还存在不断增长的趋势,而随着 5G 网络的不断普及,移动互联网的用户以及业务量将引来新的发展高潮。因此,对于固定用户下降这一情况,在找准新的替代业务来弥补时,这一问题不会对江苏电信业务产生较大影响。但是如果在移动互联网发展饱和时,需要对固定电话这一传统领域加以重视,不能任由其不断下降,应该提前谋划固定电话使用新的推广模式。

（三）品牌定位不准确

品牌是除了技术之外另一张通往国际化的王牌,技术是核心,形象是品牌的根基。好的服务产品,不仅要有先进的技术作为支撑,还需要有良好的形象作为依托,从而赢得更多消费者的信赖。在江苏省电信企业国际化进程中,保持民族特色是我国的一贯做法,然而江苏省乃至全国知名品牌直接进入国际市场后却常常不被认可,这就要求在国际化过程中要根据目标市场环境的不同,有针对性地选择不同的品牌定位。

三、江苏电信服务业发展的政策建议

在我国经济进入新常态的大背景下,随着移动互联网浪潮的冲击,跨级竞争和融合进一步加剧,电信业增长正从高速转向中高速（甚至中低速、低俗）,企业结构正从做大做优传统业务向做优传统业务、加快发展高成长性的互联网新兴业务并举,发展动力正从推动技术升级、业务拓展的投资驱动转向优化服务和应用的创新驱动。通信业将进入一个速度更加稳健、结构日趋合理、动力更加强劲的符合经济新常态的状态,为更好地迎接 5G 信息技术的普及这一发展机遇,推动江苏电信服务业发展向前不断迈进,研究给出以下几点政策建议:

（一）逐步缩小区域及城乡差距,扎实推进农村信息化建设

努力贯彻"全面协调可持续发展"的建设思路,落实江苏省电信业区域协调发展的战略,促进电信业苏南、苏中、苏北及城乡协调发展。鼓励电信企业积极开拓农村电信市场,提高农村电话普及率,加大农村互联网接入的普及力度,通过拓展业务类型,提升服务质量的方式,带动农村信息化水平的提高。同时,研究普遍服务的具体实施措施,健全工作机制,明确责任分工,为农村通信的持续发展建立长效保障机制,扎实推进农村信息化建设。由统计结果和分析来看,农村地区的电信服务业发展速度较快,不断增长的用户数以及业务量也说明农村地区的电信服务业发展潜力还需进一步挖掘。但同时也可以看到农村地区电信业发展同城市之间存在的差距,因此,推动电信业均衡发展是未来江苏电信服务业发展新的增长点。

（二）转变电信发展模式,进一步提升服务社会信息化的能力

随着移动互联网的发展,江苏电信服务业内部不同属性服务之间发生了明显的变化,要在利用新技术推动电信服务业发展的同时,充分利用新技术改造传统电信服务方式,能够为传统电信服务业务提供新的发展动力。电信业应通过提高劳动生产率、资源整合、技

术和业务创新、优化产业链等多种方式来促进行业协调发展,以江苏省国民经济发展和社会信息化建设为契机,进一步加强信息服务能力建设,立足于提供完善的基础通信设施和良好的网络接入平台,加强业务创新,不断推出新的业务模式,为信息化建设提供综合信息服务支持。围绕电子商务、数码城市、企业综合信息服务解决方案、网上娱乐等信息服务需求,整合现有资源,加强综合信息服务的开发和推广,力求使信息服务融入人民生活、企业生产、社会发展的方方面面。

(三)坚持改革创新,加快推动企业转型发展

坚定不移发挥市场配置资源决定作用,加快推进市场化改革,完善现代企业制度,营造各类人才创新创业创优的良好环境,调动广大员工的积极性创造性。坚持创新驱动发展战略,牢牢把握5G、信息消费、工业互联网发展等发展新机遇,加大技术、业务的创新、推广力度,推动集约化、互联网化转型,迈开跨级融合新步伐。着眼建设"网络强省"和"智慧江苏"的战略目标,积极推动制定全省信息通信"十四五"专项规划,加大信息通信基础设施建设投资力度,发挥好骨干直联点有效作用,为江苏发展平台经济创造良好的网络环境。电信企业需要进一步加快产权改造的步伐,完善多元化的投资结构,对用人体制、分配方式、投资决策等制度进行深入改革,促进企业运行管理创新,提高企业的综合素质与核心竞争力。鼓励已初步具备国际竞争能力的电信运营企业、服务支撑企业联手拓展国际市场,在海外设立研发、生产和服务基地,积极参与国际分工与合作,走国际化发展的道路。技术的提升和创新是提高江苏省信服务业国际竞争力的根本途径。近年来,江苏省电信服务业在技术研发方面的投资逐年加大,研发能力不断加强,政府应该鼓励并引导国内电信行业加强自主创新,如组织国内电信企业、科研院所和高等院校集中力量,联合对重点领域不断研究创新,取得技术突破。要不断加大投资力度,增加融资渠道,为技术研发提供资金支持与保障。同时,企业、科研院所与高校之间应加强沟通与协作,积极发挥各自优势,建立战略联盟,共享知识产权,在对国外先进技术研究的基础上,创造出更多的高技术成果,提升整个行业的技术水平与服务质量,从而加快"走出去"步伐,大力开拓国际市场。

(四)强化网络信息安全保障,切实保障消费者合法权益

严格落实网络信息安全主体责任,完善组织机构,提升基础网络安全保障水平。认真研究移动互联网时代网络信息安全的新特点新威胁,及时跟踪技术业务前沿问题,加强手段建设,提升技术管理能力。进一步加强实名制管理力度,开展好"黑卡"整治专项行动,切实保护用户个人信息安全。积极配合有关部门开展互联网网络整治专项行动,共建清朗网络空间。从用户感知出发,创新服务形式,丰富服务内容,提高产品体验,在5G时代树立更好的口碑。强化服务窗口的效能提升,制定完善客户价值提升计划,不断健全企业服务规范和服务质量管理体系。创新营销宣传手段,积极组织电信服务宣传活动,回馈广大用户,改善企业形象。采取有效措施重点解决不明收费、垃圾短信、电话等热点、难点问题,不断提升服务满意度,构建和谐客户关系。

（五）完善电信服务业市场监管，营造良好竞争环境

在国际化进程中，企业个体无法克服不利的国际环境，需要政府的支持。江苏省应积极引导行业内适度有效的竞争，促进行业效率与服务质量的提高，保证消费者权益不受恶意竞争与垄断的侵害，为电信业的持续健康发展提供保证。监管部门应根据新的形势、新的要求，牢固树立依照法律法规和市场经济规则进行监管的思想，充分发挥监管优势，增强监管工作的整体效能，不断提高驾驭复杂局面、解决复杂矛盾的水平。同时，监管部门要树立正确的监管工作指导思想，加快政府职能转变，全面履行经济调节、市场监管、社会管理和公共服务等职能。

（六）加强国际合作交流，加强电信服务业专业人才队伍建设

在国际交流合作方面，一是建立相应的国际对话与合作机制，以期不断适应全球化信息通信发展要求，并不断拓宽信息基础设施合作渠道；二是对世界各国信息基础设施发展情况进行跟踪，尤其是研究、试验、标准化、部署和应用推广等方面的进展，并积极参与这些方面的国际合作；三是对频率和空间轨道资源进行规划应用，并积极拓展这些资源的范围；四是鼓励电信企业实行"走出去"战略，尤其是通信制造、基础电信运营、电信咨询服务等企业，加强其国际交流和合作。在加强电信服务业专业人才队伍建设方面：首先，电信企业在重点领域人才资源开发中要不断增加经费投入，可以适当引进海内外高层次人才；其次，加强技术力量薄弱地区的人才培养；再者，加强科技创新激励制度的实行力度，不断提高专业技术人才自主创新的积极性，并主动促进科研成果的产业化进程；接着，建立和完善产学研合作的人才培养模式，利用电信重大专项和重点工程的政策倾斜和合作交流的良好平台，培养电信专业人才；最后，加强电信业员工后续教育和在职培训工作。

第四节　江苏法律服务业发展研究

法律服务是指律师、非律师法律工作者、法律专业人士（包括法人内部在职人员、退、离休政法人员等）或相关机构以其法律知识和技能为法人或自然人实现其正当权益、提高经济效益、排除不法侵害、防范法律风险、维护自身合法权益而提供的专业活动。法律服务的内容包括诉讼业务服务和非诉讼业务服务。诉讼业务服务主要包括各种经济、民事、行政案件的诉讼代理和仲裁代理。非诉讼业务服务包括咨询及文书服务、专项法律服务、其他非诉讼法律业务等。

党的十九届四中全会通过的《中共中央关于坚持和完善中国特色社会主义制度、推进国家治理体系和治理能力现代化若干重大问题的决定》强调："建设中国特色社会主义法治体系、建设社会主义法治国家是坚持和发展中国特色社会主义的内在要求。必须坚定不移走中国特色社会主义法治道路，全面推进依法治国，坚持依法治国、依法执政、依法行政共同推进，坚持法治国家、法治政府、法治社会一体建设，加快形成完备的法律规范体系、高效的法治实施体系、严密的法治监督体系、有力的法治保障体系，加快形成完善的党

内法规体系,全面推进科学立法、严格执法、公正司法、全民守法,推进法治中国建设。"而法治国家的建设就必须要有成熟、完善和发达的法律服务业。

从一些法治化程度较高国家的经验来看,成熟的法律服务业表现为:法律服务的数量充足、服务严格规范、服务运作有序、对法律服务活动的监管有力。在中国,法律服务是社会主义法治实践活动的重要组成部分,是国家法律适用中的一个重要环节。改革开放以来,中国法律服务业经历了从无到有、从无序到逐步规范的健康、快速发展的道路。在促进社会公平,实现社会正义,排查民间纠纷,化解社会矛盾,维护政府机关、企事业单位、社会团体和公民个人的合法权益,推进经济快速发展和社会全面进步,发挥了十分重要的作用。但不容忽视的是,中国法律服务业在法律人员业务素质、服务水平、管理体制、管理意识等方面都还存在较多问题。总体上看,这些问题的存在是发展中的问题,需要通过不断深化改革来解决。随着社会主义市场经济体制的不断完善,法律服务的市场越来越大,业务领域越来越宽,法律服务队伍发展越来越快,法律服务作为一个产业在整个国家经济社会发展中的作用越来越明显。

一、江苏法律服务业发展现状

(一)法律服务业

江苏是我国的法律服务业大省。表6-26列示了2014—2018年江苏省法律服务业发展的基本趋势。

表6-26 2014—2018年江苏省法律服务业发展概况

项 目	2014年	2015年	2016年	2017年	2018年
律师事务所(个)	1 385	1 512	1 612	1 786	1 882
律师所工作人员(人)	16 708	18 235	19 140	21 816	26 570
担任法律顾问(家)	105 755	90 137	94 244	77 830	82 623
民事案件诉讼代理(件)	248 517	289 806	367 380	410 173	493 375
刑事诉讼辩护及代理(件)	35 135	37 765	40 995	49 549	62 453
非诉讼法律事务(件)	73 217	80 327	86 381	70 793	85 362
解答法律咨询(人次)	256 990	331 423	377 846	352 949	388 100
代写法律事务文书(件)	32 459	33 265	37 052	35 951	37 689
行政诉讼(件)	3 169	4 650	6 762	13 261	10 793

数据来源:历年《江苏统计年鉴》

江苏省司法厅统计数据显示:截至2018年底,江苏共有律师所工作人员26 570名,同比增长21.8%,其中,专职律师22 910名,兼职律师623名,公职律师2 411名,公司律师424名,法律援助律师202名。全省律师中,本科以上学历占比为96%,其中,法律专业本科及以上学历的占比达83.4%。具有博士学位的307名,占1.16%,同比增长

22.3%;具有硕士或双学士学位的5 335名,占20%,同比增长54%;法律专业本科学历16 793名,占63.2%,同比增长17%;其他专业本科毕业3 375名,增长43%。律师职业化、专业化水平进一步提升。全省律师中40岁以下律师已占54.3%,其中,30岁以下4 965人,占18.7%;31—40岁9 464人,占35.6%;41—50岁7 533人,占28.4%;51岁以上4 608人,占17.3%。总体上看,江苏律师队伍是一支年富力强的队伍。现有律师中,中共党员10 054人,占37.8%,同比增长55.8%;民主党派人员1 682名,占6.3%,比去年同期增加496名,增长率41.8%;女律师8 641名,占32.5%,同比增长29.3%。

在法律服务机构方面,截至2018年底,江苏全省共有律师事务所1 882家,比上年增加96家,同比增长5.4%。其中,合伙所1 674家,个人所208家。江苏30人以下律所1 758家,占93.4%,其中,10人以下的律所1 092家,占58%,江苏律所总体上以中小所为主。律师人数31—50人的律所80家,占比为4.3%;人数在51—100人的律师37家,占比为2%;人数101人以上的律师7家。

在法律服务业务量方面,2018年江苏全省律师共办理各类业务118万件,同比增长7.2%。其中,律师参与刑事诉讼辩护及代理共计62 453件,同比增长26%。律师参与民事诉讼代理共计493 375件,同比增长20.3%。律师办理非诉讼法律事务共计85 362件,同比增长20.6%。解答法律咨询388 100人次,同比增长9.96%。代写法律事务文书37 689件,同比增长4.83%。这些指标的快速增长表明江苏省内法律服务业近年来不断拓展,正在向着大众化、便利化、便民化方向快速进步,省内律师业服务不断完善。

在行政诉讼方面,2018年江苏省律师共办理行政诉讼案件10 793件,比2017年的13 261件减少18.61%,表明全省的各级政府部门行使行政管理职权的合法、合规性有较大改进,行政诉讼纠纷有减少趋势。

在法律服务营收方面,2018年江苏全省律师业务收费同比增长22.9%。代理诉讼案件业务收费占比为73.8%(其中,刑事诉讼辩护及代理业务收费同比增长64%,民事诉讼代理业务收费同比增长38.9%,行政诉讼代理业务收费同比增长72%);办理非诉讼法律事务业务收费占比为13.6%,同比增长28%。

(二)公证服务业

在我国法律公证服务的社会普及度仍不高,当前的法律公证业务主要以法律强制性公证业务为主,企业和居民自发办理公证业务的需求仍较小,特别是绝大多数居民对公证服务业仍缺乏正确的了解,江苏也不例外。因此,江苏省的公证服务业规模较小,且在2014—2018年间没有明显增长。如表6-27所示,2018年,江苏省共计有公证处107个,比2014—2017年的104个增加了3个。公证人员1 441人,比2017年的1 598人减少了9.82%。其中,公证员701人,较2017年增加10人;助理公证员731人,比2017年增加126人。办理国内公证文书551 923件,比2017年的664 324件减少16.92%。

表 6-27　江苏省公证业基本发展情况

项　　目	2014 年	2015 年	2016 年	2017 年	2018 年
公证处(个)	104	104	104	104	107
公证人员(人)	1 445	1 504	1 549	1 598	1 441
♯公证员	632	666	643	691	710
助理公证员	462	487	570	605	731
办理国内公证文书(件)	477 759	520 165	643 237	664 324	551 923

数据来源:历年《江苏统计年鉴》

(三) 人民调解服务业

人民调解服务是正规司法诉讼服务的"简化版",当社会司法诉讼手续过繁、时间和资金成本过高时,企业和居民就会倾向于选择简单便宜的调解服务,解决彼此间的小纠纷。由表 6-28 可知,截至 2018 年底,江苏省人民调解委员会 25 593 个,比 2017 年的 37 467 个减少了 31.69%,比 2016 年的 33 412 个减少了 23.40%,比 2015 年的 29 566 个减少了 13.43%。调解人员 116 951 人,比 2017 年的 154 506 人减少了 24.31%,比 2016 年的 138 361 人减少了 15.47%,比 2015 年的 150 618 人减少了 22.35%。总体来说,人民调解机构逐年减少,反映出江苏法制工作更趋向于专业化,这主要得益于近年来江苏正规司法体系运营效率的不断改善,正规司法服务的成本越低、时效性越强,社会对人民调解服务的需求也就越小。

表 6-28　江苏省人民调解工作基本情况

项　　目	2014 年	2015 年	2016 年	2017 年	2018 年
人民调解委员会(个)	34 533	29 566	33 412	37 467	25 593
调解人员(人)	154 560	150 618	138 361	154 506	116 951

数据来源:历年《江苏统计年鉴》

二、江苏法律服务业发展存在的问题

近些年,江苏法律服务业已初步发展成熟,行业结构完整、清晰,行业内分工成体系化;行业内从业人员数目小幅度波动,基本已度过高速增长期,保持在一个稳定的水平上;各种相对应的法律服务机构数目也基本维持稳定。除规模之外,就法律服务行业的总体水平和质量而言,还不能完全适应建设社会主义法制中国的需要,与老牌发达国家相比还有较大的差距。所以,我们必须清醒地认识到,在江苏省法律服务业取得辉煌成绩的同时,一些薄弱环节也暴露了出来,既有发展环境方面的,也有行业发展层面上的,还有法律服务机构自身的,这些都有待我们进一步研究和解决。主要表现在以下方面:

(一) 地区发展不平衡,南北差距较为显著

苏南地区大城市集中,法律人才聚集,法律服务需求旺盛,法律服务业发展规模和水

平领先全国;但苏中和苏北普遍存在缺乏高素质法律人才的问题,不少企业和居民存在跨地区在苏南甚至是北京、上海聘请法律公司提供服务的现象。这是江苏省法律服务业发展的最大问题,也是最难解决的,苏南整体要远远好于苏中和苏北。因此,江苏省对法律服务业所有不足的解决方案都需要结合地域经济而有所侧重。

（二）高素质、国际化的法律服务企业或机构为数不多,人才结构不合理

江苏省法律服务从业人员不算少,但能参与国际竞争的并不多,一些法律业务骨干技术上训练有素,但缺乏同国际接轨的系统知识和海外法律服务经验,极大地制约了江苏省法律服务企业对外展示其技术优势,束缚了法律服务企业在国际层面上的竞争力,使得在开拓法律服务市场时的主要困难转化成高级人才特别是高级分析人才及高水平管理人才的缺乏。原因有二:一方面,对法律服务的考核制度缺少后期补充;另一方面,说明江苏省本土法律服务行业在培养国际化法律人才上仍有所欠缺,与北京、上海等相比有较大差距。

（三）市场需求开拓不足

任何一个服务型产业的市场都取决于当地经济、政治情况,江苏省本土经济、政治情况较稳定,法律服务业发展比较充分。但是,伴随着律师业、公证业和人民调解工作的逐年扩张,越来越多的人以及越来越多的企业选择进入法律服务业,且各大高校的高入学率也加大了这一竞争力度。相应的,江苏省法律服务业发展必将会面临人才供给过剩的问题。而解决的办法在于市场需求的开拓,江苏省具有良好的区位优势,东南靠近浙江和上海,西接安徽,北接山东,这几大省(尤其是安徽与山东)都是著名的人口大省,江苏应该发挥自己的区位优势,利用自己的法律服务行业辐射、影响周边省市,并扶持当地法律服务业开展,借此发展自身法律服务业市场。

（四）法律服务市场无论是内部机制还是外部监管都易形成壁垒

在内部机制方面,我国法律服务市场中的内部机构各自设定自己的执业范围、准入条件和执业标准等,江苏省也不例外,这样很容易形成法律服务市场的行业壁垒,难以形成统一开放的大市场。在外部监管方面,基于现行的管理体制,我国的法律服务是从属于不同的管理主体的,而这些主体为了维护自身的利益,会人为地设立行业壁垒来对市场进行分割进而垄断本地区的法律服务,甚至有些部门擅自设立本行业法律服务门槛来禁止或者限制其他法律服务者的进入。

三、江苏法律服务业发展的政策建议

（一）政府层面

均衡配置城乡基本公共法律服务资源。降低法律援助门槛,扩大法律援助范围,加强公共法律服务实体平台、热线平台、网络平台等基础设施建设,改善服务条件。加强基层普法阵地、人民调解组织建设,健全服务网络。充分发挥司法所统筹矛盾纠纷化解、法治

宣传、基层法律服务、法律咨询等功能,发挥律师、基层法律服务工作者的作用,健全村(居)法律顾问制度,加快推进村(居)法律顾问全覆盖。大力发展县域公证法律服务,组织公证人员采取巡回办证、网上办证、蹲点办证等多种形式,深入基层开展公证咨询和业务办理。

加强欠发达地区公共法律服务建设。统筹利用中央财政转移支付资金等资金渠道,加强公共法律服务经费保障,并对欠发达地区特别是革命老区、民族地区、边疆地区、贫困地区予以倾斜。以公共法律服务平台建设、法律服务人才培养和村(居)法律顾问建设等为重点,集中实施一批法律服务扶贫项目,将其中属于政府职责范围且适宜通过市场化方式提供的服务事项纳入政府购买服务范围,引导社会力量参与提供。建立健全法律服务资源依法跨区域流动制度机制,支持欠发达地区律师事务所建设,鼓励律师事务所等法律服务机构到欠发达地区设立分支机构。鼓励发达地区法律服务机构通过对口援建、挂职锻炼、交流培训等形式支持欠发达地区法律服务机构发展。加强对欠发达地区引进法律服务专业人才和志愿者的政策扶持,持续推进"1+1"法律服务志愿者活动,支持利用互联网等方式开展远程法律服务。

(二)行业层面

在政府不断引导法律服务业健康、高效发展的同时,行业也必须考虑自身情况,主要从提升质量、加快制度完善过程、促进行业规范化发展等维度发展自身。具体来说,不断发挥法律服务业行业协会的作用,做到代替政府起到行业管理的职能,协调和制定会员资格,建立完善法律服务行业从业人员准入制度、行业准则、道德行为和服务规范等,不断加强在职法律服务人员知识更新和水平提高的基础上,提升法律服务从业人员的职业道德,营造诚信的行业氛围。加大法规、行业规范、资格认证制度和职业道德规范的制定和实施,将规范法律服务业市场,规范法律服务供给,使其提供的"产品"质量在很大程度上能够得到保证。此外,建立法律服务行业"黑名单"制度,整顿法律服务行业执业环境,要建立和完善信誉评估机制,促进法律服务公司加强管理,加快发展,采用科学的方法对法律服务机构的业绩、知名度、法律服务能力、业务水平以及职业道德等方面的内容做出客观、公正的评估,并向社会公布评估结果。

(三)企业层面

企业应及时调整经营理念,建立起对客户负责的企业观。法律服务业的行业特点决定其对用户具有很强的依赖性,法律机构不能脱离客户而存在与发展,因此要深入了解用户存在的问题和实际需求,提出切合实际的应对策略;找准市场定位,实施法律服务的差异化和品牌化,积极培养自己的客户群,研究新的增长点,营造自己的核心竞争力;法律服务的产品注入了咨询人员智慧的信息,人才对企业的发展尤其重要,法律服务机构应合理配置人员、学科、知识结构,开展在职法律服务人员的培训工作,注重人员综合素质的提高,激活员工潜能;唯有持续不断创新,法律服务企业才能在长久中发展,才能赢得市场。

四、法律服务业重点企业研究

(一) 大成(南京)律师事务所

大成(南京)律师事务所于 2008 年成立,现有 160 余名律师及其他专业人员。大成(南京)律师事务所大多数律师毕业于国内外知名法律院校;多数律师取得了美、英、法、日、韩、俄等国一流法学院校学位,并具有在国际知名律师事务所工作的经验;相当数量的律师还具备国际贸易、金融、建筑工程、工商管理、会计、税务等其他专业背景。大成南京分所的律师及其他专业人员能够以英、日、韩等语言为客户提供服务。大成(南京)律师事务所的律师及其他专业人员在法律专业领域的长期执业过程中积累了丰富的执业经验,同时注重在商务方面掌握广泛而扎实的专业知识和实践经验,在充分理解客户具体需求的基础上,有效地为客户提供全面的、务实的法律及商务解决方案。依托优秀的律师和其他专业人员,大成(南京)律师事务所紧跟国际、国内市场发展和法律服务热点,组建了知识结构优化、专业方向明确、符合社会需求的若干专业部门。通过不断地优化整合,逐步形成了专业化程度高、管理规范、运行有序、服务高效的法律服务团队。目前,大成南京分所设有民商业务部、刑事业务部、金融投资部、房地产业务部、破产重组业务部、知识产权部、公司证券部、涉外业务部等 8 个业务部门,且设有多个全球网络虚拟化专业团队的分部,并在部门内部、部门之间及团队之间有效地共享信息和整合资源。大成(南京)律师事务所和北京总部及国内外机构在最大程度上实现项目信息、专业知识、业务经验、专业人才及社会关系等资源共享和有效协调,使得大成能够根据客户的专业和地域服务需求,调动南京分所和北京总部及国内外机构的优势力量,由在相关业务领域具有专业知识和业务经验的律师及专业人员与有当地信息资源和社会关系的律师及专业人员组成团队直接为客户提供专业的、及时的和务实的法律及商务服务。

大成(南京)律师事务所前身系 1999 年成立的江苏联盛律师事务所,江苏联盛律师事务所多年在江苏地区保持业务创收第一并长期名列行业综合实力前列,并曾获得江苏省服务业名牌、江苏省直优秀律师事务所等荣誉称号。到 2010 年底,原江苏联盛律师事务所已整体合并进入大成(南京)律师事务所。作为江苏省及华东地区规模最大的综合性律师事务所之一,大成(南京)律师事务所是一家管理规范、优质高效的律师事务所,为国内外广大客户提供专业、高效、及时的法律服务。

(二) 国浩律师集团(南京)事务所

国浩律师集团事务所成立于 1998 年 6 月,是经中华人民共和国司法部批准,由分别成立于 1992 年及 1993 年的北京市张涌涛律师事务所、上海市万国律师事务所、深圳市唐人律师事务所基于合并而共同发起设立,并在司法部登记注册的中国第一家集团律师事务所。2011 年 3 月,国浩律师集团事务所更名为国浩律师事务所。国浩律师事务所是中国最大的法律服务机构之一,是投融资领域尤其是资本市场最为专业的法律服务提供者,也是一家关注并践行社会责任的律师事务所,在北京、上海、深圳、杭州、广州、昆明、天津、成都、宁波、福州、西安、南京、南宁、济南、重庆、苏州、长沙、太原、武汉、贵阳、乌鲁木齐、郑州、石家庄、合肥、香港、巴黎、马德里、硅谷、斯德哥尔摩、纽约等三十地设有分支机构。国浩律师事务所现有 600 余名合伙人,90％以上的合伙人具有硕士、博士学位和高级职称,其中多名合伙人为我国某一法律领域及相关专业之著名专家和学者。国浩律师事务所拥有执业律师、律师助理、律师秘书及支持保障人员逾 3 000 人。

(三)北京市中银(南京)律师事务所

北京市中银(南京)律师事务所(简称中银律师)是以金融证券法律服务和企业法律风险管理为主业的大型综合性律师事务所。中银律师是中国十大律师事务所之一。中银律师入选《法律互联》评选的 2009 年中国律师事务所 300 强,位列第 8 名;中银律师入选《亚洲法律事务》(ALB)杂志评选的 2009 年亚洲律师事务所规模 50 强,位列第 25 名,并且在中国律师事务所排名中跻身前十。中银律师成立于 1993 年 1 月,是我国最早的合伙制律师事务所之一。2008 年,中银律师与证泰律师事务所合并后,综合实力进一步增强。中银律师现有律师等各类专业人员近 2 000 人,部分律师拥有博士、硕士学位。中银律师总部设在北京,在南京、上海、深圳、杭州、厦门、成都、贵阳、南宁、台州、台北、法兰克福等在内的十几个城市设立了分支机构及办事处。中银律师是我国最早从事证券法律业务的律师事务所,现已完成 IPO 上市的客户近 100 家,曾经或正在服务的上市公司近 300 家,为全国社保基金理事会、国家开发银行、中国石化等上千家机构提供了优质的法律服务。中银律师总部设有六个业务中心:金融证券法律服务中心、公司业务法律服务中心、房地产与建筑工程法律服务中心、知识产权法律服务中心、国际业务法律服务中心和争议解决法律服务中心。根据业务管理的需要,各业务中心下设若干不同的业务部门。中银律师的工作语言包括英语、法语、德语、日语、韩语和俄语,能为全球不同需求的客户提供优质高效的法律服务。中银律师至今已为四十多个行业(如能源、石油、矿产、冶金、化工、电力、造纸、生物医药、交通、航空、铁路、汽车、贸易、银行、保险、证券、房地产、通讯、软件和高新技术等)的数千家国内外企业提供了各类法律服务,为数百家企业(全国具有重要影响的中国企业和外商投资企业)发行股票与上市提供了法律服务。这其中包括重组与公司化、国内 A 股与 B 股首发、海外股票发行与上市、增发与配股、境内外并购、外商投资、债务重组、资产证券化、银行或银团贷款、商业与贸易融资、项目融资、保险等相关资本市场法律服务业务。同时还为上百家跨国公司、大型国内公司及行业组织提供法律风险管理。无论是在传统法律服务领域,如银行融资、外商投资、企业改制、公司事务、国际贸易、知识产权保护、劳动法、争议解决以及证券业务中,还是在新兴的业务领域,如私人股权投资、破产、税务、不良资产、金融衍生产品、资产证券化和杠杆收购业务中,中银律师一直是处于各个领域的最前沿和领先地位的律师事务所之一。

中银律师与包括中国人民银行、中国银行业监督管理委员会、中国证券监督管理委员会、中国保险业监督管理委员会、国务院国有资产监督管理委员会、国家发展和改革委员会、财政部、商务部、工业和信息化部等在内的各个政府部门保持着良好的工作关系;与各级司法部门、仲裁机构有着良好的业务关系和交流渠道。立足于中国本土资源,中银律师总能为客户所面临的各种棘手问题寻找到最好的解决办法。同时,中银律师还与法国、美国、加拿大、英国、德国、澳大利亚、韩国等国外律师机构建立了合作关系,借此以保障中银律师的客户在世界范围内迅速获得优质的法律服务。中银律师事务所秉持"客户至上、团结合作、勤勉尽责、优质高效"的服务理念,致力于为客户提供优质高效的法律服务、为员工创造温馨进取的发展平台、为合伙人实现卓越稳健的价值回报。专业卓著的法律服务让中银律师成为每个客户最认可最信赖的伙伴。作为中银律师战略布点之一的中银(南京)律师事务所于 2010 年 8 月正式落户虎踞龙盘的金陵,位于南京市的政治、金融、文化中心。办公室面积 3 000 余平方米,现已有合伙人及律师近 200 人,使得中银南京真正成为人才的高地和律师精英汇聚之地。中银南京秉承总所的核心业务金融证券业务的同时,把刑辩业务和国际业务也发展成为自己的核心业务,再配合以传统的公司业务部、民商事业务部、行政业务部、劳动人力资源部、建筑与房地产部等业务部门,形成了门类齐全、功能全面、业务配套的十四个专业部门,为国内外客户提供全面的法律服务。

参考文献

[1] 陈刚.江苏句容:规范财政管理有力防控财政法律风险有效[J].中国财政,2019(01):17-18.

[2] 侯学宾.推进新时代公共法律服务体系建设[N].中国社会科学报,2019-09-10(008).

[3] 江苏法律援助实现贫困家庭全覆盖[J].农村百事通,2019(10):25.

[4] 江苏每个设区市至少有 2 家公证家事法律服务中心[J].中国公证,2019(05):7.

[5] 江苏省推进"一带一路"法律服务工作积极培育涉外律师专业人才[J].中国司法,2016(07):97.

[6] 紧扣高质量发展目标加快构建具有江苏特色的公共法律服务平台[J].中国司法,2019(08):45-47.

[7] 凯欣.律师参与公益法律服务大有可为[N].中国审计报,2019-10-30(007).

[8] 李铭.对公安法律人才库建设的若干思考——以江苏南通模式为视角[J].云南警官学院学报,2013(06):32-36.

[9] 柳玉祥.坚持目标引领强化实战实效全力提升江苏公共法律服务平台建设水平[J].中国司法,2017(10):60-61.

[10] 平达.为开创"两个率先"新局面提供优质法律服务江苏省司法厅召开律师座谈会畅谈学习十八大体会[J].中国律师,2012(12):12.

[11] 普及法律知识弘扬法治精神服务法治建设[J].公民与法(综合版),2019(09):66.

[12] 申国华.打通法律服务"最后一公里"[N].河南日报,2019-08-27(012).

[13] 顺应发展规律实现四个转变建设多元便捷的公共法律服务网络平台[J].中国司法,2019(08):47-49.

[14] 宋方青.公共法律服务的内涵及核心要义[N].民主与法制时报,2019-08-29(006).

[15] 宋皓.着力破解"互联网+法律服务"发展的四大困境[J].人民论坛,2019(28):94-95.

[16] 王静,李传斌.优化营商法律服务环境的路径与保障[J].法制与社会,2019(28):

129-130.

[17] 王侃.公共法律服务高质量发展的苏州探索[J].群众,2019(17):61-62.

[18] 王小清.江苏:建设海外法律服务中心推进涉外法律服务业发展[J].中国律师, 2019(09):8-10.

[19] 徐云.政府购买公共法律服务的实践与思考——以江苏省海门市为例[J].行政科学论坛,2017(02):13-15.

[20] 许同禄,张瑞祥.江苏法律援助工作的实践与思考[J].中国司法,2014(07):64-65.

[21] 杨凯.公共法律服务的真正市场在农村[N].民主与法制时报,2019-11-14 (005).

[22] 杨凯.加快推进现代公共法律服务体系建设[J].中国党政干部论坛,2019(08): 66-69.

[23] 袁诚."转型升级"大潮涌法律服务建奇功[N].新华日报,2012-09-11(B04).

[24] 袁诚.江苏法律服务强力推动转型升级[N].江苏法制报,2012-09-12(001).

[25] 赵言明.公共法律服务的难点与对策[J].法制博览,2019(24):105-106.

第五节　江苏经纪业发展研究

当今,经纪业已渗透到期货、股票、保险、证券、房地产、文体、科技等各个领域,由国家统计局起草,国家质量监督检验检疫总局、国家标准化管理委员会批准发布的《国民经济行业分类(GB/T4754—2017)》中,经纪业并不是一个独立的行业,而是被分散地归入到贸易经济与代理(518)、证券经纪交易服务(6712)、证券和商品合约经纪(6612)、保险经纪服务(6851)、货币经纪公司服务(6991)、房地产中介服务(7030)、文化体育娱乐活动和经纪代理服务(905)以及科技中介服务(7530)这些子类行业中。

自我国确定建立社会主义市场经济体制以来,经纪业获得了长足发展,其作用和意义也越来越为社会各界认可和重视,经纪业的快速发展是市场经济的必然结果。根据2004年8月28日经国家工商行政管理总局修改并实施的《经纪人管理办法》中的规定:"经纪人是指在经济活动中,以收取佣金为目的,为促成他人交易而从事居间、行纪或者代理等经纪业务的自然人、法人和其他经济组织。"经纪人是经济流通领域不可缺少的中介主体之一,商品交换发展的产物,也是促进市场规范有序发展的重要组成部分。经纪人社会关系多、市场信息活、办事效率高,能够帮助企业解决供需矛盾、促进市场交易、引进先进技术、培育文化市场等,在发展经济,促进流通,繁荣市场等方面发挥着明显的积极作用,对推动江苏省经济建设及社会发展与转型也将发挥出越来越重要的作用。

一、江苏经纪业发展现状

由于经纪业不是一个独立的行业分类,所以详细的统计数据资料比较匮乏。本节主要介绍江苏省文化艺术代理业、房地产中介服务业、证券经纪业、科技中介服务四种典型的经纪业的发展现状。

（一）文化艺术代理业

截至 2018 年底，江苏全省文化及相关产业机构共计 23 241 个，比上年减少295 个。从业人员 125 050 人，比上年减少 35 528 人；艺术业机构共计 999 个，比 2017 年增加3.85％，从业人员总计 19 407 人，比 2017 年的 19 784 人减少了 1.91％；文化站机构总数1 264 个，比 2017 年减少1.17％，从业人数从 2017 年的 5 122 人增加到 2018 年的 5 337人，增加幅度为 4.20％；艺术教育业机构在 2017 年和 2018 年保持不变，为 13 个，从业人数在 2018 年为 757 人，比 2017 年减少 32 人，减少幅度为 4.06％；文化市场经营机构(含文化艺术代理业)从 2017 年的 21 860 个减少到 2018 年的 21 581 个，减少幅度为 1.28％，此行业从业人员在 2017 年是 119 452 人，2018 年减少到 95 285 人，减少幅度为 20.23％。表 6－29 为 2017 年和 2018 年江苏全省文化艺术机构和人员构成情况。

表 6－29 2018 年和 2017 年全省文化艺术机构和人员构成情况

单位类型	机构数(个)			从业人员数(人)		
	2018 年	2017 年	增减	2018 年	2017 年	增减
总计	24 489	24 541	−0.21％	159 814	185 426	−13.81％
文化及相关产业	23 241	23 536	−1.25％	125 050	160 578	−22.13％
艺术业	999	962	3.85％	19 407	19 784	−1.91％
文化站	1 264	1 279	−1.17％	5 337	5 122	4.20％
艺术教育业	13	13	0.00％	757	789	−4.06％
文化市场经营机构	21 581	21 850	−1.23％	95 285	119 452	−20.23％
其它	281	292	−3.77％	22 267	33 824	−34.17％

数据来源：历年《江苏统计年鉴》

（二）房地产中介服务业

《中华人民共和国城市房地产管理法》规定："房地产中介服务机构包括房地产咨询机构、房地产价格评估机构、房地产经纪机构等。"在我国《城市房地产中介服务管理规定》中也规定："本规定所称房地产中介服务，是指房地产咨询、房地产价格评估、房地产经纪等活动的总称。"这从立法高度明确了房地产经纪是一种中介服务行为，房地产经纪机构是房地产中介服务机构。房地产经纪作为一种专门行业，其活动表现出以下特点：

第一，对象的信息性。房地产经纪活动运作的对象或资本是信息或固化了信息的技术、知识，如房屋买卖信息、租赁信息等。对经纪机构来说，信息是其经营的对象，是其出售的主要商品。

第二，内容的服务性。房地产经纪人只为委托人实现某种目的创造条件和提供方便，自身并不直接参加委托事项的投资和经营，即：房地产经纪人在经纪活动中只提供服务，不直接从事商品(房屋)的经营，因此，从事房地产经纪活动需要的流动资金很少。

第三，地域性和专业性。由于房地产本身所具有的地域性、专业性，使得房地产经纪活动也具有相当的地域性和专业性。

第四,隐蔽性和非连续性。由于房地产经纪活动的居间性,经纪人在经纪活动过程中一般不把委托人告诉对方,直到交易成功、签订合同、达成交易为止。同时,房地产经纪活动是就某一种特定业务提供服务,经纪人与委托人之间并无固定的长期合作关系,某项业务完成,委托关系即行终止。

第五,责任的明确性。房地产经纪人与委托人建立的是平等、自愿的委托代理关系。这既是一种经济关系,又是一种法律关系,需要契约来维系,以明确各自的权利、责任和义务,以便尽量减少可能产生的纠纷。

由于房地产经纪业的统计数据只在全国经济普查数据中存在,且第四次全国经济普查数据在本书撰稿时尚未完全披露,因此,本书仅能尽可能地总结截至 2018 年末第四次全国经济普查数据中的"全国"房地产经纪与代理业的主要数据,以及截至 2013 年末第三次全国经济普查数据中的"江苏"房地产经纪与代理业的主要数据,具体如下:

1. 第四次全国经济普查数据:全国层面

如表 6-30 所示,截至 2018 年末,全国共有房地产业企业法人单位 74.2 万个,比2013 年末增长 119.5%。其中,房地产开发经营企业 20.6 万个,物业管理企业 23.4万个,房地产中介服务企业 20.6 万个,分别比 2013 年末增长 55.6%、122.8%和 212.7%。

截至 2018 年末,全国房地产业企业法人单位的从业人员为 1 263.5 万人,比 2013 年末增长 44.0%。其中,房地产开发经营企业 371.5 万人,物业管理企业 636.9 万人,房地产中介服务企业 158.3 万人,分别比 2013 年末增长 10.9%、54.8%和 103.9%。

截至 2018 年末,全国房地产业企业法人单位的资产总计为 1 159 487.5 亿元,比2013 年末增长 120.5%。其中,房地产开发经营企业 1 005 947.4 亿元,物业管理企业30 666.7 亿元,房地产中介服务企业 13 305.2 亿元,分别比 2013 年末增长 112.0%、124.4%和 142.4%。房地产业负债合计 889 489.2 亿元,其中,房地产中介服务业负债最少,仅为 9 756.8 亿元,占行业总负债的 1.10%。房地产业营业收入合计143 696.0亿元,其中,房地产业中介服务业营业收入 3 277.6 亿元,占行业总营收的 2.28%。

表 6-30　按行业分组的房地产业企业法人单位和从业人员

行　业	企业法人单位(万个)	从业人员(万人)	资产(亿元)	负债(亿元)	营业收入(亿元)
合计	74.2	1 263.5	1 159 487.5	889 489.2	143 696.0
房地产开发经营	20.6	371.5	1 005 947.4	787 264.7	125 718.4
物业管理	23.4	636.9	30 666.7	21 627.7	9 066.1
房地产中介服务	20.6	158.3	13 305.2	9 756.8	3 277.6
房地产租赁经营	8.2	85.9	92 173.9	58 328.6	4 997.6
其他房地产业	1.4	10.9	17 394.3	12 511.4	636.3

数据来源:《第四次全国经济普查公报(第四号)》

2. 第三次全国经济普查数据:江苏省层面

如表 6-31 示,截至 2013 年末,江苏省共有房地产企业法人单位 2.9 万个,比 2008 年末增长 66.8%。其中,房地产开发经营企业 1.1 万个,物业管理企业 0.9 万个,房地产中介服务企业 0.6 万个,分别比 2008 年末增长 53.3%、101.7%和 93.4%。截至 2013 年末,江苏省房地产业企业法人单位的从业人员为 68.1 万人,比 2008 年末增长 69.2%。其中,房地产开发经营企业 23.6 万人,物业管理企业 3.4 万人,房地产中介服务企业 6.1 万人,分别比 2008 年末增长 56.4%、89.9%和 117.1%。截至 2013 年末,全省房地产业企业法人单位的资产总计为 46 184 亿元,比 2008 年末增长 222%。其中,房地产开发企业 40 439.2 亿元,物业管理企业 987.2 亿元,房地产中介服务企业 409.2 亿元,分别比 2008 年末增长 219.8%、392.7%和 129.4%。

表 6-31 按行业分组的房地产业企业法人单位资产总计

行　　业	企业法人单位(个)	从业人员(万人)	资产(亿元)
合计	28 639	68.1	46 184.0
房地产开发经营	10 620	23.6	4 439.2
物业管理	8 818	34.1	987.2
房地产中介服务	5 745	6.1	409.2
房地产租赁经营	2 050	1.8	1 038.6
其他房地产业	1 406	2.5	3 309.9

数据来源:《江苏省第三次全国经济普查主要数据公报》

（三）证券经纪业

如表 6-32 示,2018 年,江苏省证券市场上市公司共 401 家,比 2017 年的 382 家增加了 4.97%,比 2016 年的 317 家增加了 26.50%,比 2015 年的 236 家增加了 69.92%,其中,A 股市场 397 家,B 股市场 4 家。

2018 年,江苏省证券公司共六家,近五年内无增减;证券营业部 928 家,比 2017 年的 887 家增加了 4.62%,比 2016 年的 805 家增加了 15.30%,比 2015 年的 683 家增加了 35.87%;江苏省期货经纪公司共 9 家,近两年内无变化,但比 2014—2016 年减少一家;期货经纪公司营业部 174 家,比 2017 年的 159 家增加了 9.43%,比 2016 年的 140 家增加了 24.29%,比 2015 年的 135 家增加了 28.89%。证券投资咨询机构 3 家,和 2014 年持平。证券从业人数 11 701 人,比 2017 年的 12 089 人减少了 3.21%,比 2016 年的 11 201 人增加了 4.46%,比 2015 年的 10 908 人增加了 7.27%。期货从业人数 2 153 人,比 2017 年的 2 176 人、2016 年的 2 225 人、2015 年的 2 279 人均有所减少,但每年的减少幅度并不高,这表示江苏省证券行业已处于发展稳定期。

2018 年证券投资者开户数 1 659 万户,比 2017 年的 1 537 万户、2016 年的 1 325 万户、2015 年的 1 075 万户均有所增加,期货投资者开户数 327 406 户,比 2017 年的197 688户、2016 年的 178 432 户、2015 年的 242 964 户均有所增加,这表示江苏省居民投资意识增强,注重金融理财。

表6-32　江苏省证券市场基本情况

项　　目	2014 年	2015 年	2016 年	2017 年	2018 年
上市公司数(家)	254	276	317	382	401
♯A 股	252	275	316	381	397
♯B 股	5	4	4	4	4
辅导企业数(家)	175	193	197	238	206
证券公司数(家)	6	6	6	6	6
证券营业部数(家)	624	683	805	887	928
期货经纪公司(家)	10	10	10	9	9
期货经纪公司营业部(个)	125	135	140	159	174
证券投资咨询机构数(家)	3	3	3	3	3
证券从业人员数(人)	9 391	10 908	11 201	12 089	11 701
期货从业人员数(人)	2 468	2 279	2 225	2 176	2 153
证券投资者开户数(万户)	811	1 075	1 325	1 537	1 659
期货投资者开户数(万户)	22.39	24.30	17.84	19.77	32.74

数据来源:历年《江苏统计年鉴》

如图6-2所示,2018 年,江苏省证券市场上市公司募集资金总额 2 249.83 亿元,2017 年为 2 115.76 亿元,2016 年为 2 254.62 亿元,2015 年为 1 214 亿元。2018 年江苏省上市公司发行新股 189 亿元,未配股,增发 1 262.06 亿元,发行公司债1 423.85 亿元;2017 年江苏省上市公司发行新股 302 亿元,未配股,增发 1 200.41 亿元,发行公司债613.14 亿元;2016 年江苏省上市公司发行新股 250 亿元,未配股,增发 1 452.69 亿元,发行公司债551.50 亿元;2015 年江苏省上市公司发行新股 108 亿元,配股 9.93 亿元,增发1 061.31 亿元,发行公司债 35.05 亿元。

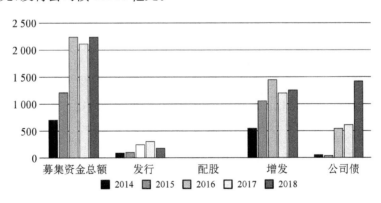

图6-2　江苏省上市公司发行股票基本情况

数据来源:历年《江苏统计年鉴》

2018 年,江苏省上市公司总资产 76 026.18 亿元,比 2017 年的 67 281.71 亿元增加了 13.00%,比 2016 年的 57 063.33 亿元增加了 33.23%,比 2015 年的30 964.62 亿元增加了 145.53%。上市公司总股本 3 639.28 亿股,比 2017 年的 3 258.14 亿股增加了

11.70%，比 2016 年的 2 838.48 亿股增加了 28.21%，比2015 年的 2 153.45 亿股增加了 69.00%。上市公司市值总值 31 986.12 亿元，比 2017 年的 40 675.96 亿元减少了 27.17%，比 2016 年的 37 171.14 亿元减少了 13.95%，比2015 年的 36 720.48 亿元减少了 12.90%。数据见表 6-33。

表 6-33　江苏省上市公司资产利润表

项　目	2014 年	2015 年	2016 年	2017 年	2018 年
上市公司总资产(亿元)	22 963.26	30 964.62	57 063.33	67 281.71	76 026.18
上市公司净资产(亿元)	7 008.93	8 768.52	12 855.78	16 006.77	18 267.47
上市公司总股本(亿股)	1 596.57	2 153.45	2 838.48	3 258.14	3 639.28
总市值(亿元)	19 630.99	36 720.48	37 171.14	40 675.96	31 986.12
上市公司净利润(亿元)	587.80	738.74	1 097.29	1 456.44	1 458.23
上市公司每股收益(元)	0.35	0.33	0.37	0.47	0.43
证券经营机构证券交易额(亿元)	98 654.91	351 317.58	196 825.91	172 892.25	134 294.45
期货经营机构代理交易额(亿元)	196 768.34	305 574.82	148 889.90	126 659.74	152 905.13

数据来源：历年《江苏统计年鉴》

2018 年，江苏省证券经营机构证券交易量 134 294.45 亿元，比 2017 年的 172 892.25 亿元减少了 22.32%，比 2016 年的 196 285.91 亿元减少了 31.77%，比 2015 年的 351 317.58 亿元减少了 61.77%。可见，江苏省证券经营机构证券交易量近几年发展趋向于下降，但每年下降幅度并不大。2018 年期货经营机构代理交易量 152 905.13 亿元，比 2017 年的 126 659.74 亿元增加 26 245.39 亿元，增幅 20.12%，比 2016 年的 148 889.90 亿元增加 2.70%，比 2015 年的 305 574.82 亿元减少了 49.96%。可见江苏省期货经营机构代理交易量在 2014 年后呈先增后减。上市公司每股收益 0.43 元，比 2017 年的 0.47 元有所下降，但比 2016 年的 0.37 元、2015 年的 0.33 元有所上升。

二、江苏省经纪业发展存在的问题

当前，江苏省的经济社会发展已进入关键的转型期，证券经纪业、房地产经纪业等在其发展过程存在众多问题，清楚地认识问题并加以解决，才能真正推动江苏省经纪业的高质量发展。目前，江苏省经纪业存在的突出问题有如下几点：

（一）法律法规不完善，管理混乱交织

经纪人作为一种社会事实已存在了 20 余年，但目前国内尚无一部关于经纪人行业发展和监管的全国性专门法律法规。现有的多是各地区根据自身情况制订的一些地方性法规和政府规章以及如建设部、文化部等部委制订的相关部门规章呈条块分割状态。这不但影响了政府工作的严肃性，无法形成监管合力，也不利于经纪行业的发展。特别是现阶段经纪行业最需要的是政府明确、有效的引导。而且，现有的法律法规对经纪人的监管力度也较弱，经纪人的信用培育更没有提及政府与协会的功能。

（二）市场秩序混乱，诚信意识缺失

经纪业作为中间行业，其市场管理混乱，问题较多。一方面，作为买卖中介的机构不达标。机构的各项注册信息不完整，各项程序并没有审批完全或是存在造假现象，经营机构不合规定。另一方面，经纪人员本身素质不高，对于各项事业的处理并没有完全符合规定。有些人有时受到利益驱动违法违规，妨碍了市场的有序发展，使行业的信誉受到损失，也妨碍了中介公司的发展。另外，主管部门对于经纪企业的管理不到位，对于机构的经纪人前置许可和登记注册情况，经纪执业人员备案情况，经纪执业人员信息情况，经纪人经营行为守法情况，经纪执业人员在经纪合同中签名落实情况，经纪执业档案保管情况，等等，并没有起到监督管理的作用。

目前，许多中介机构通过多样化的方式宣传自己。大多数在报纸杂志上刊登广告，还有的在墙上张贴广告，在各种网站上打移动广告等，而许多消费者认为可信度较高。事实上，许多中介机构并不完善，缺乏基础设施，服务行为不受约束，他们刊登的广告并没有经过报纸杂志的核实，一些不法经营者利用这一点，肆意地发布虚假信息，有些甚至互相勾结、资源共享、协同欺诈。

（三）经纪业相关专业人才缺乏

人才是经纪业最重要、最稀缺的战略资源和核心竞争力。经纪业综合实力的竞争，归根到底是人才数量和质量的竞争。随着江苏经纪业市场的快速发展及规模的扩大，证券经纪、房地产经纪、文化娱乐经纪等行业都有较大的人才需求，例如，企业的资本运营需要大量的证券投资与管理人才，企业规避商品市场及外汇汇率波动风险需要证券与期货投资人才，商业银行中间业务的增加需要证券行业专门人才，等等。而江苏本土却缺少全国顶尖的财经院校，高水平经纪人才的自主培养能力差。

三、江苏经纪业发展的政策建议

（一）证券经纪业的发展建议

1. 强化投资顾问服务，推动经纪业务创新和综合化发展

从美国投资银行财富管理的成功经验来看，优秀的投资顾问团队对于改善经纪业务绩效具有显著的促进作用。2017—2018 年，全球知名证券公司纷纷加大投资顾问团队的建设力度，旨在通过专业的投资顾问人员提供"以客户为中心"的财富管理服务。依托互联网、大数据和云计算技术的智能投资顾问近年来大有遍地开花之势，广大中小理财客户特别是以 80 后、90 后为代表的新生代投资者，已经表现出了完全依赖智能移动端的倾向。智能投资顾问提供标准化的金融服务，用户群体呈现年轻化特征，且以中小投资者为主。可以预见，移动智能投资顾问将是证券公司财富管理业务吸引新生代投资者的重要渠道。互联网证券公司在宽带网络日益普及的今天，更加注重线上服务体系的建设，智能移动互联网平台与新型线上智能投资顾问相结合，必将掀起了投资顾问智能化的一股热潮。这是投资顾问在新技术条件下的显著特点，也是必然趋势，立足于向财富管理转型的

证券公司经纪业务部门,决不可漠视这个发展趋势。

2. 增强科技赋能,以科技助力证券经纪业转型

一方面,完善互联网平台功能。以高效率为基本特征的互联网金融是证券经纪业务转型中必须努力开垦的一方沃土。网络自助平台和移动端应用早已成各种理财机构服务设施的配备标准。互联网平台对于理财需求较为单一且对价格敏感的中小客户更有吸引力,并且十分有助于提升服务大规模中小客户的效率。对于高端客户,互联网金融同样可以提升交易的便利和迅捷,特别是基于智能移动终端的互联网服务已广为高端客户所喜爱。互联网不是万能的,没有互联网是万万不能的。另一方面,提升服务的科技含量,带来更多便捷性安全性。做好经纪业务向财富管理转型,要加强新技术应用,打造好智能客服系统,运用"互联网＋"、大数据、云计算等技术,建立用户标签,分析用户交易行为、交易习惯、交易偏好等,全面了解用户,深入细分用户;建立产品标签、资讯标签,全面了解全市场的产品和资讯信息。智能客服系统是基础信息平台,能够对用户交易数据、APP 行为数据、产品数据、资讯数据等进行深度加工处理,形成业务标签。这些数据资产是科技服务于财富管理的重要数据基础。

（二）保险经纪业的发展建议

1. 扬长避短的市场定位

江苏本省缺乏大型本地保险服务商,因此,江苏只能开发全国性大型保险经纪公司不涉及或不擅长的领域,如市场化程度较高、新兴行业等不存在明显壁垒的领域。首先,对市场进行细分,分析各类目标市场客户群的特征,选定其中一类或两类客户群作为公司发展的主打客户市场;其次,对选定的客户群开展专业化的服务,"立足于地方,服务于区域"力求以自身的专业技术逐渐占领目标群体市场;最后,在某些项目或领域形成自身特色与品牌优势,如按城乡区域对市场进行划分,全国性大型保险经纪公司定会首先抢占城市这一消费力及风险意识最强的市场,而乡镇市场则无暇顾及,江苏本土保险经纪公司可立足服务中小企业,重点发展乡镇市场等。此外,目前大型保险经纪公司业务大多主要集中于财险、寿险和一些高风险项目上,且服务趋于同质化。而责任险市场却一直处于低速发展状态,究其原因,江苏本地保险经纪公司可以抓住之一市场空缺,开发更多种类的责任险品种。

2. 互联网策略

由于传统的经纪人成本非常高,保险经纪公司实际上相当于保险公司的营销公司,保险中介机构要想占有市场,赢得客户就必须在销售、服务方面有相对优势。在电子商务发展的未来,互联网是为高端保险经纪人进行服务和获取客户的一个平台,这些高端经纪人需要做的只是后期的跟进和服务,这是非行业性保险经纪公司未来的一个发展方向。保险经纪公司在互联网上的业务开展大致分为三个模式:直销、预约、与平台合作的 B2C 模式。江苏保险经纪公司应培养自己专业的经纪人队伍,做到线上线下的综合服务,这样更易巩固自身已有市场并提升业务发展。保险经纪公司应充分借助了互联网平台的优势,除了建立自己专属的保险电子商务平台,还可在淘宝商城开设官方旗舰店,并且与时俱进开发微信平台。目前,多家寿险、财险公司在淘宝商城上均有直营店,其中包括中国人寿、中国平安、中国人保等。

3. 先做强,再做大

江苏本地的保险经纪公司原本股东实力就有限,若在各领域广泛撒网,将资金与精力过度分散,不仅不能形成突出优势,还会造成业务不稳定。因此,江苏的保险经纪公司比较适合"先做强,再做大"的发展策略,集中优势力量专注于目标市场的开发与维护,并不断深挖市场需求与提升服务质量,在此目标市场中做强,积累客户资源并赢得客户对公司的"忠诚度"。同时,规范自身的业务流程,不管是投保前的风险评估、保险安排还是投保后的一系列协助索赔、防灾防损调查与保险知识培训等,必须保证服务周到,让客户对公司的服务感到放心。

(三)期货经纪业发展建议

1. 全面提升风险管理水平做产业服务提供商

江苏省期货公司要充分利用江苏省的产业优势、交割库优势,学习借鉴 FCStone(富士通公司)的模式,做好产业服务提供商。富士通公司依靠农产品期货上的丰富经验和优势,吸引了美国中西部农场 70% 的农民通过它进行套期保值。江苏省期货公司应重点发展风险管理子业务,对江苏省的产业、企业进行精耕细作,加强风险管理服务,形成自己的专业特色。

第一,做好各方资源整合,丰富产业客户基础。江苏省的东海期货,拥有东海证券的集团公司优势。业务链条上集中了大量的上市公司资源,而且在东海证券内部已经形成了多部门协同、全方位服务的机制。这些上市公司都会存在套期保值、风险管理等需求。如果东海期货能够充分利用这样的优势资源,服务好东海证券的上市公司客户,对于创新业务的推进将会产生积极的推动作用。

第二,全面延伸业务链条,提升风险管理业务水平。目前,弘业期货、锦泰期货都是通过合作套保、基差服务等模式与企业进行服务。而目前,新湖、南华、永安等开展的期权业务,以及与现货企业相关的现货仓储服务、融资类金融服务,江苏省的期货公司还没有全面涉及,这都是江苏省期货公司可以拓展业务链条的潜在方向。

第三,推动境外代理业务,打破风险管理业务的品种局限性。目前,虽然国内期货市场的交易品种超过 50 个,但还是难以满足众多的产业需求。例如,原油、外汇、期权等国际市场主力品种都还没有上线。在现有条件下,江苏省期货公司要充分积极推动境外代理业务,充分利用境外期货市场品种的丰富性,实现跨市场服务,帮助产业客户做好风险管理。

2. 打造以实体产业风险管理为基础的第四种金融集聚

江苏省期货公司走风险管理为主的产业服务提供商道路的意义:

第一,可以有效避开行业内现有的三种金融集聚效应,即北京、上海的政治经济中心形成的金融集聚;郑州、大连、上海以交易所为中心形成的金融集聚;浙江、广东以资金流形成的金融集聚,形成以实体产业分线管理为基础的第四种金融集聚,实施差异化竞争。

第二,有利于形成新的核心竞争力。做强全面的产业服务优势,既是回归期货本源,又充分利用了江苏省地区的产业背景优势。期货本身是实体经济的风险管理的工具。传统的经纪业务只是提供风险管理的通道,而风险管理业务则是风险管理的服务产品。做强风险管理业务,既可以充分挖掘江苏省地区丰富的产业客户资源,也可以在中国产业转移背景下,对内陆地区的现货产业形成一定的吸附作用,确保江苏省期货公司仍然能够成为中国期货市场的重要一极,并形成辐射。

(四)房地产经纪业的发展建议

1. 拓宽深化业务范畴,提升从业人员素质

江苏房地产市场竞争日趋激烈,房地产经纪机构经营绩效受到政策的影响明显。因此,房地产经纪机构及人员提供的专业服务不仅要求提供交易信息、居间撮合,还要扩展到顾问咨询、协助签约、贷款手续和产权手续代办、房屋查验、装修咨询以及新建商品房的前期筹划、营销策划、销售代理等领域。对于具有一定市场规模、发育相对成熟的经纪机构,要不断发展自己的核心业务,向房地产上下游产业链渗透,成为综合的房地产服务商;对于规模较小的经纪机构,则要有的放矢,注意选择目标市场,明确竞争优势,掌握资源优势,面对竞争。房地产经纪机构之间的竞争也是人力资源的竞争,因此,提升从业人员素质也是企业参与竞争的法宝。一方面,提高房地产经纪从业的准入门槛,建立合理的选聘制度、建立合理的薪酬体制;另一方面,加大对房地产经纪从业人员的教育培训力度,通过行业协会、高校培养、企业内训等多种方式,实现从业人员专业能力的提升。

2. 增强风险意识,推动机构品牌化、规模化发展

开展房地产经纪活动面临着各种风险,如行政处罚的风险、民事纠纷风险、道德风险等。作为企业主体要主动建立风险识别体系,重视投诉,做好坏账管理;提高识别风险能力,通过规范化的操作流程规避风险;建立标准化的服务体系,在企业内部做好权限控制与分配,建立检查稽核制度。同时,房地产经纪行业健康发展离不开品牌化、规模化的房地产经纪机构。品牌化的房地产经纪机构以其标准的服务、良好的信誉提升了行业美誉度,也有利于引领行业的先进性。政府组织通过营造合法经营、公平竞争的市场氛围,通过政策制度约束保障市场环境;经纪机构做好科学管理,做好从业人员专业培训教育;行业协会做好信息网络化与资源共享平台建设等多种举措推动房地产经纪机构的品牌化、规模化发展。

3. 健全行业行政监管,加强行业自律建设

目前,江苏房地产经纪行业行政监管主要是建设(房地产)管理部门对经纪机构备案、交易合同网签、房地产交易资金监管进行管理;价格主管部门承担拟定并组织实施价格政策;人力资源和社会保障部承担经纪机构与经纪人员劳动合同、社会保障关系的监督管理;工商行政管理部门承担依法确认各类经营者的主体资格、监督管理等事项。根据《房地产经纪管理办法》的规定,房地产经纪行业组织应当按照规程实行自律管理,向有关部门反映行业发展的意见或者建议,促进房地产经纪行业发展和人员素质的提高。虽然职责分工明确,但是在具体监管过程中将房地产经纪活动分割成不同的内容,难以实现协同管理,影响了监管作用的发挥。因此,共建房地产经纪行业健康发展的目标;明确政府组织之间、政府与行业组织的责任边界;建立信息共享机制、部门协作机制;通过联席协作的方式推动房地产经纪行业的高效运行。

四、经纪业重点企业研究

（一）证券经纪公司：华泰证券

华泰证券股份有限公司是一家中国领先的综合性证券集团，具有庞大的客户基础、领先的互联网平台和敏捷协同的全业务链体系，致力成为兼具本土优势和全球视野的一流综合金融集团。公司于1991年5月开业。2010年2月26日，公司A股在上海证券交易所挂牌上市交易，股票代码601688。2015年6月1日，公司H股在香港联合交易所挂牌上市交易，股票代码6886。在27年的发展历程中，公司抓住了中国资本市场及证券业变革创新的历史机遇，实现了快速成长，主要财务指标和业务指标均位居国内证券行业前列。

公司拥有全资子公司华泰证券（上海）资产管理有限公司、华泰国际金融控股有限公司、华泰紫金投资有限责任公司、华泰创新投资有限公司；控股子公司华泰联合证券有限责任公司、华泰期货有限公司、江苏股权交易中心有限责任公司；参股南方基金管理有限公司、华泰柏瑞基金管理有限公司、江苏银行股份有限公司、金浦产业投资基金管理有限公司等。2016年，公司收购美国TAMP（统包资产管理平台）行业的第三大公司AssetMark，国际化发展布局迈出关键一步。

（二）保险经纪公司：江苏东泰&苏宁保险

1. 江苏东泰保险代理有限公司

江苏东泰保险代理有限公司成立于2002年初，是江苏首批经中国保险监督委员会批准成立的专业保险代理公司（批准文号：保监机审〔2002〕98号），由中国国际期货经纪有限公司、苏州恒和投资开发管理有限公司和苏州丝绸集团有限责任公司三家股东单位投资成立。2009年，该公司经股本变更，已成为一家民营企业，在省内设立有多家分支机构，是江苏省保险中介行业协会的副会长单位。

公司坚持多元发展，业务险种涉及进出口货运险、国内货运险、董监高责任险、信用保险、车险、企业财产险、公众责任险、养老保险、意外险等。公司注重以创新的思维，根据民生和客户的需求，与保险公司合作设计新保险产品，如为开发区失地农民设计新型农村合作医疗保险，为工程监理企业设计工程监理责任保险，为餐饮企业设计食品安全责任保险，等等。

经过多年努力，东泰公司已与省内众多知名企业、政府部门、社会组织都保持着长期良好的关系，为他们提供专业的保险业务咨询、风险评估、价值衡量、损失鉴定、安全培训、理赔咨询等服务，同时，与多家保险公司都保持着长期良好的合作关系，与多家经纪公司、公估公司也保持良好的合作关系，是业内信誉良好、业绩显著的专业保险中介公司。

2. 苏宁保险销售有限公司

当金融业在互联网领域攻城略地之时，苏宁云商获得了国内电商行业首张保险代理牌照。2014年2月17日，中国保险监督管理委员会发布《关于设立苏宁保险销售有限公司的批复》，批准设立"苏宁保险销售有限公司"，公司可在全国区域内（港、澳、台除外）经营代理销售保险产品、代理收取保险费、代理相关保险业务的损失勘查和理赔以及中国保监会批准的其他业务。目前，苏宁保险的经营范围已经涵盖意外险、健康险、财产险、旅行险、小微保等几乎市面上所有常见的保险类型，消费者可在苏宁金融网站或 APP 上在线购买。

（三）期货经纪公司：弘业期货

弘业期货有限公司是经中国证监会批准的大型期货经纪公司，注册资本 3.8 亿元，净资产 10 亿元。公司隶属于江苏省国资委监管的大型企业集团——江苏省苏豪控股集团有限公司，上市公司弘业股份（600128）、全国知名创业投资企业江苏弘业国际集团投资管理有限公司以及江苏省苏豪控股集团、江苏汇鸿国际集团等均是公司的主要股东，公司主营商品期货经纪、金融期货经纪、投资咨询业务，为全国十强期货公司。

公司总部位于江苏省南京市中华路 50 号弘业大厦，同时在北京、上海、杭州、广州、天津等重点城市设立 32 家营业部，覆盖国内主要经济发达地区，营业网点为全国最多期货公司之一。弘业期货是国内具有重要影响力的品牌期货公司，是中国期货业协会理事单位和江苏期货业协会会长单位，先后荣获省级青年文明号、省级五一劳动奖状、"中国期货公司十强"等称号，多次荣膺国内三大商品交易所"优秀会员"。

（四）房地产经纪公司：无锡大众

无锡市大众房地产服务连锁有限公司，成立于 1998 年，立足沪宁，辐射全国。目前已在北京、天津、上海、南京、杭州、武汉、海口、苏州、常州、香港等地建立了分公司，总部设在无锡。公司于 2004 年申请注册了服务性商标"万邻"和"WANLIN"，并以此为公司品牌营销的契点，对外营销"万邻（大众）"品牌。万邻（大众）已建成为一个管理体系完善、部门架构合理、业务分类明晰的中型企业，现有员工逾 1 000 人、门店超过 300 家。万邻（大众）作为中介行业的典范，传承文化，引领市场，历年来屡获殊荣，2004 年公司荣获"中国房地产经纪企业百强""中国连锁经营五十强""中国连锁十佳著名品牌"等称号；2006 年12 月公司被评为"全国知名房地产经纪十佳名优品牌（企业）"；2007 年 3 月又被评为"中国消费者满意十大连锁品牌"；2007 年 9 月被授予"中国社会责任感优秀企业"称号；连续六年被无锡市授予"重合同、守信用"企业，评为"无锡市文明单位"；被无锡消费者协会评为"诚信单位"；被无锡工商联评为"企业文化建设先进单位"，公司以骄人业绩和出色表现奠定了长三角行业领跑者的地位。

万邻（大众）重视资讯公开、资源共享，一、二手联动，经营范围包括：二手住宅租售；写字楼、商铺租售；高档物业、酒店式公寓、别墅、洋房的租售；项目策划、推广、营销代理、物业管理、广告会展、网络服务等。配套服务有业务咨询、交易，产权过户、按揭等方面的售后支持，金融支撑为客户提供尊贵独享的一站式资金服务。在楼盘营销代理方面，万邻（大众）为客户提供全程地产咨询、营销、代理服务。服务范围广泛，包括从前期土地评估、专题市场研究报告、土地规划研究、产品设计报告、营销策略、广告平面设计、形象推广及项目销售等一系列专业服务。项目管理中心提供项目支援服务，包括建立项目资料库及客户资料库等后勤服务，完善各管理系统。万邻（大众）一贯坚持专业、严谨的服务态度，在地产研究方面展示了专业的研究水平和成熟独到的判断能力。依托遍布全国的万邻（大众）网络优势，聘请有关专家（松散型协作组织）长期对各大城市房地产市场进行监测、咨询、研究，服务内容涵盖项目发展策略及定位、可行性研究及财务分析、房地产估价、大型项目中介咨询等，体现了万邻（大众）房地产研究的权威性和专业性。万邻（大众）与百度公司合作筹备全国性房地产网络《中国万房网》，在国内一级、二级城市进行推广，全力打造万邻（大众）品牌。

参考文献

[1] 曾福林，丁梦茹. 房地产经纪活动中 O2O 营销模式应用[J]. 经济研究导刊，2017(13):49 - 52.

[2] 陈美桂. 中国保险经纪公司竞争力研究[D]. 中南财经政法大学，2017.

[3] 陈娜，段颖. 房地产经纪业的规范化管理初探[J]. 居业，2018(07):92 - 93.

[4] 杜振华. 东吴证券经纪业务创新策略研究[D]. 云南师范大学，2017.

[5] 郝芮. 透析艺人经纪的运作模式及行业发展规范[D]. 中国音乐学院，2019.

[6] 黄慧. 我国文化品牌国际传播中的"经纪人"研究[D]. 湖南大学，2017.

[7] 李延勇. 证券公司经纪业务转型研究[D]. 山东财经大学，2017.

[8] 梁宇宇. 房地产经纪从业者职业化道路探究[J]. 中国市场，2017(23):145 - 146.

[9] 刘建利. 我国房地产信息共享系统研究综述[J]. 经营管理者，2019(10):51 - 53.

[10] 宋立新. 证券经纪业务创新策略研究[D]. 厦门大学，2017.

[11] 孙育健. 江苏省期货公司转型升级研究[D]. 首都经济贸易大学，2016.

[12] 陶亚菲. 房地产经纪业的规范化管理策略[J]. 纳税，2017(33):87.

[13] 王兵. 中国房地产经纪业信息技术的运用[J]. 农村经济与科技，2017,28(S1):116.

[14] 吴伟迪. 证券公司经纪业务转型研究[D]. 对外经济贸易大学，2019.

[15] 向小玲. 房地产经纪行业现状及治理对策探讨[J]. 现代商贸工业，2019,40(11):139 - 140.

[16] 徐言芝. 我国保险经纪公司发展路径与策略研究[D]. 广东财经大学，2016.

[17] 支元东. 我国互联网证券经纪业务发展研究[D]. 东北师范大学，2017.

第六节　江苏公共信息服务业发展研究

一般而言，公共信息服务是指以满足公众信息需求为目的的服务。学术界对其相对完整的定义可以大致表述为：公共信息服务是对与公共利益、公共政策制定、公共管理制度安排与执行、公共事务管理活动等相关信息实施开放与开发服务的过程。公共信息服务是由相关政府部门提供的，因此，与一般的商业信息服务相比，其具有权威性、公开性、共享性等特点。在我国，公共信息服务业一般包括图书馆业和群众文化业两个子类。江苏省大力发展公共信息服务业有助于实现信息资源共享，并推动江苏省文化产业发展的现代化、信息化，为建设"强富美高"新江苏助力。

一、江苏公共信息服务业发展现状

(一) 图书馆业

21 世纪是知识化、信息化的世纪,作为整个信息服务业的重要组成部分,公共图书馆的信息服务将面临更严峻的挑战与更广阔的前景。科技与社会的进步,客观上要求公共图书馆更高效率地发挥其信息职能与教育职能,更好地服务于经济建设与知识创新。

江苏省公共图书馆系统自 20 世纪 80 年代起就陆续开展了多种形式的信息服务,包括参考咨询、情报检索、代查代译、定题服务、科技书展等。江苏省文化和旅游厅统计数据显示:截至 2018 年底,全省共有公共图书馆 116 个,其中,少儿图书馆 7 个,从业人员 3 529 人,高级职称 385 人。全省各级公共图书馆总藏量 9 322.72 万册,本年新增藏量 622.45 万册。发放借书证 1 423.10 万个。书刊文献外借人次 2 939.00 万人次,书刊文献外借 5 956.21 万册次,同比分别减少 1.05%、增加 6.63%。为读者举办各类讲座 4 460 次,参加人数 68.43 万人次;举办展览 1 886 场,参观人数 376.30 万人次;举办培训班 3 050 个,培训 12.79 万人次。全省各级公共图书馆共有计算机 10 867 台,供读者使用电子阅览室终端 6 819 台;阅览室座席 70 332 个。南京图书馆藏书量在全国图书馆中居第三位,仅次于中国国家图书馆和上海图书馆。目前,全省 13 市图书馆平均值在 8.85 座,其中,南京市公共图书馆 14 座,苏州市公共图书馆图书馆 11 座,盐城市公共图书馆 11 座,南通市公共图书馆 10 座,分别为全省 13 市中公共图书馆拥有量较高的前三名。

表 6-34 为江苏全省各级公共图书馆主要业务指标在 2017—2018 年两个年度的对比结果。可见,图书馆对江苏人民的吸引力逐年加大,进图书馆借阅图书和参与各类活动已成为江苏人休闲的好去处。同时,为确保满足人民群众对于图书借阅的需求,江苏省公共图书馆也加大了藏量规模,派发了更多的借书证,为读者举办更多的与图书有关的活动,扩大图书借阅受众面。为了进一步满足市民在图书借阅时的需求,阅览室座位数目、电子阅览室终端数目等也有一定程度的增长。然而,电子图书藏量的减少以及书刊文献外借人次的下降,也必须引起政府及有关部门的足够重视。

表 6-34 江苏公共图书馆主要业务指标两年对比

指　标	2018 年	2017 年	同比变化
公共图书馆(个)	116	115	0.87%
少儿图书馆(个)	7	7	0.00%
从业人员(人)	3 529	3 473	1.61%
其中高级职称(人)	385	369	4.34
总藏量(万册)	9 322.72	8 597.62	8.43%
电子图书(万)	7 036.860	7 142.336	−1.48%
发放借书证(万)	1 423.10	1 300.72	9.41%
书刊文献外借人次(万人次)	2 939.00	2 970.20	−1.05%

指　　标	2018 年	2017 年	同比变化
书刊文献外借(万册次)	5 956.21	5 585.74	6.63%
为读者举办活动(个)	9 396	7 470	25.78%
♯受众(万人次)	457.52	439.32	4.14%
共有计算机(台)	10 867	10 576	2.75%
电子阅览室终端(台)	6 819	6 629	2.87%
阅览室座席(个)	68 492	63 585	7.72%
少儿阅览室座席(个)	18 021	16 669	8.11%
盲人阅览室座席(个)	1 576	1 598	−1.38%

数据来源:江苏省文化和旅游厅《全省文化发展相关统计报表》

(二) 群众文化业

1. 群众艺术馆、文化馆

如表6-35所示,截至2018年底,江苏全省共有文化馆115个,从业人员2 161人,其中,高级职称301人。品牌节庆活动共计421个。全年组织文艺活动13 201次,同比减少0.20%。其中,为老年人组织专场2 064次,为未成年人组织专场1 089次,为残障人士组织专场319次,为农民工组织专场923次。全年组织文艺活动参加人次达993.764万人次,比去年增长了48.282 8万人次。全年举办训练班15 437次、举办展览1 580个、组织公益性讲座2 345个,观众达323.013万人次,同比增长8.96%。全省各级文化馆利用流动舞台车演出1 218场次,观众达82.065万人次,同比分别减少11.61%、22.05%。可见各级文化馆组织的培训班以及公益性讲座受到市民喜爱。在为老年人、未成年人、残障人士、农民工等群体提供公共文化服务均等化方面出现明显减少,利用流动舞台车提供的文艺演出次数下降,场均观众人次大幅度下降。

表6-35　江苏省文化馆主要业务指标两年对比

指　　标	2018 年	2017 年	同比变化
文化馆(个)	115	115	0.00%
从业人员(人)	2 161	2 180	−0.87%
♯高级职称(人)	301	277	8.66%
品牌节庆活动(个)	421	396	6.31%
文艺活动(次)	13 201	13 228	−0.20%
老年人专场(次)	2 064	2 471	−16.47%
未成年人专场(次)	1 089	1 493	−27.05%
残障人士专场(次)	319	391	−18.41%
农民工专场(次)	923	1 077	−14.30%
文艺活动参加人次(万)	993.764	945.481	5.11%

续表

指 标	2018 年	2017 年	同比变化
培训班(个)	15 437	9 208	67.65%
展览(个)	1 580	1 553	1.74%
公益讲座(场次)	2 345	2 115	10.87
观众(万人次)	323.013	296.450	8.96%
舞台车演出(场次)	1 218	1 378	−11.61%
♯观众(万人次)	82.065	105.286	−22.06%

数据来源:江苏省文化和旅游厅《全省文化发展相关统计报表》

如表 6-36 所示,2018 年江苏省群众文化服务业机构总数达到 1 379 个,比 2017 年减少 15 个。共举办展览 9 104 次,新增 30 次,其中,群众艺术馆、文化馆新举办展览 27 个,文化站新举办展览 193 个。举办训练班共 38 214 次,训练班的结业人数共有 265.02 万人结业,新增 38.01 万人。2018 年总支出达到 176 511.4 万元,比 2017 年增加 13 370.4 万元。总体来看,群众文化业的活动丰富,通过各种各样的展览、文艺活动、训练班等,人们得以接触到越来越多的信息。

表 6-36　群众文化业主要指标两年对比

指　标	总计		群众艺术馆、文化馆		文化站	
	2018 年	2017 年	2018 年	2017 年	2018 年	2017 年
单位数(个)	1 379	1 394	115	115	1 264	1 279
举办展览(个)	9 104	8 884	1 580	1 553	7 524	7 331
组织文艺活动(次)	67 509	65 557	13 201	13 228	54 308	52 329
举办训练班次(次)	38 214	29 863	15 437	9 208	22 777	20 655
训练班结业(万人次)	265.02	227.01	89.913	65.469	175.10	161.54
馆办文艺团体(个)	410	421			—	—
馆办老年大学(个)	41	48			—	—
群众业余文艺团体(个)	20 066	19 457	4 171	5 247	15 895	14 210
总支出(万元)	176 511.4	163 141	72 148.3	67 490.3	104 363.1	95 650.4

数据来源:江苏省文化和旅游厅《全省文化发展相关统计报表》

2. 文化站

如表 6-37 所示,截至 2018 年底,江苏全省共有文化站 1 379 个,从业人员 5 337 人,比 2017 年增加 215 人。2018 年的从业人员中专业技术人员有 1 486 人。全年组织各类活动 8.460 9 万次,观众达 2 195.683 万人次,同比分别上升 5.34%、2.78%。文化站藏书 3 331.93 万册,较上年增长 5.00%;文化站建筑面积 365.133 万平方米,较上年增长 22.80%。江苏全省共有文化室 19 719 个,比上年增加 9 782 个,其中,社区文化活动室 6 348 个、村文化活动室 13 371 个。文化室建筑面积共计 2 344.46 万平方米,较上年增长 18.24%。

表6-37 文化站主要业务指标两年对比

指 标	2018 年	2017 年	同比变化
文化站(个)	1 264	1 279	−1.17%
从业人员(人)	5 337	5 122	4.20%
专业技术人员(人)	1 486	1 425	4.28%
组织活动(万次)	8.46	8.03	5.35%
观众(万人次)	2 195.68	2 136.32	2.78%
文化站藏书(万册)	3 331.93	3 173.29	5.00%
文化站建筑面积(万平方米)	365.13	297.35	22.80%
文化室(个)	19 719	9 937	98.44%
社区文化活动室(个)	6 348	3 332	90.52%
村文化活动室(个)	13 371	6 605	102.44%
文化室建筑面积(万平方米)	2 344.36	1 627.20	44.07%

数据来源:江苏省文化和旅游厅《全省文化发展相关统计报表》

3. 广播电视业

由表6-38可知,2018年,江苏省广播电视业职工人数为59 604人,比2014年的53 699人增长了11.00%,比2017年的73 417人减少了18.81%,这表明江苏省广播电视业已经迈入稳定饱和阶段。2018年,中短波发射机功率由2014年的734千瓦增长为735千瓦,增幅0.14%。发射机功率由2015年的510.15千瓦增加到533.70千瓦。广播人口覆盖率由2014年的99.99%增长为100%。电视人口覆盖率由2014年的99.88%增长为100%。有线电视用户数由2014年的2 291万户减少为1 641万户,跌幅39.61%。数字电视用户数由2014年的1 787万户减少为1 567万户,跌幅27.95%。广播电台、中短波发射台和电视台近12年来未增添。

表6-38 江苏省广播电视业发展情况

项 目	2014 年	2015 年	2016 年	2017 年	2018 年
职工人数(人)	53 699	52 664	53 531	73 417	59 604
中短波发射台及转播台(座)	21	21	21	21	21
中短波发射机功率(千瓦)	734	735	735	735	735
广播人口覆盖率(%)	99.99	100.00	100.00	100.00	100.00
广播电台(座)		8	8	8	8
电视台(座)		8	8	8	8
广播电视台(座)		71	71	71	74
调频电视发射及转播台(座)		98	104	106	106
调频发射机功率(千瓦)		168.2	175.8	173.4	173.8
电视发射机功率(千瓦)		510.15	512.95	535.70	533.70
电视人口覆盖率(%)	99.88	100.00	100.00	100.00	100.00

续表

项　目	2014 年	2015 年	2016 年	2017 年	2018 年
有线电视用户数(万户)	2 291	2 226	2 069	1 606	1 641
数字电视用户数(万户)	1 787	1 761	1 754	1 479	1 567
有线电视入户率(%)	94.6	91.4	84.8	65.8	63.2

数据来源:历年《江苏统计年鉴》

由表 6-39 可以看出,江苏省广播节目制作时间 2014 年总计 603 551 时,2015 年总计 589 282 时,2016 年总计 608 779 时,2017 年总计 577 970 时,2018 年总计 565 828 时。2018 年广播节目制作时间比 2014 年减少 37 723 时,下降幅度 6.25%。2018 年新闻类节目制作 95 897 时,专题类节目制作 134 736 时,文艺(综艺)类节目制作 142 494 时,广告类节目制作 64 168 时。江苏省电视节目制作时间 2014 年总计 193 135 时,2015 年总计 189 429 时,2016 年总计 195 036 时,2017 年总计 195 865 时,2018 年总计 209 004 时。2018 年新闻类节目制作 53 466 时,专题类节目制作 54 032 时,文艺(综艺)类节目制作 32 964时,广告类节目制作 30 642 时。听众在广播节目上更加倾向于专题类和文艺(综艺)类,在电视节目上更加倾向于专题类和新闻类。而文艺(综艺)类节目在广播节目中占比明显高于在电视节目中的占比,反映出听众在文艺(综艺)类上的选择更加偏向于广播节目;新闻类节目在广播节目中占比小于在电视节目中的占比,反映出听众在电视节目上选择新闻类节目的可能性高于在广播节目上。

表 6-39　江苏省广播电视节目制作时间(小时)

项　目	2014 年	2015 年	2016 年	2017 年	2018 年
广播节目制作	603 551	589 282	608 779	577 970	565 828
♯新闻	106 702	101 840	104 118	99 103	95 897
专题	156 862	136 748	151 160	135 877	134 736
文艺(综艺)	148 263	158 768	155 311	147 033	142 494
广告	81 997	76 548	73 031	69 555	64 168
电视节目制作	193 135	189 429	195 036	195 865	209 004
♯新闻	58 391	58 367	59 534	53 275	53 466
专题	46 047	44 822	43 939	47 159	54 032
文艺(综艺)	20 557	20 610	19 597	18 017	32 964
广告	36 617	32 668	33 796	32 047	30 642

数据来源:历年《江苏统计年鉴》

二、江苏公共信息服务业存在的问题

(一)公共信息资源总量欠缺,管理投入不足

从国际经验看,在人均 GDP 超过 10 000 美元之后,人们对文化、科技、教育以及政治

参与等精神方面的需求会进入高速增长期,对公共信息资源的需求量急剧增加。然而,我国仍停留在单一政府管理体制下的公共信息资源有效供给已经远远满足不了公众的信息需求,江苏省人均信息资源开发利用程度比发达国家低2—3个数量级,已成为阻碍科教兴国战略实施的瓶颈之一。

江苏省公共信息基础平台建设步伐迟缓,在政府信息公开、公益性信息尤其是与公众生活密切相关的基层信息服务方面,投入还十分有限。另一方面,计划经济体制下形成的庞大的政府及其附属的事业单位公共信息资源管理体制人满为患、机构臃肿,缺少公共信息资源开发的动力,围绕政府需求采集、加工和管理公共信息,既造成了信息的浪费,也导致所提供的信息产品用户对象的单一;同时,有限的公共信息资源管理投入在相当程度上用于人头费开支,为社会提供的公共信息服务严重不足。

(二)公共信息资源共享程度低,网络化进程缓慢

与商业信息服务不同,公共信息服务提供的是基本的、大众化的、保障性的信息服务,是政府部门无偿提供给公众的义务服务。受体制和部门利益等因素的影响,我国公共信息资源基本上分散在不同政府系统和不同社会组织内,共享率低下,公共信息资源的政府垄断现象普遍,如新中国成立以来我国在资源环境数据库建设方面先后投入了200多亿元资金,产生了海量的数据信息,但共享程度严重不足,公共使用率不足5%。

图书馆网络作为知识信息网的一大主体,是社会化信息网络的重要组成部分,承担着有别于其他网络的工作任务,其网络化知识信息服务与科技信息网络服务和社会科学信息网等专门化服务相互补充,因此,存在着将图书馆网络建设置于社会大信息网络建设的环境综合考虑。处于大网络环境下的图书馆网络建设应立足于科技、经济网络信息资源的共享开发和深层利用,同时借助于大网络综合优势发展图书馆网络业务。但目前存在的问题是各系统网络协调不够、业务交叉、资源建设重复,从而影响到各自优势的发挥和功能互补。其中的突出问题有:各系统的网络发展相互制约的现象未能从根本上克服,通信网络与增值业务网的发展协调未能很好地解决,网络业务发展竞争往往处于无序状态等。这些问题从多方面影响到图书馆网络化知识信息服务社会地位的确立,影响到情报网络化进程。

(三)缺乏相关专业技术人才,人才流失现象严重

江苏省信息服务人才的数量规模不小,其中不乏优秀者,但总的来说,素质普遍较低,尤其是市场经营和国际化管理的高级人才不足。主要是由于公共信息服务在江苏省甚至全国的起步比较晚,客观上造成信息服务人才的经验不足,再加上目前尚无统一的人员资格认定和考核制度,人员素质参差不齐,普遍存在专业特长很明显,但缺乏现代咨询经验和意识的现象。另外,人才流失特别是高级人才流失现象严重,许多优秀的信息服务人才流向发达国家或者流向北京、上海等地的外资企业。发达国家对信息服务人员的要求很高。除了学位要求外,必须具有某个专业来源的专家资格,还要强调资历、工作经历,日本和德国也是如此,在英国,对人员资格、从业条件有着极其严格的规定。

三、江苏公共信息服务业发展的政策建议

（一）加强法律制度建设，增大政府监督力度

法律制度建设是做好信息服务工作的基础。对现有法律制度进行梳理，对已经过时的或不合理的制度进行修改，对新出现的情况加紧立法，组织力量对相关法律制度进一步修订完善。对缺乏操作性的制度，要进一步细化，便于在工作中执行。完善申请公开工作制度，进一步优化依申请公开工作流程，强化保密审查，固化关键程序，从制度层面保障依申请公开工作平稳、有序推进。针对新情况、新问题，及时建立新的工作制度。创新公开形式，建立并加强省政府公报微博发布管理制度，建立省政府信息公开管理发布平台内容保障工作制度。

政府在公共信息服务方面起着重要的作用，加强对信息资源的监管：一方面，要核准信息发布，保证信息的真实性和有效性，注重信息更新。另一方面，要加强对信息所有者的管理与监督，加快信息发布时间，提高信息的时效性，增加信息的可利用率。

（二）提升公共信息服务质量，打造公共信息交流平台

公共信息服务质量不能单靠政府机关去提高，要实现优质的信息服务，必须打破各级政府和部门对信息的垄断和封闭，整合信息资源，引入高新技术企业，在原来离散、孤立的信息技术平台上构造一个开放统一的公共信息服务平台，实现信息最广泛的交换，使之发挥最大的经济效益和社会效益。鼓励高新技术企业和有实力的研究机构进入公共信息服务领域，可以在政府的宏观调控下，提高公共信息服务的效率和质量。尤其是在信息的搜集和整理中，很多企业和科研单位已经积累了丰富的资源和经验，政府完全可以鼓励这些优质企业和单位加入公共信息服务的平台中来，一起提高公共信息服务的质量和效率。尤其是对于信息服务中的一些严重影响服务质量的瓶颈问题，引入市场化机制，在短时间内迅速解决这些问题，更好地为社会大众服务。

公共信息服务平台实质上是一个信息的综合大平台，在这个平台上，政府部门和各个加盟企业相互协作，实现公共信息的交换和流通。就加盟企业来说，虽然无法获取直接的经济利益，但可以免费获得政府的信息资源，有利于其在商业领域的发展，同时进入公共信息服务领域有着良好的公众形象，能够增加企业的无形资产，与政府、社区保持良好的公共关系。因此，无论从经济利益还是社会公益出发，加盟企业都愿意进入公共信息服务领域。而对于提供信息服务的政府机关来说，由于侧重于日常的行政事务，无法抽调专人、专项负责信息的搜集、整理和发布。由此，政府应该利用这些加盟企业的积极性，通过他们的信息技术为公众提供更高质量、更快速度的服务。

（三）改革公共信息服务，促进特色化、集约化发展

改革是一项事业取得进步与成功的重要措施，加快公共信息服务新模式的建立与完善对于公共信息的发展具有重大益处。公共信息服务首先要改革以政府为中心的模式。因为政务信息网往往由业务部门主管，而技术部门负责更新管理，部门间存在的沟通不畅

问题导致信息滞后,利用率大大降低,给人们的生产生活带来了不利影响。一方面,应当加快公共服务平台的完善,体现各平台的特色,加快公共信息服务专业网站、专题公共信息服务目录或全文数据库、专业信息分析预测与研究报告、公共信息导航服务等建成。另一方面,改革现有模式,加强政产学研的结合,开发出公共信息服务的新模式。例如,在地理信息这类公共信息开发服务产品上就可以采取基于互联网和Webservice的地理信息服务模式、基于无线通信和移动终端的地理信息服务模式、以位置服务为主的地理信息服务模式和提供数字产品方式的地理信息服务模式等不同形式,在产品内容上,可以以"民生"和"网络舆情"为中心,对民生和舆情关注的焦点与热点问题主动开展相关公共信息开发服务。例如,苏州市物价局在其政府网站上定期发布的《苏州市重要民生商品价格采集公布表》就是一种典型的公共信息服务内容创新。这种民生价格信息服务是将全市范围内各类主要民生商品(如主副食产品、主要家用电器产品等)在不同市场或超市的销售价格进行发布,以供市民在选购商品时进行参考。促进信息服务机构的联合,打造信息服务龙头机构和名牌。

在建立多元共存的信息服务产业机构的同时,要着重加强信息服务机构之间的合作与联合,引导信息服务业向集约化方向发展,实现信息服务的网络化和集团化,组建少数大型的信息服务企业集团参与国际竞争。

(四)提高公众意识,维护公众信息知情权

人是构成社会生活及各种活动的载体,掌握信息资源,充分利用信息进行开发、处理、分析并应用将会推动社会经济的发展与进步。因此,提高公众对公共信息概念和服务的了解有助于每个人贡献自己的力量为江苏省的经济与社会发展出力,提高公众的信息知情权。公共信息服务主要以政府提供的信息为主,只有政府大力推进信息公开的力度,才能留给公众更多的选择权,公众只有对自己有更深的认识才能出现新的需求。

四、公共信息服务业重点企业研究

(一)江苏广电集团

江苏省广播电视总台(集团)成立于2001年,以"责任塑造形象,品质成就未来"为办台理念,以"高标准建设全国一流新型媒体集团"为奋斗目标,连续16年入选"中国500最具价值品牌排行榜",品牌影响力和综合实力位居全国省级广电前列。

总台(集团)在职员工7 200多人,设有8个职能部门,下设融媒体新闻中心、电视传媒、广播传媒、内容版权购销中心、国际事务部、互联网产品中心、技术运维部、技术研发部、后勤服务中心、幸福蓝海影视文化集团、好享购物公司、金融投资中心、荔枝文创产业公司等多个业务板块。开播14个电视频道(江苏卫视频道、优漫卡通卫视频道、江苏国际频道、江苏卫视高清频道、好享购物频道为上星频道,江苏城市频道、江苏综艺频道、江苏影视频道、江苏公共·新闻频道、江苏教育频道、江苏体育休闲频道为地面频道,靓妆频道、学习频道、财富天下频道为数字付费频道)、10套广播节目(AM702新闻综合广播、FM93.7新闻广播、FM101.1交通广播网、FM997金陵之声、FM89.7音乐广播、FM97.5

经典流行音乐广播、AM1053 文艺广播、AM585 故事广播、AM846 健康广播、AM1206 财经广播)。拥有"荔枝""我苏"两网两端新媒体矩阵。

新闻报道彰显责任。坚持围绕中心、服务大局,牢牢把握正确导向,与中央、省委决策部署同频共振,坚定传播党的声音,多次受到中宣部、国家新闻出版广电总局表扬肯定。全媒体新闻纪实节目《你所不知道的中国》,创新方式讲述中国故事,引发热烈反响。通俗理论节目《厉害了,我们的新时代》《马克思是对的》在央视首播,受到新华社、人民日报的高度肯定。近年来获 11 个中国新闻奖一等奖。

频道频率领先全国。坚持传播核心价值观,坚持传播正能量,坚持高品质高品位,频道频率传播力公信力影响力持续提升。江苏卫视坚持"有品质、有温度,只引领、不跟随"的频道定位,居全国省级卫视第一方阵。《江苏新时空》《最强大脑》《一站到底》《阅读·阅美》《美好时代》《非诚勿扰》《新相亲大会》《百变达人》《蒙面唱将猜猜猜》《超凡魔术师》、跨年演唱会、春晚等品牌节目创新创优。各地面频道频率聚焦特色定位,着力打造精品栏节目,综合实力位居全国前列。

精品生产亮点纷呈。坚持"好主题+好品质+好影响",推出一大批精品力作,成为全国的影视剧生产高地和纪录片专题片创作高地。电视剧《江河水》《春天里》《最后一张签证》《生命中的好日子》《于无声处》等在央视和多家卫视热播,《春天里》获第 29 届中国电视金鹰奖"优秀电视剧奖"。纪录片《指点江山——毛泽东诗词故事》《榜样——周恩来的故事》《外国人眼中的南京大屠杀》《江南文脉》等受到中宣部和总局充分肯定。纪录片《你所不知道的中国》(第三季)获第 23 届亚洲电视大奖最佳纪录片奖。纪实剧《南京之殇》获美国日间艾美奖最佳摄影奖。电影《白日焰火》获第 64 届柏林国际电影节最佳影片金熊奖和最佳男演员银熊奖。动画电影《神秘世界历险记4》票房破亿元。

媒体融合不断创新。坚持传统媒体与新兴媒体深度融合,围绕提升主流媒体整体传播力和复合影响力,大力度推进媒体融合,取得实质性突破。建成启用荔枝云平台,经中广联合会技术委员会鉴定,技术水平达到国际领先水平,获 2018 年度广播影视科技创新奖最高奖——"突出贡献奖",被确定为江苏省县级融媒体中心建设唯一省级技术支撑平台。打造新媒体矩阵,"荔枝新闻"客户端下载用户突破 2 200 万,"我苏"客户端累计下载用户突破 250 万,网络直播品牌"荔直播"累计点击量破 80 亿。

国际传播有声有色。坚持把外宣当"主业",深入实施国际化战略,创新方式讲好中国故事,传播好中国声音。连续四届入选"全国文化出口重点企业"。国际版权发行网络覆盖全球 50 多个国家和地区。海外频道"紫金国际台"覆盖中国香港地区及泰国、马来西亚、新加坡,海外总用户数突破 300 万。《超级战队》《超凡魔术师》节目模式成功输出海外。

产业经营双轮驱动。坚持"双轮驱动"战略,做精做细做强传统业务,拓展拓宽拓张新兴业务,形成六大产业集群。幸福蓝海影视文化集团在深交所上市,院线遍布全国 24 个省市,排名全国前十。好享购物荣获"中国互联网企业百强"称号。做大做强文化金融,产业投资项目整体运行良好,江苏省国际租赁公司增长强劲。着力推进荔枝广场、荔枝文创、荔枝文旅三大品牌载体建设。荔枝大剧院坚持"高端、高雅、高品质"的定位,打造江苏高雅艺术演出中心。

（二）江苏凤凰出版传媒集团

凤凰出版传媒集团有限公司总部位于南京。集团的产业领域主要是出版、发行、印务、影视、文化酒店、文化地产、金融投资、艺术品经营等板块。2018年集团营业收入超过180亿元，同比增长3%。集团控有凤凰传媒、凤凰股份两家主板以及新广联等两家新三板上市公司。集团是江苏银行、南京证券的重要股东，连续十届入选"全国文化企业30强"。2012年被评为全国文化体制改革先进单位。

凤凰出版传媒集团拥有9家出版社、1家都市类日报，其中，6家出版单位为国家一级出版社。大众出版位列国内出版业第一阵营，是全国中小学教材第二大出版商。国家级出版大奖获奖总数位居全国前列。数字出版多点布局，形成规模和盈利模式，初步实现数字化转型。学科网、凤凰云校园、凤凰云计算中心、凤凰职教虚拟实训平台、凤凰传奇影业公司等成长迅速，建成品牌集群。目前，凤凰出版传媒集团正在依托教育资源平台，全力打造"一云多端"的凤凰智慧教育平台。

凤凰出版传媒集团首倡并建设以书业为核心的文化消费综合体，苏州、姜堰等四个文化MALL正式开业，镇江文化MALL等正在建设中。集团参股控股的金融类企业涵盖银行、证券、保险、基金、金融租赁、担保、财务公司等领域。

凤凰出版传媒集团与海外30多个国家和地区著名出版机构保持合作，在英国、美国、加拿大、智利、澳大利亚、纳米比亚和新加坡设有分支机构。2014年并购美国出版国际公司。集团的核心目标是打造创新型文化领军企业，成为全国文化产业重要的战略投资者，努力成为世界出版传媒强企。

（三）南京图书馆

南京图书馆是江苏省省级公共图书馆、国家一级图书馆，地处南京市大行宫地段，与总统府隔街相望。建筑占地面积2.52万平方米，建筑面积约7.8万平方米，设计总高41.1米，藏书容量1 200万册，地下局部2层，地上9层。南图馆标的基本形采用了有"中国书圣"之称的王羲之所书"书"字的侧形，体现着南京图书馆独特的文化历史传承，同时，是新馆建筑造型的抽象化与书架上书籍的抽象性，体现着图书馆的功能与传播作用。馆标的基本形亦是英文字母"N"与"L"的中式书写，体现着融合与传薪的结果。馆标所包含的理念分为外部与内部两方面。对外，它的形态体现的是"书山有路勤为径"；对内，它的形态传递的是"传承、传播、传薪"的意念，即"我们是文化的传承者，我们是理想的传播者，我们是精神的传薪者"。

2007年新馆建成开放以来，南图不断推进各项基础工作，提升读者服务质量，落实各种惠民服务措施，同时充分利用自身资源优势，以多种形式普及传统文化，引领阅读风尚，拓展阅读视野。全年提供阅览、外借、参考咨询、OPAC查询、数据库检索、文献传递、馆际互借、流动服务、讲座、展览、培训、读者活动等服务。南京图书馆实行全面免费开放，在功能布局上，主要体现以"用"为主、以读者为中心的理念，以开架为主要服务方式，实现藏、借、阅、咨询、管理的一体化。截至2017年底，藏书总量超过1 200万册，仅次于国家图书馆和上海图书馆，位居全国第三。其中，古籍160万册，包括善本14万册；民国文献

70万册。馆藏中不乏唐代写本、辽代写经,宋、元、明、清历代写印珍本,已有524种入选国家珍贵古籍名录。数字资源有"中国知网""瀚堂典藏""Proquest"等引进数据库及自建数据库等共50余种,读者可在馆免费使用。目前,南图读者证总量超过100万张,日均到馆读者达8 000人次。

(四)江苏省文化馆

江苏省文化馆原名江苏省群众艺术馆,建于1956年9月。1959年9月,由于机构整顿、调整,省群众艺术馆暂时停办。1980年10月复馆。2002年更名为江苏省文化馆。省文化馆是隶属于江苏省文化厅的公益性事业单位,承担着指导全省群众文化业务工作,组织全省群众文化艺术创作,举办政府指令性及社会公益性群众文化艺术活动,开展非物质文化遗产保护,出版群众文化刊物,进行群众文化艺术的调查研究、理论研讨,开展社会艺术教育等重要任务;同时,也是群众进行文化艺术活动的场所,在全省的社会文化艺术活动中,起着重要的导向、示范作用。

省文化馆于2002年迁入南京市中山南路89号江苏文化大厦内,馆舍总面积6 500平方米,设有办公室、财务科、文艺部、美术摄影部、调研编辑部、戏剧活动中心、省非物质文化遗产保护中心办公室、省社会艺术教育培训中心、省老年文化大学、公共文化服务等部门。多年来,省文化馆相继主办、承办了"第六届中国艺术节群文系列活动""首届江苏·中国民间艺术节"等多项大型群众文化活动,担任了"第六届全国残疾人运动会闭幕式""名城礼赞——江苏省暨南京市庆祝五一国际劳动节文艺晚会""首届中国少儿合唱节闭幕式"等大型活动的演出任务,担任了"江苏省五星工程奖""江苏省少儿艺术节""江苏省新人新作大赛"等多项省级群众文化活动的具体组织工作。此外,该馆还积极开拓思路,开展了多项对外文化交流活动,其中南京国际爵士乐、世界音乐节自2002年举办以来,每年一届,吸引了欧洲、美国及亚洲部分国家的多支乐队前来交流。大型活动的成功举办有效地带动了全省群众文艺创作,在历届"群星奖"等奖项评比活动中,江苏省获奖总数均名列全国前茅。省文化馆多次被上级评为先进单位和先进党支部,连续5届被评为"江苏省文明单位"。

参考文献

[1] 李媛. 略论高校图书馆发挥公共信息服务的策略[J]. 新西部,2019(29):111+85.

[2] 周毅,白文琳. 数据驱动环境下公共信息服务行动的向度与逻辑[J]. 情报资料工作,2019,40(05):61-67.

[3] 龚雨婧. 政务微信公共信息服务质量提升研究[D]. 华中师范大学,2019.

[4] 左瑾. 面向弱势群体的图书馆公共信息服务路径研究[J]. 传媒论坛,2018,1(24):154-155.

[5] 蔡兰荣. 政府公共信息社会化服务对策研究[J]. 潍坊学院学报,2018,18(06):109-112.

[6] 王杰,周毅. 公共信息服务模式比较研究[J]. 电子政务,2018(10):13-20.

[7] 陆俊. 政府公共信息服务供给机制研究[J/OL]. 图书馆,2018(05):44-48+92

[2019-12-09]. http://kns. cnki. net/kcms/detail/43. 1031. g2. 20180518. 1051. 016. html.

[8] 经渊,郑建明. 新型城镇化进程中公共信息一体化服务模式研究[J]. 图书馆建设, 2017(05):12-16+28.

[9] 崔旭,郭馨. 政府信息服务、公共图书馆信息服务向社区延伸的理论与实践——以陕西省为例[J]. 兰台世界,2017(01):57-59.

[10] 陈飞雁. 杭州市公共信息服务均等化发展探析[J]. 今日科技,2016(10):50-51+56.

第四篇　政策篇

《"健康中国 2030"规划纲要》

2016 年 10 月,中共中央、国务院印发了《"健康中国 2030"规划纲要》,并发出通知,要求各地区各部门结合实际认真贯彻落实。

第一节　序　言

健康是促进人的全面发展的必然要求,是经济社会发展的基础条件。实现国民健康长寿,是国家富强、民族振兴的重要标志,也是全国各族人民的共同愿望。

党和国家历来高度重视人民健康。新中国成立以来特别是改革开放以来,我国健康领域改革发展取得显著成就,城乡环境面貌明显改善,全民健身运动蓬勃发展,医疗卫生服务体系日益健全,人民健康水平和身体素质持续提高。2015 年我国人均预期寿命已达 76.34 岁,婴儿死亡率、5 岁以下儿童死亡率、孕产妇死亡率分别下降到 8.1‰、10.7‰和 20.1/10 万,总体上优于中高收入国家平均水平,为全面建成小康社会奠定了重要基础。同时,工业化、城镇化、人口老龄化、疾病普遍化、生态环境及生活方式变化等,也给维护和促进健康带来一系列新的挑战,健康服务供给总体不足与需求不断增长之间的矛盾依然突出,健康领域发展与经济社会发展的协调性有待增强,需要从国家战略层面统筹解决关系健康的重大和长远问题。

推进健康中国建设,是全面建成小康社会、基本实现社会主义现代化的重要基础,是全面提升中华民族健康素质、实现人民健康与经济社会协调发展的国家战略,是积极参与全球健康治理、履行 2030 年可持续发展议程国际承诺的重大举措。未来 15 年,是推进健康中国建设的重要战略机遇期。经济保持中高速增长将为维护人民健康奠定坚实基础,消费结构升级将为发展健康服务创造广阔空间,科技创新将为提高健康水平提供有力支撑,各方面制度更加成熟更加定型将为健康领域可持续发展构建强大保障。

为推进健康中国建设,提高人民健康水平,根据党的十八届五中全会战略部署,制定本规划纲要。本规划纲要是推进健康中国建设的宏伟蓝图和行动纲领。全社会要增强责任感、使命感,全力推进健康中国建设,为实现中华民族伟大复兴和推动人类文明进步做出更大贡献。

第二节　总体战略

一、指导思想

推进健康中国建设,必须高举中国特色社会主义伟大旗帜,全面贯彻党的十八大和十八届三中、四中、五中全会精神,以马克思列宁主义、毛泽东思想、邓小平理论、"三个代表"重要思想、科学发展观为指导,深入学习贯彻习近平总书记系列重要讲话精神,紧紧围绕统筹推进"五位一体"总体布局和协调推进"四个全面"战略布局,认真落实党中央、国务院决策部署,坚持以人民为中心的发展思想,牢固树立和贯彻落实新发展理念,坚持正确的卫生与健康工作方针,以提高人民健康水平为核心,以体制机制改革创新为动力,以普及健康生活、优化健康服务、完善健康保障、建设健康环境、发展健康产业为重点,把健康融入所有政策,加快转变健康领域发展方式,全方位、全周期维护和保障人民健康,大幅提高健康水平,显著改善健康公平,为实现"两个一百年"奋斗目标和中华民族伟大复兴的中国梦提供坚实健康基础。

主要遵循以下原则:

——健康优先。把健康摆在优先发展的战略地位,立足国情,将促进健康的理念融入公共政策制定实施的全过程,加快形成有利于健康的生活方式、生态环境和经济社会发展模式,实现健康与经济社会良性协调发展。

——改革创新。坚持政府主导,发挥市场机制作用,加快关键环节改革步伐,冲破思想观念束缚,破除利益固化藩篱,清除体制机制障碍,发挥科技创新和信息化的引领支撑作用,形成具有中国特色、促进全民健康的制度体系。

——科学发展。把握健康领域发展规律,坚持预防为主、防治结合、中西医并重,转变服务模式,构建整合型医疗卫生服务体系,推动健康服务从规模扩张的粗放型发展转变到质量效益提升的绿色集约式发展,推动中医药和西医药相互补充、协调发展,提升健康服务水平。

——公平公正。以农村和基层为重点,推动健康领域基本公共服务均等化,维护基本医疗卫生服务的公益性,逐步缩小城乡、地区、人群间基本健康服务和健康水平的差异,实现全民健康覆盖,促进社会公平。

二、战略主题

"共建共享、全民健康",是建设健康中国的战略主题。核心是以人民健康为中心,坚持以基层为重点,以改革创新为动力,预防为主,中西医并重,把健康融入所有政策,人民共建共享的卫生与健康工作方针,针对生活行为方式、生产生活环境以及医疗卫生服务等健康影响因素,坚持政府主导与调动社会、个人的积极性相结合,推动人人参与、人人尽力、人人享有,落实预防为主,推行健康生活方式,减少疾病发生,强化早诊断、早治疗、早康复,实现全民健康。

共建共享是建设健康中国的基本路径。从供给侧和需求侧两端发力,统筹社会、行业和个人三个层面,形成维护和促进健康的强大合力。要促进全社会广泛参与,强化跨部门协作,深化军民融合发展,调动社会力量的积极性和创造性,加强环境治理,保障食品药品安全,预防和减少伤害,有效控制影响健康的生态和社会环境危险因素,形成多层次、多元化的社会共治格局。要推动健康服务供给侧结构性改革,卫生计生、体育等行业要主动适应人民健康需求,深化体制机制改革,优化要素配置和服务供给,补齐发展短板,推动健康产业转型升级,满足人民群众不断增长的健康需求。要强化个人健康责任,提高全民健康素养,引导形成自主自律、符合自身特点的健康生活方式,有效控制影响健康的生活行为因素,形成热爱健康、追求健康、促进健康的社会氛围。

全民健康是建设健康中国的根本目的。立足全人群和全生命周期两个着力点,提供公平可及、系统连续的健康服务,实现更高水平的全民健康。要惠及全人群,不断完善制度、扩展服务、提高质量,使全体人民享有所需要的、有质量的、可负担的预防、治疗、康复、健康促进等健康服务,突出解决好妇女儿童、老年人、残疾人、低收入人群等重点人群的健康问题。要覆盖全生命周期,针对生命不同阶段的主要健康问题及主要影响因素,确定若干优先领域,强化干预,实现从胎儿到生命终点的全程健康服务和健康保障,全面维护人民健康。

三、战略目标

到 2020 年,建立覆盖城乡居民的中国特色基本医疗卫生制度,健康素养水平持续提高,健康服务体系完善高效,人人享有基本医疗卫生服务和基本体育健身服务,基本形成内涵丰富、结构合理的健康产业体系,主要健康指标居于中高收入国家前列。

到 2030 年,促进全民健康的制度体系更加完善,健康领域发展更加协调,健康生活方式得到普及,健康服务质量和健康保障水平不断提高,健康产业繁荣发展,基本实现健康公平,主要健康指标进入高收入国家行列。到 2050 年,建成与社会主义现代化国家相适应的健康国家。

到 2030 年具体实现以下目标:

——人民健康水平持续提升。人民身体素质明显增强,2030 年人均预期寿命达到 79 岁,人均健康预期寿命显著提高。

——主要健康危险因素得到有效控制。全民健康素养大幅提高,健康生活方式得到全面普及,有利于健康的生产生活环境基本形成,食品药品安全得到有效保障,消除一批重大疾病危害。

——健康服务能力大幅提升。优质高效的整合型医疗卫生服务体系和完善的全民健身公共服务体系全面建立,健康保障体系进一步完善,健康科技创新整体实力位居世界前列,健康服务质量和水平明显提高。

——健康产业规模显著扩大。建立起体系完整、结构优化的健康产业体系,形成一批具有较强创新能力和国际竞争力的大型企业,成为国民经济支柱性产业。

——促进健康的制度体系更加完善。有利于健康的政策法律法规体系进一步健全,健康领域治理体系和治理能力基本实现现代化。

健康中国建设主要指标

领域	指　　标	2015 年	2020 年	2030 年
健康水平	人均预期寿命(岁)	76.34	77.3	79
	婴儿死亡率(‰)	8.1	7.5	5
	5 岁以下儿童死亡率(‰)	10.7	9.5	6
	孕产妇死亡率(1/10 万)	20.1	18	12
	城乡居民达到《国民体质测定标准》合格以上的人数比例(%)	89.6 (2014 年)	90.6	92.2

续表

领域	指 标	2015 年	2020 年	2030 年
健康生活	居民健康素养水平(%)	10	20	30
	经常参加体育锻炼人数(亿人)	3.6(2014 年)	4.35	5.3
健康服务与保障	重大慢性病过早死亡率(%)	19.1(2013 年)	比 2015 年降低 10%	比 2015 年降低 30%
	每千常住人口执业(助理)医师数(人)	2.2	2.5	3
	个人卫生支出占卫生总费用的比重(%)	29.3	28 左右	25 左右
健康环境	地级及以上城市空气质量优良天数比率(%)	76.7	＞80	持续改善
	地表水质量达到或好于Ⅲ类水体比例(%)	66	＞70	持续改善
健康产业	健康服务业总规模(万亿元)	—	＞8	16

第三节 普及健康生活

一、加强健康教育

(一)提高全民健康素养

推进全民健康生活方式行动,强化家庭和高危个体健康生活方式指导及干预,开展健康体重、健康口腔、健康骨骼等专项行动,到 2030 年基本实现以县(市、区)为单位全覆盖。开发推广促进健康生活的适宜技术和用品。建立健康知识和技能核心信息发布制度,健全覆盖全国的健康素养和生活方式监测体系。建立健全健康促进与教育体系,提高健康教育服务能力,从小抓起,普及健康科学知识。加强精神文明建设,发展健康文化,移风易俗,培育良好的生活习惯。各级各类媒体加大健康科学知识宣传力度,积极建设和规范各类广播电视等健康栏目,利用新媒体拓展健康教育。

(二)加大学校健康教育力度

将健康教育纳入国民教育体系,把健康教育作为所有教育阶段素质教育的重要内容。以中小学为重点,建立学校健康教育推进机制。构建相关学科教学与教育活动相结合、课堂教育与课外实践相结合、经常性宣传教育与集中式宣传教育相结合的健康教育模式。培养健康教育师资,将健康教育纳入体育教师职前教育和职后培训内容。

二、塑造自主自律的健康行为

(一)引导合理膳食

制定实施国民营养计划,深入开展食物(农产品、食品)营养功能评价研究,全面普及膳食营养知识,发布适合不同人群特点的膳食指南,引导居民形成科学的膳食习惯,推进健康饮食文化建设。建立健全居民营养监测制度,对重点区域、重点人群实施营养干预,重点解决微量营养素缺乏、部分人群油脂等高热能食物摄入过多等问题,逐步解决居民营养不足与过剩并存问题。实施临床营养干预。加强对学校、幼儿园、养老机构等营养健康工作的指导。开展示范健康食堂和健康餐厅建设。到2030年,居民营养知识素养明显提高,营养缺乏疾病发生率显著下降,全国人均每日食盐摄入量降低20%,超重、肥胖人口增长速度明显放缓。

(二)开展控烟限酒

全面推进控烟履约,加大控烟力度,运用价格、税收、法律等手段提高控烟成效。深入开展控烟宣传教育。积极推进无烟环境建设,强化公共场所控烟监督执法。推进公共场所禁烟工作,逐步实现室内公共场所全面禁烟。领导干部要带头在公共场所禁烟,把党政机关建成无烟机关。强化戒烟服务。到2030年,15岁以上人群吸烟率降低到20%。加强限酒健康教育,控制酒精过度使用,减少酗酒。加强有害使用酒精监测。

(三)促进心理健康

加强心理健康服务体系建设和规范化管理。加大全民心理健康科普宣传力度,提升心理健康素养。加强对抑郁症、焦虑症等常见精神障碍和心理行为问题的干预,加大对重点人群心理问题早期发现和及时干预力度。加强严重精神障碍患者报告登记和救治救助管理。全面推进精神障碍社区康复服务。提高突发事件心理危机的干预能力和水平。到2030年,常见精神障碍防治和心理行为问题识别干预水平显著提高。

(四)减少不安全性行为和毒品危害

强化社会综合治理,以青少年、育龄妇女及流动人群为重点,开展性道德、性健康和性安全宣传教育和干预,加强对性传播高危行为人群的综合干预,减少意外妊娠和性相关疾病传播。大力普及有关毒品危害、应对措施和治疗途径等知识。加强全国戒毒医疗服务体系建设,早发现、早治疗成瘾者。加强戒毒药物维持治疗与社区戒毒、强制隔离戒毒和社区康复的衔接。建立集生理脱毒、心理康复、就业扶持、回归社会于一体的戒毒康复模式,最大限度减少毒品社会危害。

三、提高全民身体素质

(一)完善全民健身公共服务体系

统筹建设全民健身公共设施,加强健身步道、骑行道、全民健身中心、体育公园、社区多功能运动场等场地设施建设。到2030年,基本建成县乡村三级公共体育设施网络,人均体育场地面积不低于2.3平方米,在城镇社区实现15分钟健身圈全覆盖。推行公共体育设施免费或低收费开放,确保公共体育场地设施和符合开放条件的企事业单位体育场地设施全部向社会开放。加强全民健身组织网络建设,扶持和引导基层体育社会组织发展。

（二）广泛开展全民健身运动

继续制定实施全民健身计划,普及科学健身知识和健身方法,推动全民健身生活化。组织社会体育指导员广泛开展全民健身指导服务。实施国家体育锻炼标准,发展群众健身休闲活动,丰富和完善全民健身体系。大力发展群众喜闻乐见的运动项目,鼓励开发适合不同人群、不同地域特点的特色运动项目,扶持推广太极拳、健身气功等民族民俗民间传统运动项目。

（三）加强体医融合和非医疗健康干预

发布体育健身活动指南,建立完善针对不同人群、不同环境、不同身体状况的运动处方库,推动形成体医结合的疾病管理与健康服务模式,发挥全民科学健身在健康促进、慢性病预防和康复等方面的积极作用。加强全民健身科技创新平台和科学健身指导服务站点建设。开展国民体质测试,完善体质健康监测体系,开发应用国民体质健康监测大数据,开展运动风险评估。

（四）促进重点人群体育活动

制定实施青少年、妇女、老年人、职业群体及残疾人等特殊群体的体质健康干预计划。实施青少年体育活动促进计划,培育青少年体育爱好,基本实现青少年熟练掌握1项以上体育运动技能,确保学生校内每天体育活动时间不少于1小时。到2030年,学校体育场地设施与器材配置达标率达到100%,青少年学生每周参与体育活动达到中等强度3次以上,国家学生体质健康标准达标优秀率25%以上。加强科学指导,促进妇女、老年人和职业群体积极参与全民健身。实行工间健身制度,鼓励和支持新建工作场所建设适当的健身活动场地。推动残疾人康复体育和健身体育广泛开展。

第四节　优化健康服务

一、强化覆盖全民的公共卫生服务

（一）防治重大疾病

实施慢性病综合防控战略,加强国家慢性病综合防控示范区建设。强化慢性病筛查和早期发现,针对高发地区重点癌症开展早诊早治工作,推动癌症、脑卒中、冠心病等慢性病的机会性筛查。基本实现高血压、糖尿病患者管理干预全覆盖,逐步将符合条件的癌症、脑卒中等重大慢性病早诊早治适宜技术纳入诊疗常规。加强学生近视、肥胖等常见病防治。到2030年,实现全人群、全生命周期的慢性病健康管理,总体癌症5年生存率提高15%。加强口腔卫生,12岁儿童患龋率控制在25%以内。

加强重大传染病防控。完善传染病监测预警机制。继续实施扩大国家免疫规划,适龄儿童国家免疫规划疫苗接种率维持在较高水平,建立预防接种异常反应补偿保险机制。

加强艾滋病检测、抗病毒治疗和随访管理，全面落实临床用血核酸检测和预防艾滋病母婴传播，疫情保持在低流行水平。建立结核病防治综合服务模式，加强耐多药肺结核筛查和监测，规范肺结核诊疗管理，全国肺结核疫情持续下降。有效应对流感、手足口病、登革热、麻疹等重点传染病疫情。继续坚持以传染源控制为主的血吸虫病综合防治策略，全国所有流行县达到消除血吸虫病标准。继续巩固全国消除疟疾成果。全国所有流行县基本控制包虫病等重点寄生虫病流行。保持控制和消除重点地方病，地方病不再成为危害人民健康的重点问题。加强突发急性传染病防治，积极防范输入性突发急性传染病，加强鼠疫等传统烈性传染病防控。强化重大动物源性传染病的源头治理。

（二）完善计划生育服务管理

健全人口与发展的综合决策体制机制，完善有利于人口均衡发展的政策体系。改革计划生育服务管理方式，更加注重服务家庭，构建以生育支持、幼儿养育、青少年发展、老人赡养、病残照料为主题的家庭发展政策框架，引导群众负责任、有计划地生育。完善国家计划生育技术服务政策，加大再生育计划生育技术服务保障力度。全面推行知情选择，普及避孕节育和生殖健康知识。完善计划生育家庭奖励扶助制度和特别扶助制度，实行奖励扶助金标准动态调整。坚持和完善计划生育目标管理责任制，完善宣传倡导、依法管理、优质服务、政策推动、综合治理的计划生育长效工作机制。建立健全出生人口监测工作机制。继续开展出生人口性别比治理。到2030年，全国出生人口性别比实现自然平衡。

（三）推进基本公共卫生服务均等化

继续实施完善国家基本公共卫生服务项目和重大公共卫生服务项目，加强疾病经济负担研究，适时调整项目经费标准，不断丰富和拓展服务内容，提高服务质量，使城乡居民享有均等化的基本公共卫生服务，做好流动人口基本公共卫生计生服务均等化工作。

二、提供优质高效的医疗服务

（一）完善医疗卫生服务体系

全面建成体系完整、分工明确、功能互补、密切协作、运行高效的整合型医疗卫生服务体系。县和市域内基本医疗卫生资源按常住人口和服务半径合理布局，实现人人享有均等化的基本医疗卫生服务；省级及以上分区域统筹配置，整合推进区域医疗资源共享，基本实现优质医疗卫生资源配置均衡化，省域内人人享有均质化的危急重症、疑难病症诊疗和专科医疗服务；依托现有机构，建设一批引领国内、具有全球影响力的国家级医学中心，建设一批区域医学中心和国家临床重点专科群，推进京津冀、长江经济带等区域医疗卫生协同发展，带动医疗服务区域发展和整体水平提升。加强康复、老年病、长期护理、慢性病管理、安宁疗护等接续性医疗机构建设。实施健康扶贫工程，加大对中西部贫困地区医疗卫生机构建设支持力度，提升服务能力，保障贫困人口健康。到2030年，15分钟基本医疗卫生服务圈基本形成，每千常住人口注册护士数达到4.7人。

（二）创新医疗卫生服务供给模式

建立专业公共卫生机构、综合和专科医院、基层医疗卫生机构"三位一体"的重大疾病防控机制，建立信息共享、互联互通机制，推进慢性病防、治、管整体融合发展，实现医防结合。建立不同层级、不同类别、不同举办主体医疗卫生机构间目标明确、权责清晰的分工协作机制，不断完善服务网络、运行机制和激励机制，基层普遍具备居民健康守门人的能力。完善家庭医生签约服务，全面建立成熟完善的分级诊疗制度，形成基层首诊、双向转诊、上下联动、急慢分治的合理就医秩序，健全治疗—康复—长期护理服务链。引导三级公立医院逐步减少普通门诊，重点发展危急重症、疑难病症诊疗。完善医疗联合体、医院集团等多种分工协作模式，提高服务体系整体绩效。加快医疗卫生领域军民融合，积极发挥军队医疗卫生机构作用，更好为人民服务。

（三）提升医疗服务水平和质量

建立与国际接轨、体现中国特色的医疗质量管理与控制体系，基本健全覆盖主要专业的国家、省、市三级医疗质量控制组织，推出一批国际化标准规范。建设医疗质量管理与控制信息化平台，实现全行业全方位精准、实时管理与控制，持续改进医疗质量和医疗安全，提升医疗服务同质化程度，再住院率、抗菌药物使用率等主要医疗服务质量指标达到或接近世界先进水平。全面实施临床路径管理，规范诊疗行为，优化诊疗流程，增强患者就医获得感。推进合理用药，保障临床用血安全，基本实现医疗机构检查、检验结果互认。加强医疗服务人文关怀，构建和谐医患关系。依法严厉打击涉医违法犯罪行为特别是伤害医务人员的暴力犯罪行为，保护医务人员安全。

三、充分发挥中医药独特优势

（一）提高中医药服务能力

实施中医临床优势培育工程，强化中医药防治优势病种研究，加强中西医结合，提高重大疑难病、危急重症临床疗效。大力发展中医非药物疗法，使其在常见病、多发病和慢性病防治中发挥独特作用。发展中医特色康复服务。健全覆盖城乡的中医医疗保健服务体系。在乡镇卫生院和社区卫生服务中心建立中医馆、国医堂等中医综合服务区，推广适宜技术，所有基层医疗卫生机构都能够提供中医药服务。促进民族医药发展。到2030年，中医药在治未病中的主导作用、在重大疾病治疗中的协同作用、在疾病康复中的核心作用得到充分发挥。

（二）发展中医养生保健治未病服务

实施中医治未病健康工程，将中医药优势与健康管理结合，探索融健康文化、健康管理、健康保险为一体的中医健康保障模式。鼓励社会力量举办规范的中医养生保健机构，加快养生保健服务发展。拓展中医医院服务领域，为群众提供中医健康咨询评估、干预调理、随访管理等治未病服务。鼓励中医医疗机构、中医医师为中医养生保健机构提供保健咨询和调理等技术支持。开展中医中药中国行活动,大力传播中医药知识和易于掌握的养生保健技术方法,加强中医药非物质文化遗产的保护和传承运用,实现中医药健康养生文化创造性转化、创新性发展。

(三) 推进中医药继承创新

实施中医药传承创新工程,重视中医药经典医籍研读及挖掘,全面系统继承历代各家学术理论、流派及学说,不断弘扬当代名老中医药专家学术思想和临床诊疗经验,挖掘民间诊疗技术和方药,推进中医药文化传承与发展。建立中医药传统知识保护制度,制定传统知识保护名录。融合现代科技成果,挖掘中药方剂,加强重大疑难疾病、慢性病等中医药防治技术和新药研发,不断推动中医药理论与实践发展。发展中医药健康服务,加快打造全产业链服务的跨国公司和国际知名的中国品牌,推动中医药走向世界。保护重要中药资源和生物多样性,开展中药资源普查及动态监测。建立大宗、道地和濒危药材种苗繁育基地,提供中药材市场动态监测信息,促进中药材种植业绿色发展。

四、加强重点人群健康服务

(一) 提高妇幼健康水平

实施母婴安全计划,倡导优生优育,继续实施住院分娩补助制度,向孕产妇免费提供生育全过程的基本医疗保健服务。加强出生缺陷综合防治,构建覆盖城乡居民,涵盖孕前、孕期、新生儿各阶段的出生缺陷防治体系。实施健康儿童计划,加强儿童早期发展,加强儿科建设,加大儿童重点疾病防治力度,扩大新生儿疾病筛查,继续开展重点地区儿童营养改善等项目。提高妇女常见病筛查率和早诊早治率。实施妇幼健康和计划生育服务保障工程,提升孕产妇和新生儿危急重症救治能力。

(二) 促进健康老龄化

推进老年医疗卫生服务体系建设,推动医疗卫生服务延伸至社区、家庭。健全医疗卫生机构与养老机构合作机制,支持养老机构开展医疗服务。推进中医药与养老融合发展,推动医养结合,为老年人提供治疗期住院、康复期护理、稳定期生活照料、安宁疗护一体化的健康和养老服务,促进慢性病全程防治管理服务同居家、社区、机构养老紧密结合。鼓励社会力量兴办医养结合机构。加强老年常见病、慢性病的健康指导和综合干预,强化老年人健康管理。推动开展老年心理健康与关怀服务,加强老年痴呆症等的有效干预。推动居家老人长期照护服务发展,全面建立经济困难的高龄、失能老人补贴制度,建立多层次长期护理保障制度。进一步完善政策,使老年人更便捷获得基本药物。

(三) 维护残疾人健康

制定实施残疾预防和残疾人康复条例。加大符合条件的低收入残疾人医疗救助力度,将符合条件的残疾人医疗康复项目按规定纳入基本医疗保险支付范围。建立残疾儿童康复救助制度,有条件的地方对残疾人基本型辅助器具给予补贴。将残疾人康复纳入基本公共服务,实施精准康复,为城乡贫困残疾人、重度残疾人提供基本康复服务。完善医疗机构无障碍设施,改善残疾人医疗服务。进一步完善康复服务体系,加强残疾人康复和托养设施建设,建立医疗机构与残疾人专业康复机构双向转诊机制,推动基层医疗卫生机构优先为残疾人提供基本医疗、公共卫生和健康管理等签约服务。制定实施国家残疾预防行动计划,增强全社会残疾预防意识,开展全人群、全生命周期残疾预防,有效控制残疾的发生和发展。加强对致残疾病及其他致残因素的防控。推动国家残疾预防综合试验区试点工作。继续开展防盲治盲和防聋治聋工作。

第五节　完善健康保障

一、健全医疗保障体系

(一)完善全民医保体系

健全以基本医疗保障为主体、其他多种形式补充保险和商业健康保险为补充的多层次医疗保障体系。整合城乡居民基本医保制度和经办管理。健全基本医疗保险稳定可持续筹资和待遇水平调整机制,实现基金中长期精算平衡。完善医保缴费参保政策,均衡单位和个人缴费负担,合理确定政府与个人分担比例。改进职工医保个人账户,开展门诊统筹。进一步健全重特大疾病医疗保障机制,加强基本医保、城乡居民大病保险、商业健康保险与医疗救助等的有效衔接。到2030年,全民医保体系成熟定型。

(二)健全医保管理服务体系

严格落实医疗保险基金预算管理。全面推进医保支付方式改革,积极推进按病种付费、按人头付费,积极探索按疾病诊断相关分组付费(DRGs)、按服务绩效付费,形成总额预算管理下的复合式付费方式,健全医保经办机构与医疗机构的谈判协商与风险分担机制。加快推进基本医保异地就医结算,实现跨省异地安置退休人员住院医疗费用直接结算和符合转诊规定的异地就医住院费用直接结算。全面实现医保智能监控,将医保对医疗机构的监管延伸到医务人员。逐步引入社会力量参与医保经办。加强医疗保险基础标准建设和应用。到2030年,全民医保管理服务体系完善高效。

(三)积极发展商业健康保险

落实税收等优惠政策,鼓励企业、个人参加商业健康保险及多种形式的补充保险。丰富健康保险产品,鼓励开发与健康管理服务相关的健康保险产品。促进商业保险公司与医疗、体检、护理等机构合作,发展健康管理组织等新型组织形式。到2030年,现代商业健康保险服务业进一步发展,商业健康保险赔付支出占卫生总费用比重显著提高。

二、完善药品供应保障体系

（一）深化药品、医疗器械流通体制改革

推进药品、医疗器械流通企业向供应链上下游延伸开展服务，形成现代流通新体系。规范医药电子商务，丰富药品流通渠道和发展模式。推广应用现代物流管理与技术，健全中药材现代流通网络与追溯体系。落实医疗机构药品、耗材采购主体地位，鼓励联合采购。完善国家药品价格谈判机制。建立药品出厂价格信息可追溯机制。强化短缺药品供应保障和预警，完善药品储备制度和应急供应机制。建设遍及城乡的现代医药流通网络，提高基层和边远地区药品供应保障能力。

（二）完善国家药物政策

巩固完善国家基本药物制度，推进特殊人群基本药物保障。完善现有免费治疗药品政策，增加艾滋病防治等特殊药物免费供给。保障儿童用药。完善罕见病用药保障政策。建立以基本药物为重点的临床综合评价体系。按照政府调控和市场调节相结合的原则，完善药品价格形成机制。强化价格、医保、采购等政策的衔接，坚持分类管理，加强对市场竞争不充分药品和高值医用耗材的价格监管，建立药品价格信息监测和信息公开制度，制定完善医保药品支付标准政策。

第六节　建设健康环境

一、深入开展爱国卫生运动

（一）加强城乡环境卫生综合整治

持续推进城乡环境卫生整洁行动，完善城乡环境卫生基础设施和长效机制，统筹治理城乡环境卫生问题。加大农村人居环境治理力度，全面加强农村垃圾治理，实施农村生活污水治理工程，大力推广清洁能源。到 2030 年，努力把我国农村建设成为人居环境干净整洁、适合居民生活养老的美丽家园，实现人与自然和谐发展。实施农村饮水安全巩固提升工程，推动城镇供水设施向农村延伸，进一步提高农村集中供水率、自来水普及率、水质达标率和供水保证率，全面建立从源头到龙头的农村饮水安全保障体系。加快无害化卫生厕所建设，力争到 2030 年，全国农村居民基本都能用上无害化卫生厕所。实施以环境治理为主的病媒生物综合预防控制策略。深入推进国家卫生城镇创建，力争到 2030 年，国家卫生城市数量提高到全国城市总数的 50％，有条件的省（自治区、直辖市）实现全覆盖。

（二）建设健康城市和健康村镇

把健康城市和健康村镇建设作为推进健康中国建设的重要抓手，保障与健康相关的

公共设施用地需求,完善相关公共设施体系、布局和标准,把健康融入城乡规划、建设、治理的全过程,促进城市与人民健康协调发展。针对当地居民主要健康问题,编制实施健康城市、健康村镇发展规划。广泛开展健康社区、健康村镇、健康单位、健康家庭等建设,提高社会参与度。重点加强健康学校建设,加强学生健康危害因素监测与评价,完善学校食品安全管理、传染病防控等相关政策。加强健康城市、健康村镇建设监测与评价。到2030年,建成一批健康城市、健康村镇建设的示范市和示范村镇。

二、加强影响健康的环境问题治理

(一)深入开展大气、水、土壤等污染防治

以提高环境质量为核心,推进联防联控和流域共治,实行环境质量目标考核,实施最严格的环境保护制度,切实解决影响广大人民群众健康的突出环境问题。深入推进产业园区、新城、新区等开发建设规划环评,严格建设项目环评审批,强化源头预防。深化区域大气污染联防联控,建立常态化区域协作机制。完善重度及以上污染天气的区域联合预警机制。全面实施城市空气质量达标管理,促进全国城市环境空气质量明显改善。推进饮用水水源地安全达标建设。强化地下水管理和保护,推进地下水超采区治理与污染综合防治。开展国家土壤环境质量监测网络建设,建立建设用地土壤环境质量调查评估制度,开展土壤污染治理与修复。以耕地为重点,实施农用地分类管理。全面加强农业面源污染防治,有效保护生态系统和遗传多样性。加强噪声污染防控。

(二)实施工业污染源全面达标排放计划

全面实施工业污染源排污许可管理,推动企业开展自行监测和信息公开,建立排污台账,实现持证按证排污。加快淘汰高污染、高环境风险的工艺、设备与产品。开展工业集聚区污染专项治理。以钢铁、水泥、石化等行业为重点,推进行业达标排放改造。

(三)建立健全环境与健康监测、调查和风险评估制度

逐步建立健全环境与健康管理制度。开展重点区域、流域、行业环境与健康调查,建立覆盖污染源监测、环境质量监测、人群暴露监测和健康效应监测的环境与健康综合监测网络及风险评估体系。实施环境与健康风险管理。划定环境健康高风险区域,开展环境污染对人群健康影响的评价,探索建立高风险区域重点项目健康风险评估制度。建立环境健康风险沟通机制。建立统一的环境信息公开平台,全面推进环境信息公开。推进县级及以上城市空气质量监测和信息发布。

三、保障食品药品安全

(一)加强食品安全监管

完善食品安全标准体系,实现食品安全标准与国际标准基本接轨。加强食品安全风

险监测评估,到 2030 年,食品安全风险监测与食源性疾病报告网络实现全覆盖。全面推行标准化、清洁化农业生产,深入开展农产品质量安全风险评估,推进农兽药残留、重金属污染综合治理,实施兽药抗菌药治理行动。加强对食品原产地指导监管,完善农产品市场准入制度。建立食用农产品全程追溯协作机制,完善统一权威的食品安全监管体制,建立职业化检查员队伍,加强检验检测能力建设,强化日常监督检查,扩大产品抽检覆盖面。加强互联网食品经营治理。加强进口食品准入管理,加大对境外源头食品安全体系检查力度,有序开展进口食品指定口岸建设。推动地方政府建设出口食品农产品质量安全示范区。推进食品安全信用体系建设,完善食品安全信息公开制度。健全从源头到消费全过程的监管格局,严守从农田到餐桌的每一道防线,让人民群众吃得安全、吃得放心。

(二)强化药品安全监管

深化药品(医疗器械)审评审批制度改革,研究建立以临床疗效为导向的审批制度,提高药品(医疗器械)审批标准。加快创新药(医疗器械)和临床急需新药(医疗器械)的审评审批,推进仿制药质量和疗效一致性评价。完善国家药品标准体系,实施医疗器械标准提高计划,积极推进中药(材)标准国际化进程。全面加强药品监管,形成全品种、全过程的监管链条。加强医疗器械和化妆品监管。

四、完善公共安全体系

(一)强化安全生产和职业健康

加强安全生产,加快构建风险等级管控、隐患排查治理两条防线,切实降低重特大事故发生频次和危害后果。强化行业自律和监督管理职责,推动企业落实主体责任,推进职业病危害源头治理,强化矿山、危险化学品等重点行业领域安全生产监管。开展职业病危害基本情况普查,健全有针对性的健康干预措施。进一步完善职业安全卫生标准体系,建立完善重点职业病监测与职业病危害因素监测、报告和管理网络,遏制尘肺病和职业中毒高发势头。建立分级分类监管机制,对职业病危害高风险企业实施重点监管。开展重点行业领域职业病危害专项治理。强化职业病报告制度,开展用人单位职业健康促进工作,预防和控制工伤事故及职业病发生。加强全国个人辐射剂量管理和放射诊疗辐射防护。

(二)促进道路交通安全

加强道路交通安全设施设计、规划和建设,组织实施公路安全生命防护工程,治理公路安全隐患。严格道路运输安全管理,提升企业安全自律意识,落实运输企业安全生产主体责任。强化安全运行监管能力和安全生产基础支撑。进一步加强道路交通安全治理,提高车辆安全技术标准,提高机动车驾驶人和交通参与者综合素质。到 2030 年,力争实现道路交通万车死亡率下降 30%。

(三)预防和减少伤害

建立伤害综合监测体系,开发重点伤害干预技术指南和标准。加强儿童和老年人伤害预防和干预，减少儿童交通伤害、溺水和老年人意外跌落，提高儿童玩具和用品安全标准。预防和减少自杀、意外中毒。建立消费品质量安全事故强制报告制度，建立产品伤害监测体系，强化重点领域质量安全监管，减少消费品安全伤害。

（四）提高突发事件应急能力

加强全民安全意识教育。建立健全城乡公共消防设施建设和维护管理责任机制，到2030年，城乡公共消防设施基本实现全覆盖。提高防灾减灾和应急能力。完善突发事件卫生应急体系，提高早期预防、及时发现、快速反应和有效处置能力。建立包括军队医疗卫生机构在内的海陆空立体化的紧急医学救援体系，提升突发事件紧急医学救援能力。到2030年，建立起覆盖全国、较为完善的紧急医学救援网络，突发事件卫生应急处置能力和紧急医学救援能力达到发达国家水平。进一步健全医疗急救体系，提高救治效率。到2030年，力争将道路交通事故死伤比基本降低到中等发达国家水平。

（五）健全口岸公共卫生体系

建立全球传染病疫情信息智能监测预警、口岸精准检疫的口岸传染病预防控制体系和种类齐全的现代口岸核生化有害因子防控体系，建立基于源头防控、境内外联防联控的口岸突发公共卫生事件应对机制，健全口岸病媒生物及各类重大传染病监测控制机制，主动预防、控制和应对境外突发公共卫生事件。持续巩固和提升口岸核心能力，创建国际卫生机场（港口）。完善国际旅行与健康信息网络，提供及时有效的国际旅行健康指导，建成国际一流的国际旅行健康服务体系，保障出入境人员健康安全。

提高动植物疫情疫病防控能力，加强进境动植物检疫风险评估准入管理，强化外来动植物疫情疫病和有害生物查验截获、检测鉴定、除害处理、监测防控规范化建设，健全对购买和携带人员、单位的问责追究体系，防控国际动植物疫情疫病及有害生物跨境传播。健全国门生物安全查验机制，有效防范物种资源丧失和外来物种入侵。

第七节　发展健康产业

一、优化多元办医格局

进一步优化政策环境，优先支持社会力量举办非营利性医疗机构，推进和实现非营利性民营医院与公立医院同等待遇。鼓励医师利用业余时间、退休医师到基层医疗卫生机构执业或开设工作室。个体诊所设置不受规划布局限制。破除社会力量进入医疗领域的不合理限制和隐性壁垒。逐步扩大外资兴办医疗机构的范围。加大政府购买服务的力度，支持保险业投资、设立医疗机构，推动非公立医疗机构向高水平、规模化方向发展，鼓励发展专业性医院管理集团。加强政府监管、行业自律与社会监督，促进非公立医疗机构规范发展。

二、发展健康服务新业态

积极促进健康与养老、旅游、互联网、健身休闲、食品融合,催生健康新产业、新业态、新模式。发展基于互联网的健康服务,鼓励发展健康体检、咨询等健康服务,促进个性化健康管理服务发展,培育一批有特色的健康管理服务产业,探索推进可穿戴设备、智能健康电子产品和健康医疗移动应用服务等发展。规范发展母婴照料服务。培育健康文化产业和体育医疗康复产业。制定健康医疗旅游行业标准、规范,打造具有国际竞争力的健康医疗旅游目的地。大力发展中医药健康旅游。打造一批知名品牌和良性循环的健康服务产业集群,扶持一大批中小微企业配套发展。

引导发展专业的医学检验中心、医疗影像中心、病理诊断中心和血液透析中心等。支持发展第三方医疗服务评价、健康管理服务评价,以及健康市场调查和咨询服务。鼓励社会力量提供食品药品检测服务。完善科技中介体系,大力发展专业化、市场化医药科技成果转化服务。

三、积极发展健身休闲运动产业

进一步优化市场环境,培育多元主体,引导社会力量参与健身休闲设施建设运营。推动体育项目协会改革和体育场馆资源所有权、经营权分离改革,加快开放体育资源,创新健身休闲运动项目推广普及方式,进一步健全政府购买体育公共服务的体制机制,打造健身休闲综合服务体。鼓励发展多种形式的体育健身俱乐部,丰富业余体育赛事,积极培育冰雪、山地、水上、汽摩、航空、极限、马术等具有消费引领特征的时尚休闲运动项目,打造具有区域特色的健身休闲示范区、健身休闲产业带。

四、促进医药产业发展

(一)加强医药技术创新

完善政产学研用协同创新体系,推动医药创新和转型升级。加强专利药、中药新药、新型制剂、高端医疗器械等创新能力建设,推动治疗重大疾病的专利到期药物实现仿制上市。大力发展生物药、化学药新品种、优质中药、高性能医疗器械、新型辅料包材和制药设备,推动重大药物产业化,加快医疗器械转型升级,提高具有自主知识产权的医学诊疗设备、医用材料的国际竞争力。加快发展康复辅助器具产业,增强自主创新能力。健全质量标准体系,提升质量控制技术,实施绿色和智能改造升级,到2030年,药品、医疗器械质量标准全面与国际接轨。

(二)提升产业发展水平

发展专业医药园区,支持组建产业联盟或联合体,构建创新驱动、绿色低碳、智能高效的先进制造体系,提高产业集中度,增强中高端产品供给能力。大力发展医疗健康服务贸易,推动医药企业走出去和国际产业合作,提高国际竞争力。到2030年,具有自主知识产权新药和诊疗装备国际市场份额大幅提高,高端医疗设备市场国产化率大幅提高,实现医药工业中高速发展和向中高端迈进,跨入世界制药强国行列。推进医药流通行业转型升级,减少流通环节,提高流通市场集中度,形成一批跨国大型药品流通企业。

第八节　健全支撑与保障

一、深化体制机制改革

(一)把健康融入所有政策

加强各部门各行业的沟通协作,形成促进健康的合力。全面建立健康影响评价评估制度,系统评估各项经济社会发展规划和政策、重大工程项目对健康的影响,健全监督机制。畅通公众参与渠道,加强社会监督。

(二)全面深化医药卫生体制改革

加快建立更加成熟定型的基本医疗卫生制度,维护公共医疗卫生的公益性,有效控制医药费用不合理增长,不断解决群众看病就医问题。推进政事分开、管办分开,理顺公立医疗卫生机构与政府的关系,建立现代公立医院管理制度。清晰划分中央和地方以及地方各级政府医药卫生管理事权,实施属地化和全行业管理。推进军队医院参加城市公立医院改革、纳入国家分级诊疗体系工作。健全卫生计生全行业综合监管体系。

(三)完善健康筹资机制

健全政府健康领域相关投入机制,调整优化财政支出结构,加大健康领域投入力度,科学合理界定中央政府和地方政府支出责任,履行政府保障基本健康服务需求的责任。中央财政在安排相关转移支付时对经济欠发达地区予以倾斜,提高资金使用效益。建立结果导向的健康投入机制,开展健康投入绩效监测和评价。充分调动社会组织、企业等的积极性,形成多元筹资格局。鼓励金融等机构创新产品和服务,完善扶持措施。大力发展慈善事业,鼓励社会和个人捐赠与互助。

(四)加快转变政府职能

进一步推进健康相关领域简政放权、放管结合、优化服务。继续深化药品、医疗机构等审批改革,规范医疗机构设置审批行为。推进健康相关部门依法行政,推进政务公开和信息公开。加强卫生计生、体育、食品药品等健康领域监管创新,加快构建事中和事后监管体系,全面推开"双随机、一公开"机制建设。推进综合监管,加强行业自律和诚信建设,鼓励行业协会商会发展,充分发挥社会力量在监管中的作用,促进公平竞争,推动健康相关行业科学发展,简化健康领域公共服务流程,优化政府服务,提高服务效率。

二、加强健康人力资源建设

（一）加强健康人才培养培训

加强医教协同，建立完善医学人才培养供需平衡机制。改革医学教育制度，加快建成适应行业特点的院校教育、毕业后教育、继续教育三阶段有机衔接的医学人才培养培训体系。完善医学教育质量保障机制，建立与国际医学教育实质等效的医学专业认证制度。以全科医生为重点，加强基层人才队伍建设。完善住院医师与专科医师培养培训制度，建立公共卫生与临床医学复合型高层次人才培养机制。强化面向全员的继续医学教育制度。加大基层和偏远地区扶持力度。加强全科、儿科、产科、精神科、病理、护理、助产、康复、心理健康等急需紧缺专业人才培养培训。加强药师和中医药健康服务、卫生应急、卫生信息化复合人才队伍建设。加强高层次人才队伍建设，引进和培养一批具有国际领先水平的学科带头人。推进卫生管理人员专业化、职业化。调整优化适应健康服务产业发展的医学教育专业结构，加大养老护理员、康复治疗师、心理咨询师等健康人才培养培训力度。支持建立以国家健康医疗开放大学为基础、中国健康医疗教育慕课联盟为支撑的健康教育培训云平台，便捷医务人员终身教育。加强社会体育指导员队伍建设，到2030年，实现每千人拥有社会体育指导员2.3名。

（二）创新人才使用评价激励机制

落实医疗卫生机构用人自主权，全面推行聘用制，形成能进能出的灵活用人机制。落实基层医务人员工资政策。创新医务人员使用、流动与服务提供模式，积极探索医师自由执业、医师个体与医疗机构签约服务或组建医生集团。建立符合医疗卫生行业特点的人事薪酬制度。对接国际通行模式，进一步优化和完善护理、助产、医疗辅助服务、医疗卫生技术等方面人员评价标准。创新人才评价机制，不将论文、外语、科研等作为基层卫生人才职称评审的硬性要求，健全符合全科医生岗位特点的人才评价机制。

三、推动健康科技创新

（一）构建国家医学科技创新体系

大力加强国家临床医学研究中心和协同创新网络建设，进一步强化实验室、工程中心等科研基地能力建设，依托现有机构推进中医药临床研究基地和科研机构能力建设，完善医学研究科研基地布局。加强资源整合和数据交汇，统筹布局国家生物医学大数据、生物样本资源、实验动物资源等资源平台，建设心脑血管、肿瘤、老年病等临床医学数据示范中心。实施中国医学科学院医学与健康科技创新工程。加快生物医药和大健康产业基地建设，培育健康产业高新技术企业，打造一批医学研究和健康产业创新中心，促进医研企结合，推进医疗机构、科研院所、高等学校和企业等创新主体高效协同。加强医药成果转化推广平台建设，促进医学成果转化推广。建立更好的医学创新激励机制和以应用为导向的成果评价机制,进一步健全科研基地、生物安全、技术评估、医学研究标准与规范、医学伦理与科研诚信、知识产权等保障机制,加强科卫协同、军民融合、省部合作,有效提升基础前沿、关键共性、社会公益和战略高科技的研究水平。

(二)推进医学科技进步

启动实施脑科学与类脑研究、健康保障等重大科技项目和重大工程,推进国家科技重大专项、国家重点研发计划重点专项等科技计划。发展组学技术、干细胞与再生医学、新型疫苗、生物治疗等医学前沿技术,加强慢病防控、精准医学、智慧医疗等关键技术突破,重点部署创新药物开发、医疗器械国产化、中医药现代化等任务,显著增强重大疾病防治和健康产业发展的科技支撑能力。力争到 2030 年,科技论文影响力和三方专利总量进入国际前列,进一步提高科技创新对医药工业增长贡献率和成果转化率。

四、建设健康信息化服务体系

(一)完善人口健康信息服务体系建设

全面建成统一权威、互联互通的人口健康信息平台,规范和推动"互联网＋健康医疗"服务,创新互联网健康医疗服务模式,持续推进覆盖全生命周期的预防、治疗、康复和自主健康管理一体化的国民健康信息服务。实施健康中国云服务计划,全面建立远程医疗应用体系,发展智慧健康医疗便民惠民服务。建立人口健康信息化标准体系和安全保护机制。做好公民入伍前与退伍后个人电子健康档案军地之间接续共享。到 2030 年,实现国家省市县四级人口健康信息平台互通共享、规范应用,人人拥有规范化的电子健康档案和功能完备的健康卡,远程医疗覆盖省市县乡四级医疗卫生机构,全面实现人口健康信息规范管理和使用,满足个性化服务和精准化医疗的需求。

(二)推进健康医疗大数据应用

加强健康医疗大数据应用体系建设,推进基于区域人口健康信息平台的医疗健康大数据开放共享、深度挖掘和广泛应用。消除数据壁垒,建立跨部门跨领域密切配合、统一归口的健康医疗数据共享机制,实现公共卫生、计划生育、医疗服务、医疗保障、药品供应、综合管理等应用信息系统数据采集、集成共享和业务协同。建立和完善全国健康医疗数据资源目录体系,全面深化健康医疗大数据在行业治理、临床和科研、公共卫生、教育培训等领域的应用,培育健康医疗大数据应用新业态。加强健康医疗大数据相关法规和标准体系建设,强化国家、区域人口健康信息工程技术能力,制定分级分类分域的数据应用政策规范,推进网络可信体系建设,注重内容安全、数据安全和技术安全,加强健康医疗数据安全保障和患者隐私保护。加强互联网健康服务监管。

五、加强健康法治建设

推动颁布并实施基本医疗卫生法、中医药法,修订实施药品管理法,加强重点领域法律法规的立法和修订工作,完善部门规章和地方政府规章,健全健康领域标准规范和指南体系。强化政府在医疗卫生、食品、药品、环境、体育等健康领域的监管职责,建立政府监管、行业自律和社会监督相结合的监督管理体制。加强健康领域监督执法体系和能力建设。

六、加强国际交流合作

实施中国全球卫生战略,全方位积极推进人口健康领域的国际合作。以双边合作机制为基础,创新合作模式,加强人文交流,促进我国和"一带一路"沿线国家卫生合作。加强南南合作,落实中非公共卫生合作计划,继续向发展中国家派遣医疗队员,重点加强包括妇幼保健在内的医疗援助,重点支持疾病预防控制体系建设。加强中医药国际交流与合作。充分利用国家高层战略对话机制,将卫生纳入大国外交议程。积极参与全球卫生治理,在相关国际标准、规范、指南等的研究、谈判与制定中发挥影响,提升健康领域国际影响力和制度性话语权。

第九节 强化组织实施

一、加强组织领导

完善健康中国建设推进协调机制,统筹协调推进健康中国建设全局性工作,审议重大项目、重大政策、重大工程、重大问题和重要工作安排,加强战略谋划,指导部门、地方开展工作。

各地区各部门要将健康中国建设纳入重要议事日程,健全领导体制和工作机制,将健康中国建设列入经济社会发展规划,将主要健康指标纳入各级党委和政府考核指标,完善考核机制和问责制度,做好相关任务的实施落实工作。注重发挥工会、共青团、妇联、残联等群团组织以及其他社会组织的作用,充分发挥民主党派、工商联和无党派人士作用,最大限度凝聚全社会共识和力量。

二、营造良好社会氛围

大力宣传党和国家关于维护促进人民健康的重大战略思想和方针政策,宣传推进健康中国建设的重大意义、总体战略、目标任务和重大举措。加强正面宣传、舆论监督、科学引导和典型报道,增强社会对健康中国建设的普遍认知,形成全社会关心支持健康中国建设的良好社会氛围。

三、做好实施监测

制定实施五年规划等政策文件,对本规划纲要各项政策和措施进行细化完善,明确各个阶段所要实施的重大工程、重大项目和重大政策。建立常态化、经常化的督查考核机制,强化激励和问责。建立健全监测评价机制,制定规划纲要任务部门分工方案和监测评估方案,并对实施进度和效果进行年度监测和评估,适时对目标任务进行必要调整。充分尊重人民群众的首创精神,对各地在实施规划纲要中好的做法和有效经验,要及时总结,积极推广。

国务院关于实施健康中国行动的意见

各省、自治区、直辖市人民政府，国务院各部委、各直属机构：

人民健康是民族昌盛和国家富强的重要标志，预防是最经济最有效的健康策略。党中央、国务院发布《"健康中国 2030"规划纲要》，提出了健康中国建设的目标和任务。党的十九大作出实施健康中国战略的重大决策部署，强调坚持预防为主，倡导健康文明生活方式，预防控制重大疾病。为加快推动从以治病为中心转变为以人民健康为中心，动员全社会落实预防为主方针，实施健康中国行动，提高全民健康水平，现提出以下意见。

一、行动背景

新中国成立后特别是改革开放以来，我国卫生健康事业获得了长足发展，居民主要健康指标总体优于中高收入国家平均水平。随着工业化、城镇化、人口老龄化进程加快，我国居民生产生活方式和疾病谱不断发生变化。心脑血管疾病、癌症、慢性呼吸系统疾病、糖尿病等慢性非传染性疾病导致的死亡人数占总死亡人数的 88%，导致的疾病负担占疾病总负担的 70% 以上。居民健康知识知晓率偏低，吸烟、过量饮酒、缺乏锻炼、不合理膳食等不健康生活方式比较普遍，由此引起的疾病问题日益突出。肝炎、结核病、艾滋病等重大传染病防控形势仍然严峻，精神卫生、职业健康、地方病等方面问题不容忽视。

为坚持预防为主，把预防摆在更加突出的位置，积极有效应对当前突出健康问题，必须关口前移，采取有效干预措施，细化落实《"健康中国 2030"规划纲要》对普及健康生活、优化健康服务、建设健康环境等部署，聚焦当前和今后一段时期内影响人民健康的重大疾病和突出问题，实施疾病预防和健康促进的中长期行动，健全全社会落实预防为主的制度体系，持之以恒加以推进，努力使群众不生病、少生病，提高生活质量。

二、总体要求

（一）指导思想

以习近平新时代中国特色社会主义思想为指导，全面贯彻党的十九大和十九届二中、三中全会精神，坚持以人民为中心的发展思想，坚持改革创新，贯彻新时代卫生与健康工作方针，强化政府、社会、个人责任，加快推动卫生健康工作理念、服务方式从以治病为中心转变为以人民健康为中心，建立健全健康教育体系，普及健康知识，引导群众建立正确健康观，加强早期干预，形成有利于健康的生活方式、生态环境和社会环境，延长健康寿命，为全方位全周期保障人民健康、建设健康中国奠定坚实基础。

（二）基本原则

1. 普及知识、提升素养

把提升健康素养作为增进全民健康的前提，根据不同人群特点有针对性地加强健康教育与促进，让健康知识、行为和技能成为全民普遍具备的素质和能力，实现健康素养人人有。

2. 自主自律、健康生活

倡导每个人是自己健康第一责任人的理念，激发居民热爱健康、追求健康的热情，养成符合自身和家庭特点的健康生活方式，合理膳食、科学运动、戒烟限酒、心理平衡，实现健康生活少生病。

3. 早期干预、完善服务

对主要健康问题及影响因素尽早采取有效干预措施，完善防治策略，推动健康服务供给侧结构性改革，提供系统连续的预防、治疗、康复、健康促进一体化服务，加强医疗保障政策与健康服务的衔接，实现早诊早治早康复。

4. 全民参与、共建共享

强化跨部门协作，鼓励和引导单位、社区（村）、家庭和个人行动起来，形成政府积极主导、社会广泛动员、人人尽责尽力的良好局面，实现健康中国行动齐参与。

（三）总体目标

到 2022 年，健康促进政策体系基本建立，全民健康素养水平稳步提高，健康生活方式加快推广，重大慢性病发病率上升趋势得到遏制，重点传染病、严重精神障碍、地方病、职业病得到有效防控，致残和死亡风险逐步降低，重点人群健康状况显著改善。

到 2030 年，全民健康素养水平大幅提升，健康生活方式基本普及，居民主要健康影响因素得到有效控制，因重大慢性病导致的过早死亡率明显降低，人均健康预期寿命得到较大提高，居民主要健康指标水平进入高收入国家行列，健康公平基本实现。

三、主要任务

（一）全方位干预健康影响因素

1. 实施健康知识普及行动

维护健康需要掌握健康知识。面向家庭和个人普及预防疾病、早期发现、紧急救援、及时就医、合理用药等维护健康的知识与技能。建立并完善健康科普专家库和资源库，构建健康科普知识发布和传播机制。强化医疗卫生机构和医务人员开展健康促进与教育的激励约束。鼓励各级电台电视台和其他媒体开办优质健康科普节目。到 2022 年和 2030 年，全国居民健康素养水平分别不低于 22％和 30％。

2. 实施合理膳食行动

合理膳食是健康的基础。针对一般人群、特定人群和家庭，聚焦食堂、餐厅等场所，加强营养和膳食指导。鼓励全社会参与减盐、减油、减糖，研究完善盐、油、糖包装标准。修订预包装食品营养标签通则,推进食品营养标准体系建设。实施贫困地区重点人群营养干预。到 2022 年和 2030 年,成人肥胖增长率持续减缓,5 岁以下儿童生长迟缓率分别低于 7% 和 5%。

3. 实施全民健身行动

生命在于运动,运动需要科学。为不同人群提供针对性的运动健身方案或运动指导服务。努力打造百姓身边健身组织和"15 分钟健身圈"。推进公共体育设施免费或低收费开放。推动形成体医结合的疾病管理和健康服务模式。把高校学生体质健康状况纳入对高校的考核评价。到 2022 年和 2030 年,城乡居民达到《国民体质测定标准》合格以上的人数比例分别不少于 90.86% 和 92.17%,经常参加体育锻炼人数比例达到 37% 及以上和 40% 及以上。

5. 实施控烟行动

吸烟严重危害人民健康。推动个人和家庭充分了解吸烟和二手烟暴露的严重危害。鼓励领导干部、医务人员和教师发挥控烟引领作用。把各级党政机关建设成无烟机关。研究利用税收、价格调节等综合手段,提高控烟成效。完善卷烟包装烟草危害警示内容和形式。到 2022 年和 2030 年,全面无烟法规保护的人口比例分别达到 30% 及以上和 80% 及以上。

6. 实施心理健康促进行动

心理健康是健康的重要组成部分。通过心理健康教育、咨询、治疗、危机干预等方式,引导公众科学缓解压力,正确认识和应对常见精神障碍及心理行为问题。健全社会心理服务网络,加强心理健康人才培养。建立精神卫生综合管理机制,完善精神障碍社区康复服务。到 2022 年和 2030 年,居民心理健康素养水平提升到 20% 和 30%,心理相关疾病发生的上升趋势减缓。

7. 实施健康环境促进行动

良好的环境是健康的保障。向公众、家庭、单位(企业)普及环境与健康相关的防护和应对知识。推进大气、水、土壤污染防治。推进健康城市、健康村镇建设。建立环境与健康的调查、监测和风险评估制度。采取有效措施预防控制环境污染相关疾病、道路交通伤害、消费品质量安全事故等。到 2022 年和 2030 年,居民饮用水水质达标情况明显改善,并持续改善。

(二)维护全生命周期健康

1. 实施妇幼健康促进行动

孕产期和婴幼儿时期是生命的起点。针对婚前、孕前、孕期、儿童等阶段特点,积极引导家庭科学孕育和养育健康新生命,健全出生缺陷防治体系。加强儿童早期发展服务,完善婴幼儿照护服务和残疾儿童康复救助制度。促进生殖健康,推进农村妇女宫颈癌和乳腺癌检查。到 2022 年和 2030 年,婴儿死亡率分别控制在 7.5‰ 及以下和 5‰ 及以下,孕产妇死亡率分别下降到 18/10 万及以下和 12/10 万及以下。

2. 实施中小学健康促进行动

中小学生处于成长发育的关键阶段。动员家庭、学校和社会共同维护中小学生身心健康。引导学生从小养成健康生活习惯,锻炼健康体魄,预防近视、肥胖等疾病。中小学校按规定开齐开足体育与健康课程。把学生体质健康状况纳入对学校的绩效考核,结合学生年龄特点,以多种方式对学生健康知识进行考试考查,将体育纳入高中学业水平测试。到 2022 年和 2030 年,国家学生体质健康标准达标优良率分别达到 50% 及以上和60% 及以上,全国儿童青少年总体近视率力争每年降低 0.5 个百分点以上,新发近视率明显下降。

3. 实施职业健康保护行动

劳动者依法享有职业健康保护的权利。针对不同职业人群,倡导健康工作方式,落实用人单位主体责任和政府监管责任,预防和控制职业病危害。完善职业病防治法规标准体系。鼓励用人单位开展职工健康管理。加强尘肺病等职业病救治保障。到 2022 年和2030 年,接尘工龄不足 5 年的劳动者新发尘肺病报告例数占年度报告总例数的比例实现明显下降,并持续下降。

4. 实施老年健康促进行动

老年人健康快乐是社会文明进步的重要标志。面向老年人普及膳食营养、体育锻炼、定期体检、健康管理、心理健康以及合理用药等知识。健全老年健康服务体系,完善居家和社区养老政策,推进医养结合,探索长期护理保险制度,打造老年宜居环境,实现健康老龄化。到 2022 年和 2030 年,65 至 74 岁老年人失能发生率有所下降,65 岁及以上人群老年期痴呆患病率增速下降。

(三)防控重大疾病

1. 实施心脑血管疾病防治行动

心脑血管疾病是我国居民第一位死亡原因。引导居民学习掌握心肺复苏等自救互救知识技能。对高危人群和患者开展生活方式指导。全面落实 35 岁以上人群首诊测血压制度,加强高血压、高血糖、血脂异常的规范管理。提高院前急救、静脉溶栓、动脉取栓等应急处置能力。到 2022 年和 2030 年,心脑血管疾病死亡率分别下降到 209.7/10 万及以下和 190.7/10 万及以下。

2. 实施癌症防治行动

癌症严重影响人民健康。倡导积极预防癌症,推进早筛查、早诊断、早治疗,降低癌症发病率和死亡率,提高患者生存质量。有序扩大癌症筛查范围。推广应用常见癌症诊疗规范。提升中西部地区及基层癌症诊疗能力。加强癌症防治科技攻关。加快临床急需药物审评审批。到 2022 年和 2030 年,总体癌症 5 年生存率分别不低于 43.3% 和 46.6%。

3. 实施慢性呼吸系统疾病防治行动

慢性呼吸系统疾病严重影响患者生活质量。引导重点人群早期发现疾病,控制危险因素,预防疾病发生发展。探索高危人群首诊测量肺功能、40 岁及以上人群体检检测肺功能。加强慢阻肺患者健康管理,提高基层医疗卫生机构肺功能检查能力。到 2022 年和2030 年,70 岁及以下人群慢性呼吸系统疾病死亡率下降到 9/10 万及以下和 8.1/10 万及以下。

4.实施糖尿病防治行动

我国是糖尿病患病率增长最快的国家之一。提示居民关注血糖水平,引导糖尿病前期人群科学降低发病风险,指导糖尿病患者加强健康管理,延迟或预防糖尿病的发生发展。加强对糖尿病患者和高危人群的健康管理,促进基层糖尿病及并发症筛查标准化和诊疗规范化。到 2022 年和 2030 年,糖尿病患者规范管理率分别达到 60% 及以上和 70% 及以上。

5.实施传染病及地方病防控行动

传染病和地方病是重大公共卫生问题。引导居民提高自我防范意识,讲究个人卫生,预防疾病。充分认识疫苗对预防疾病的重要作用。倡导高危人群在流感流行季节前接种流感疫苗。加强艾滋病、病毒性肝炎、结核病等重大传染病防控,努力控制和降低传染病流行水平。强化寄生虫病、饮水型燃煤型氟砷中毒、大骨节病、氟骨症等地方病防治,控制和消除重点地方病。到 2022 年和 2030 年,以乡(镇、街道)为单位,适龄儿童免疫规划疫苗接种率保持在 90% 以上。

四、组织实施

(一)加强组织领导

国家层面成立健康中国行动推进委员会,制定印发《健康中国行动(2019—2030年)》,细化上述 15 个专项行动的目标、指标、任务和职责分工,统筹指导各地区各相关部门加强协作,研究疾病的综合防治策略,做好监测考核。要根据医学进步和相关技术发展等情况,适时组织修订完善《健康中国行动(2019—2030 年)》内容。各地区要结合实际健全领导推进工作机制,研究制定实施方案,逐项抓好任务落实。各相关部门要按照职责分工,将预防为主、防病在先融入各项政策举措中,研究具体政策措施,推动落实重点任务。

(二)动员各方广泛参与

凝聚全社会力量,形成健康促进的强大合力。鼓励个人和家庭积极参与健康中国行动,落实个人健康责任,养成健康生活方式。各单位特别是各学校、各社区(村)要充分挖掘和利用自身资源,积极开展健康细胞工程建设,创造健康支持性环境。鼓励企业研发生产符合健康需求的产品,增加健康产品供给,国有企业特别是中央企业要作出表率。鼓励社会捐资,依托社会力量依法成立健康中国行动基金会,形成资金来源多元化的保障机制。鼓励金融机构创新健康类产品和服务。卫生健康相关行业学会、协会和群团组织以及其他社会组织要充分发挥作用,指导、组织健康促进和健康科普工作。

(三)健全支撑体系

加强公共卫生体系建设和人才培养,提高疾病防治和应急处置能力。加强财政支持,强化资金统筹,优化资源配置,提高基本公共卫生服务项目、重大公共卫生服务项目资金使用的针对性和有效性。加强科技支撑,开展一批影响健康因素和疑难重症诊疗攻关重大课题研究,国家科技重大专项、重点研发计划要给予支持。完善相关法律法规体系,开展健康政策审查,保障各项任务落实和目标实现。强化信息支撑,推动部门和区域间共享健康相关信息。

(四) 注重宣传引导

采取多种形式,强化舆论宣传,及时发布政策解读,回应社会关切。设立健康中国行动专题网站,大力宣传实施健康中国行动、促进全民健康的重大意义、目标任务和重大举措。编制群众喜闻乐见的解读材料和文艺作品,以有效方式引导群众了解和掌握必备健康知识,践行健康生活方式。加强科学引导和典型报道,增强社会的普遍认知,营造良好的社会氛围。

中共中央、国务院关于完善促进消费体制机制进一步激发居民消费潜力的若干意见

消费是最终需求,既是生产的最终目的和动力,也是人民对美好生活需要的直接体现。加快完善促进消费体制机制,增强消费对经济发展的基础性作用,有利于优化生产和消费等国民经济重大比例关系,构建符合我国长远战略利益的经济发展方式,促进经济平稳健康发展;有利于实现需求引领和供给侧结构性改革相互促进,带动经济转型升级,推动高质量发展,建设现代化经济体系;有利于保障和改善民生,实现经济社会发展互促共进,更好满足人民日益增长的美好生活需要。

近年来,我国在扩大消费规模、提高消费水平、改善消费结构等方面取得了显著成绩,但也要看到,当前制约消费扩大和升级的体制机制障碍仍然突出。重点领域消费市场还不能有效满足城乡居民多层次多样化消费需求,监管体制尚不适应消费新业态新模式的迅速发展,质量和标准体系仍滞后于消费提质扩容需要,信用体系和消费者权益保护机制还未能有效发挥作用,消费政策体系尚难以有效支撑居民消费能力提升和预期改善。为完善促进消费体制机制,进一步激发居民消费潜力,现提出以下意见。

一、总体要求

(一)指导思想

以习近平新时代中国特色社会主义思想为指导,全面贯彻党的十九大和十九届二中、三中全会精神,紧紧围绕统筹推进"五位一体"总体布局和协调推进"四个全面"战略布局,坚持新发展理念,紧扣我国社会主要矛盾变化,按照高质量发展的要求,坚持以供给侧结构性改革为主线,适应建设现代化经济体系,顺应居民消费提质转型升级新趋势,依靠改革创新破除体制机制障碍,实行鼓励和引导居民消费的政策,从供需两端发力,积极培育重点领域消费细分市场,全面营造良好消费环境,不断提升居民消费能力,引导形成合理消费预期,切实增强消费对经济发展的基础性作用,不断满足人民日益增长的美好生活需要。

(二)基本原则

——坚持消费引领,倡导消费者优先。顺应居民消费升级趋势,努力增加高品质产品和服务供给,切实满足基本消费,持续提升传统消费,大力培育新兴消费,不断激发潜在消费。增强消费者主体意识,尊重消费者自由选择权,加大消费者合法权益保护力度,实现消费者自由选择、自主消费,提升消费者获得感、幸福感、安全感。

——坚持市场主导,实现生产者平等。充分发挥市场在资源配置中的决定性作用,更

好发挥政府作用。突出企业主体地位,引导企业以市场需求为导向推动技术创新、产品创新、模式创新,培育更加成熟的消费细分市场,激发企业培育品牌的内生动力。加快建设全国统一市场,营造有利于各类所有制企业公平提供消费产品和服务的市场环境。

——坚持审慎监管,推动新消费成长。深化"放管服"改革,实施包容审慎有效监管。加强消费产品和服务标准体系建设,强化信用在消费领域的激励约束作用。推动互联网与更多传统消费相互渗透融合,构建企业自治、行业自律、社会监督和政府监管相结合的消费共同治理机制,有力有序有效发展消费新业态新模式。

——坚持绿色发展,培育健康理性消费文化。提高全社会绿色消费意识,鼓励节约适度、绿色低碳、文明健康的现代生活方式和消费模式,力戒奢侈浪费型消费和不合理消费,推进可持续消费。大力推广绿色消费产品,推动实现绿色低碳循环发展,营造绿色消费良好社会氛围。

(三)总体目标

消费生产循环更加顺畅。以消费升级引领供给创新、以供给提升创造消费新增长点的循环动力持续增强,实现更高水平的供需平衡,居民消费率稳步提升。消费结构明显优化。居民消费结构持续优化升级,服务消费占比稳步提高,全国居民恩格尔系数逐步下降。消费环境更加安全放心。社会信用环境明显改善,市场监管进一步加强,消费者维权机制不断健全,重要消费产品和服务标准体系全面建立,消费产品和服务质量不断提升,消费者满意度显著提高。

二、构建更加成熟的消费细分市场,壮大消费新增长点

围绕居民吃穿用住行和服务消费升级方向,突破深层次体制机制障碍,适应居民分层次多样性消费需求,保证基本消费经济、实惠、安全,培育中高端消费市场,形成若干发展势头良好、带动力强的消费新增长点。

(一)促进实物消费不断提挡升级

吃穿用消费。加强引导、强化监督,确保市场主体提供安全放心的吃穿用消费品。优化流通设施空间布局,大力发展便利店、社区菜店等社区商业,促进社区生活服务集聚式发展,鼓励建设社区生活综合服务中心。推动闲置的传统商业综合体加快创新转型,通过改造提升推动形成一批高品位步行街,促进商圈建设与繁荣。合理配置居住小区的健身、文化、养老等服务设施。

住行消费。大力发展住房租赁市场特别是长期租赁。总结推广住房租赁试点经验,在人口净流入的大中城市加快培育和发展住房租赁市场。加快推进住房租赁立法,保护租赁利益相关方合法权益。加强城市供水、污水和垃圾处理以及北方地区供暖等设施建设和改造,加大城市老旧小区加装电梯等适老化改造力度。促进汽车消费优化升级。严格汽车产品质量监管,健全质量责任追究机制。鼓励发展共享型、节约型、社会化的汽车流通体系,全面取消二手车限迁政策。实施好新能源汽车免征车辆购置税、购置补贴等财税优惠政策。积极发展汽车赛事等后市场。加强城市停车场和新能源汽车充电设施建设。

信息消费。加强核心技术研发，加快推动产品创新和产业化升级，提升产品质量和核心竞争力，鼓励和引导居民扩大相关产品消费。加快提升新型信息产品供给体系质量，积极拓展信息消费新产品、新业态、新模式。升级智能化、高端化、融合化信息产品，重点发展适应消费升级的中高端移动通信终端、可穿戴设备、超高清视频终端、智慧家庭产品等新型信息产品，以及虚拟现实、增强现实、智能汽车、服务机器人等前沿信息消费产品。创新发展满足人民群众生活需求的各类便民惠民生活类信息消费。推动基于网络平台的新型消费成长，优化线上线下协同互动的消费生态。

绿色消费。建立绿色产品多元化供给体系，丰富节能节水产品、资源再生产品、环境保护产品、绿色建材、新能源汽车等绿色消费品生产。鼓励创建绿色商场、绿色饭店、绿色电商等流通主体，开辟绿色产品销售专区。全面落实生产者责任延伸制度。鼓励有条件的地方探索开展绿色产品消费积分制度。推进绿色交通体系和绿色邮政发展，规范发展汽车、家电、电子产品回收利用行业。全面推进公共机构带头绿色消费，加强绿色消费宣传教育。

（二）推进服务消费持续提质扩容

文化旅游体育消费。稳妥把握和处理好文化消费商品属性与意识形态属性的关系，促进包容审慎监管与开放准入有效结合，努力提供更多优秀文化产品和优质文化服务。深化电影发行放映机制改革。加快发展数字出版等新兴数字内容产业，丰富数字内容供给。健全文物合法流通交易体制机制。完善国有文化文物单位文创产品开发试点成效评价和激励机制。总结推广引导城乡居民扩大文化消费试点工作经验和有效模式。推动非物质文化遗产传承发展、合理利用。健全文化、互联网等领域分类开放制度体系。开展全域旅游示范区创建工作。推动主题公园规范发展。加强对乡村旅游的政策指导，提升乡村旅游品质。支持邮轮、游艇、自驾车、旅居车、通用航空等消费大众化发展，加强相关公共配套基础设施建设。建立现代体育产业体系，推动体育与旅游、健康、养老等融合发展，积极培育潜在需求大的体育消费新业态。支持社会力量举办国际国内高水平体育赛事，积极创建地方、民间自主品牌体育赛事活动，大力发展体育职业联赛。推进体育行业协会改革，大幅削减相关审批事项，加强赛事审批取消后的服务管理。推动体育赛事电视转播市场化运作。

健康养老家政消费。在有效保障基本医疗和健康服务的前提下，支持社会力量提供多层次多样化的医疗健康服务。对社会力量举办的非营利性健康服务机构，在土地规划、市政配套、机构准入、人才引进、执业环境等方面与公办机构一视同仁。针对健康服务新业态新模式，及时制定新型机构准入标准和监管办法。大力发展中医药服务贸易。健全以居家为基础、以社区为依托、机构充分发展、医养相结合的多层次养老服务体系，为老年人提供治疗期住院、康复期护理、稳定期生活照料、安宁疗护一体化的健康养老服务。全面放开养老服务市场，进一步简化行政审批程序，推进养老服务机构申办"一站式"服务。鼓励社会力量参与公办养老服务机构改革。完善政府对养老服务机构运营补贴方式方法，由"补砖头""补床头"向"补人头"转变。大力发展老年护理和长期照护服务。引导家政服务业专业化、规模化、网络化、规范化发展。推动建立家政服务信用体系，健全家政服务标准和服务规范,鼓励制定地方标准和企业标准。加大家政服务业岗位培训实施力度,推动开展家政服务人员水平评价工作,实施上岗前健康体检制度。加快健康美容、家庭管家等高端生活服务业发展。

教育培训托幼消费。全面贯彻党的教育方针,坚持正确办学方向,深化教育办学体制改革,推动教育向社会开放、向产业开放。大力支持社会力量举办满足多样化教育需求、有利于个体身心全面健康发展的教育培训机构,开发研学旅行、实践营地、特色课程等教育服务产品。抓紧修订民办教育促进法实施条例,完善民办教育分类登记管理制度。严格落实城镇小区配建幼儿园政策,引导社会力量按照规范要求举办普惠性幼儿园和托幼机构,鼓励各地因地制宜多渠道增加供给,全面实施幼儿园教师持证上岗。鼓励有条件的地区探索开展职业学校股份制改革试点,允许企业以资本、技术、管理等要素依法参与办学并享有相应权利。坚持社会效益和经济效益相统一,纠正以功利性为目的、助长超前教育和应试教育倾向的各类教育培训活动。支持外商投资设立非学制类职业教育培训机构。

(三)引导消费新模式加快孕育成长

地方各级政府要适应平台型消费、共享经济等快速发展需要,加强制度供给,研究制定专门管理规定,明确运营规则和权责边界,提升相关主体整合资源、对接供需、协同创新功能。制定完善适应平台模式、共享经济等创新发展的法律法规,明确相关企业在知识产权保护、质量管理、信息内容管理、协助申报纳税、社会保障、网络安全等方面的责任和义务。加强风险控制,构建政府主管部门、行业组织、企业和消费者等多元主体共同治理的消费生态体系。积极培育网络消费、定制消费、体验消费、智能消费、时尚消费等消费新热点,鼓励与消费者体验、个性化设计、柔性制造等相关的产业加快发展。

(四)推动农村居民消费梯次升级

逐步缩小城乡居民消费差距。加快农村吃穿用住行等一般消费提质扩容,鼓励和引导农村居民增加交通通信、文化娱乐、汽车等消费。推动电子商务向广大农村地区延伸覆盖,畅通城乡双向联动销售渠道,促进线下产业发展平台和线上电商交易平台结合,鼓励和支持消费新业态新模式向农村市场拓展。推动具备条件的乡镇将商贸物流与休闲农业、乡村旅游、产品加工等有机结合。加大农村地区水电路气、信息、无障碍以及北方地区供暖等设施建设和改造力度。健全农村现代流通网络体系,优化整合存量设施资源,有效降低农村流通成本。

三、健全质量标准和信用体系,营造安全放心消费环境

加快建立健全高层次、广覆盖、强约束的质量标准和消费后评价体系,强化消费领域企业和个人信用体系建设,提高消费者主体意识和维权能力,创建安全放心的消费环境。

(一)强化产品和服务标准体系建设

产品标准。大力实施标准化战略,建立政府主导制定标准与市场主体自主制定标准

协同发展、协调配套的新型标准体系。在移动通信、互联网等领域建立符合我国发展需要的标准。鼓励企业制定实施高于国家标准或行业标准的企业标准,全面实施企业标准自我声明公开和监督制度,实施企业标准领跑者制度。大力开展高端品质认证,推动品牌建设,培育一批能够展示中国产品优质形象的品牌和企业。推动国内优势、特色技术标准成为国际标准。

优化质量标准满足消费结构升级需求。围绕消费需求旺盛、与群众日常生活息息相关的新型消费品领域,充分发挥市场机制与企业主体作用,构建新型消费品标准体系,以标准实施促进质量提升。结合消费细分市场发展趋势,开展个性定制消费品标准化工作。引领智能家居、智慧家庭等领域消费品标准制定,加大新技术新产品等创新成果的标准转化力度。完善绿色产品标准体系,创新领跑者指标和相关技术标准的衔接机制,加大绿色产品标识认证制度实施和采信力度。

服务标准。推动服务业标准制定修订,加快制定基础和通用标准,带动行业提升标准水平。鼓励行业协会商会等组织制定并公布本行业相关产品和服务标准清单,指导企业完善服务标准,鼓励行业内企业开展企业服务标准自我声明公开。推动建立优质服务标识管理制度,在重点服务业制定优质服务规范,推动建立服务质量自我评估和公开承诺制度。在旅游、中医药、养老、家政、餐饮等重点领域遴选一批服务质量标杆单位,推动建设相关行业服务标准。选择部分服务业探索开展服务标准准入制试点。

(二)健全消费后评价制度

建立产品和服务消费后评价体系,完善全过程产品和服务安全防范机制,建立健全消费环境监测评价体系。构建完善的跟踪反馈评估体系,加强监测结果反馈和改进跟踪机制建设。开展消费品质量状况分析评价,建立健全消费品质量安全风险监测评估制度,建设全国消费品质量监督信息化服务平台,建立一批消费品质量安全风险信息监测点,构建全国统一的消费品质量安全风险监测网络和风险快速预警系统。研究制定电子商务产品质量监督管理办法,加强线上线下一体化监管,完善风险监测、网上抽查、源头追溯、属地查处、信用管理的电子商务产品质量监督管理制度。完善服务业质量监督管理制度,健全服务质量治理体系和顾客满意度测评体系,推行质量首负责任承诺制度,强化服务质量问题协同处理机制,分领域设立服务后评价标准体系。引导平台型企业建立餐饮、家政、互联网医疗等重点领域的服务后评价机制,实行评价信息公开。建立健全社会第三方认证认可制度。

(三)加强消费领域信用体系建设

加强消费领域信用信息采集。依托全国信用信息共享平台,建立跨地区跨部门跨行业信用信息共享共用机制。建立科学合理的信用评价体系,强化"信用中国"网站信息公开和国家企业信用信息公示系统依法公示功能,将行政许可、行政处罚、产品抽检结果等信息向社会公开,为公众提供公共信用信息"一站式"查询服务和消费预警提示。运用多种方式和载体,开展消费投诉信息公示工作,督促经营者诚信经营。引导企业主动发布综合信用承诺或产品和服务质量等专项承诺,鼓励信用服务机构开展消费领域企业信用评价,充分发挥行业协会商会的行业诚信自律作用。

完善守信激励和失信惩戒机制。建立健全守信"红名单"制度,为守信企业提供行政审批"绿色通道"、降低监管频次等激励措施,为守信个人提供住房、交通出行等多场景消费服务便利优惠。建立健全失信"黑名单"制度,对失信主体实施市场禁入或服务受限等联合惩戒措施。通过"信用中国"网站和国家企业信用信息公示系统向社会公布守信"红名单"和失信"黑名单"信息。推进信用风险分级分类监管,对信用风险等级高的市场主体,适当提高产品抽检、责任巡查等监管频次。在关系百姓生命财产安全的食品、药品等领域,加大对销售假冒伪劣产品行为的打击力度,对侵害消费者权益的市场主体依法实施惩罚性赔偿。

(四)健全消费者维权机制

健全消费者权益保护工作部门协作机制。进一步完善全国"12315"互联网平台功能,畅通消费者诉求渠道,强化对消费者权益的行政保护,建立常态化的消费者满意度调查评估机制。建立健全消费者信息保护、数据交易和共享相关制度。打击假冒伪劣和虚假广告宣传,充分发挥消费者协会等组织维护消费者权益的积极作用。强化消费者权益损害法律责任,坚持依法解决服务纠纷,扩大适用举证责任倒置服务范围。健全公益诉讼制度,适当扩大公益诉讼主体范围。探索建立纠纷多元化解决机制,完善诉讼、仲裁与调解对接机制。适应互联网时代发展要求,加大网络消费者权益司法保护力度,加强网上跨境消费者争议解决机制建设。提高消费者主体意识和维权能力。聚焦信息消费、预付式消费、网络购物、群体消费等领域出现的问题,传播科学文明的商品和服务知识等信息,通过各种平台的宣传及消费维权知识的普及,提高消费者的主体意识和依法维权能力,营造重视消费者权益保护的良好氛围。加快个人信息安全立法,进一步加大消费者个人信息保护力度。

四、强化政策配套和宣传引导,改善居民消费能力和预期

1. 强化收入分配制度改革

完善有利于提高居民消费能力的收入分配制度,增加低收入群体收入,扩大中等收入群体。完善企业工资分配的宏观指导制度,依法推进工资集体协商,建立反映人力资源市场供求关系和企业经济效益的工资决定机制和正常增长机制。完善机关事业单位工资和津补贴制度,落实以增加知识价值为导向的分配政策,扩大高校和科研院所收入分配自主权,建立公务员和企业相当人员工资水平调查比较制度,推进实施重点群体增收激励计划,拓宽居民劳动收入和财产性收入渠道。推进实施企业职工基本养老保险基金中央调剂制度。建立健全覆盖城乡居民的基本医疗卫生制度。鼓励有条件的地方探索建立低收入群体基本生活现金救助、实物救助和救助服务相结合的社会救助方式,按照满足基本生活需求的标准核定救助标准,并根据价格水平动态调整。

2. 构建公平开放的市场环境

积极培育和壮大各类消费供给主体,消除所有制歧视,实行包容审慎有效的准入制度,全面实施公平竞争审查制度,加快建立全国统一、开放、竞争、有序的市场体系,打破地域分割和市场分割。全面实施准入前国民待遇加负面清单管理制度,加大生活性服务领

域有效有序开放力度,逐步放宽放开对外资的限制。建设若干国际消费中心城市,推进海南国际旅游消费中心建设。

3. 完善财税金融土地配套政策

健全消费政策体系,进一步研究制定鼓励和引导居民消费的政策。推动消费税立法。推进个人所得税改革,合理提高个人所得税基本减除费用标准,适当增加专项附加扣除,逐步建立综合和分类相结合的个人所得税制度。落实好健康、养老、家政等生活性服务业的税收优惠政策。进一步提升金融对促进消费的支持作用,鼓励消费金融创新,规范发展消费信贷,把握好保持居民合理杠杆水平与消费信贷合理增长的关系。鼓励保险公司在风险可控的前提下,为消费信贷提供融资增信支持。加大文化、旅游、体育、健康、养老、家政等领域用地政策落实力度。

4. 深化事业单位分类改革

合理区分基本公共服务与非基本公共服务,基本公共服务主要由政府保障,非基本公共服务主要由市场提供。加快推进教育、卫生、文化、体育等领域事业单位分类改革,将生产经营类事业单位转为企业。建立健全符合不同事业单位特点的管理体制机制,分类推进事业单位人事制度改革。完善民办机构参与公办机构改制细则。

5. 优化消费领域基础设施建设投入机制

积极发挥财政资金引导作用,进一步吸引社会投资,加快推进中西部地区、农村地区现代流通、信息网络、服务消费等短板领域基础设施建设,提高投资质量和效益。通过政府和社会资本合作(PPP)模式、社会领域产业企业专项债券等方式,鼓励支持社会力量参与文化、旅游、体育、健康、养老、家政、教育等领域基础设施建设。

6. 加强消费统计监测

研究制定服务消费和消费新业态新模式的统计分类,完善相关统计监测,有效反映文化、旅游、体育、健康、养老、家政、教育培训、托幼等服务消费发展水平,形成涵盖商品消费、服务消费的消费领域统计指标体系,更加全面反映居民消费发展情况。建立消费领域运用大数据等新技术开展形势分析和政策辅助决策的机制。健全消费政策评估机制。

7. 健全消费宣传推介和信息引导机制

加强对促进消费工作的舆论宣传,突出以人民为中心的发展思想,有效引导社会预期。积极培育健康理性的消费理念,大力宣传倡导丰俭有度、雅俗兼容的消费文化。用好各级各类媒体,构筑良好的消费宣传推介机制,客观真实向消费者推介商品和旅游、文化等服务,促进供需有效对接。建立针对涉嫌虚假宣传的惩罚惩戒机制。

各地区各部门要充分认识完善促进消费体制机制的重要意义,切实强化组织领导,逐项抓好改革任务和政策落实。要加大统筹协调力度,由国家发展改革委牵头会同有关部门建立完善促进消费体制机制的部门协调机制,统筹促进消费工作,制定整体战略、重要政策和措施。加强促进消费工作的监督考核。要积极推进本意见贯彻落实,抓紧制定实施完善促进消费体制机制的实施方案(2018—2020年)。有关部门要针对本行业本领域细分市场,完善促进消费的政策体系,形成释放消费潜力的政策合力。各地区要按照本意见和实施方案的要求,结合实际抓紧制定具体实施方案和细化政策措施,进一步激发居民消费潜力。

国务院关于进一步扩大和升级信息消费持续释放内需潜力的指导意见

各省、自治区、直辖市人民政府,国务院各部委、各直属机构:

近年来,随着互联网技术与经济社会深度融合,我国信息消费快速发展,正从以线上为主加快向线上线下融合的新形态转变,网络提速降费深入推进,消费主体不断增加、边界逐渐拓展、模式深刻调整,带动其他领域消费快速增长,已成为当前创新最活跃、增长最迅猛、辐射最广泛的经济领域之一,对拉动内需、促进就业和引领产业升级发挥着重要作用。但与此同时,我国信息消费有效供给仍然创新不足,内需潜力仍未充分释放,消费环境亟待优化。为进一步扩大和升级信息消费、持续释放发展活力和内需潜力,现提出以下意见。

一、总体要求

(一)指导思想

全面贯彻党的十八大和十八届三中、四中、五中、六中全会精神,深入贯彻习近平总书记系列重要讲话精神和治国理政新理念新思想新战略,认真落实党中央、国务院决策部署,统筹推进"五位一体"总体布局和协调推进"四个全面"战略布局,坚持稳中求进工作总基调,牢固树立和贯彻落实创新、协调、绿色、开放、共享的发展理念,以推进供给侧结构性改革为主线,优化信息消费环境,进一步加大网络提速降费力度,加速激发市场活力,积极拓展信息消费新产品、新业态、新模式,扩大信息消费覆盖面,加强和改进监管,完善网络安全保障体系,打造信息消费升级版,不断释放人民群众日益增长的消费需求,促进经济社会持续健康发展。

(二)基本原则

坚持创新驱动。推动信息消费与大众创业万众创新、"互联网+"深度融合,鼓励核心技术研发和服务模式创新,促进新一代信息技术向消费领域广泛渗透,创造更多适应消费升级的有效供给,带动多层次、个性化的信息消费发展。

坚持需求拉动。以满足人民群众期待和经济社会发展需要为出发点和落脚点,加快拓展和升级信息消费,推动信息产品供给结构与需求结构有效匹配、消费升级与有效投资良性互动,用安全、便捷、丰富的信息消费助力经济升级和民生改善。

坚持协同联动。以企业为主体,促进信息消费产业链协同发展,加强网络、平台、支付、物流等支撑能力建设,构建完善的信息消费生态体系。统筹促发展与保安全,持续优化信用安全、市场环境和权益保护,营造"能消费、敢消费、愿消费"的环境,形成政府、企业、消费者多方协同的良好发展格局。

(三)发展目标

到 2020 年,信息消费规模预计达到 6 万亿元,年均增长 11%以上;信息技术在消费领域的带动作用显著增强,信息产品边界深度拓展,信息服务能力明显提升,拉动相关领域产出达到 15 万亿元,信息消费惠及广大人民群众。信息基础设施达到世界领先水平,"宽带中国"战略目标全面实现,建成高速、移动、安全、泛在的新一代信息基础设施,网络提速降费取得明显成效。基于网络平台的新型消费快速成长,线上线下协同互动的消费新生态发展壮大。公共数据资源开放共享体系基本建立,面向企业和公民的一体化公共服务体系基本建成。网络空间法律法规体系日趋完善,高效便捷、安全可信、公平有序的信息消费环境基本形成。

(四)重点领域

生活类信息消费。创新发展满足人民群众生活需求的各类便民惠民服务新业态,重点发展面向社区生活的线上线下融合服务、面向文化娱乐的数字创意内容和服务、面向便捷出行的交通旅游服务。

公共服务类信息消费。推广高效、均等的在线公共服务,重点发展面向居家护理的智慧健康服务、面向便捷就医的在线医疗服务、面向学习培训的在线教育服务、面向利企便民的"互联网+政务服务"。

行业类信息消费。培育支撑行业信息化的新兴信息技术服务,重点发展面向垂直领域的电子商务平台服务,面向信息消费全过程的网络支付、现代物流、供应链管理等支撑服务,面向信息技术应用的综合系统集成服务。

新型信息产品消费。升级智能化、高端化、融合化信息产品,重点发展面向消费升级的中高端移动通信终端、可穿戴设备、数字家庭产品等新型信息产品,以及虚拟现实、增强现实、智能网联汽车、智能服务机器人等前沿信息产品。

二、提高信息消费供给水平

(一)推广数字家庭产品

鼓励企业发展面向定制化应用场景的智能家居"产品+服务"模式,推广智能电视、智能音响、智能安防等新型数字家庭产品,积极推广通用的产品技术标准及应用规范。加强"互联网+"人工智能核心技术及平台开发,推动虚拟现实、增强现实产品研发及产业化,支持可穿戴设备、消费级无人机、智能服务机器人等产品创新和产业化升级。依托消费品工业"三品"专项行动,促进信息产品相关企业争创"中国质量奖"。

(二)拓展电子产品应用

支持利用物联网、大数据、云计算、人工智能等技术推动各类应用电子产品智能化升级,在交通、能源、市政、环保等领域开展新型应用示范。推动智能网联汽车与智能交通示范区建设,发展辅助驾驶系统等车联网相关设备。推进农业物联网区域试验工程,推动信息技术与农业生产经营、市场流通、资源环境保护等相融合。

（三）提升信息技术服务能力

支持大型企业建立基于互联网的"双创"平台，为全社会提供专业化信息服务。发挥好中小企业公共服务平台作用，引导小微企业创业创新示范基地平台化、生态化发展。鼓励信息技术服务企业积极发展位置服务、社交网络等新型支撑服务及智能应用。支持地方联合云计算、大数据骨干企业为当地信息技术服务企业提供咨询、研发、培训等技术支持，推动提升"互联网＋"环境下的综合集成服务能力。鼓励利用开源代码开发个性化软件，开展基于区块链、人工智能等新技术的试点应用。

（四）丰富数字创意内容和服务

实施数字内容创新发展工程，加快文化资源的数字化转换及开发利用。构建新型、优质的数字文化服务体系，推动传统媒体与新兴媒体深度融合、创新发展。支持原创网络作品创作，加强知识产权保护，推动优秀作品网络传播。扶持一批重点文艺网站，拓展数字影音、动漫游戏、网络文学等数字文化内容，丰富高清、互动等视频节目，培育形成一批拥有较强实力的数字创新企业。发展交互式网络电视（IPTV）、手机电视、有线电视网宽带服务等融合性业务。支持用市场化方式发展知识分享平台，打造集智创新、灵活就业的服务新业态。

（五）壮大在线教育和健康医疗

建设课程教学与应用服务有机结合的优质在线开放课程和资源库。鼓励学校、企业和其他社会力量面向继续教育开发在线教育资源。推动在线开放教育资源平台建设和移动教育应用软件研发，支持大型开放式网络课程、在线辅导等线上线下融合的学习新模式，培育社会化的在线教育服务市场。加强家庭诊疗、健康监护、分析诊断等智能设备研发，进一步推广网上预约、网络支付、结果查询等在线就医服务，推动在线健康咨询、居家健康服务、个性化健康管理等应用。

（六）扩大电子商务服务领域

鼓励电商、物流、商贸、邮政等社会资源合作构建农村购物网络平台。支持重点行业骨干企业建立在线采购、销售、服务平台，推动建设一批第三方工业电商服务平台。培育基于社交电子商务、移动电子商务及新技术驱动的新一代电子商务平台，建立完善新型平台生态体系。积极稳妥推进跨境电子商务发展。

三、扩大信息消费覆盖面

（一）推动信息基础设施提速升级

加大信息基础设施建设投入力度，进一步拓展光纤宽带和第四代移动通信（4G）网络覆盖的深度和广度，促进网间互联互通。积极参与"一带一路"沿线重要国家、节点城市网络建设。加快第五代移动通信(5G)标准研究、技术试验和产业推进,力争 2020 年启动商用。加快推进物联网基础设施部署。统筹发展工业互联网,开展工业互联网产业推进试点示范。推进实施云计算工程,引导各类企业积极拓展应用云服务。积极研究推动数据中心和内容分发网络优化布局。

(二) 推动信息消费全过程成本下降

重点在通信、物流、信贷、支付、售后服务等关键环节全面提升效率、降低成本。深入挖掘网络降费潜力,加快实现网络资费合理下降,充分释放提速降费的改革红利,支持信息消费发展。建立标准化、信息化的现代物流服务体系,推进物流业信息消费降本增效。鼓励金融机构开发更多适合信息消费的金融产品和服务,推广小额、快捷、便民的小微支付方式,降低信息消费金融服务成本。

(三) 提高农村地区信息接入能力

深化电信普遍服务试点,助力网络扶贫攻坚、农村信息化等工作,组织实施"百兆乡村"等示范工程,引导社会资本加大投入力度,重点支持中西部省份、贫困地区、革命老区、民族地区等农村及偏远地区宽带建设,到 2020 年实现 98% 的行政村通光纤。全面实施信息进村入户工程,开展整省推进示范,力争到 2020 年村级信息服务站覆盖率达到 80%。

(四) 加快信息终端普及和升级

支持企业推广面向低收入人群的经济适用的智能手机、数字电视等信息终端设备,开发面向老年人的健康管理类智能可穿戴设备。推介适合农村及偏远地区的移动应用软件和移动智能终端。构建面向新型农业经营主体的生产和学习交流平台。推动民族语言软件研发,减少少数民族使用移动智能终端和获取信息服务的障碍。鼓励各地采用多种方式促进信息终端普及。

(五) 提升消费者信息技能

实施消费者信息技能提升工程,选择部分地区开展 100 个以上信息技能培训项目,通过多种方式开展宣传引导活动,面向各类消费主体特别是信息知识相对薄弱的农牧民、老年人等群体,普及信息应用、网络支付、风险甄别等相关知识。组织开展信息类职业技能大赛,鼓励企业、行业协会等社会力量开展信息技能培训。

(六) 增强信息消费体验

组织开展"信息消费城市行"活动。鼓励地方和行业开展信息消费体验周、优秀案例展示等各种体验活动,扩大信息消费影响力。鼓励企业利用互联网平台深化用户在产品设计、应用场景定制、内容提供等方面的协同参与,提高消费者满意度。支持企业加快线上线下体验中心建设,积极运用虚拟现实、增强现实、交互娱乐等技术丰富消费体验,培养消费者信息消费习惯。

四、优化信息消费发展环境

（一）加强和改进监管

坚持包容审慎监管，加强分类指导，深入推进"放管服"改革，继续推进信息消费领域"证照分离"试点，进一步简化优化业务办理流程，推行清单管理制度，放宽新业态新模式市场准入。强化事中事后监管，积极应用大数据、云计算等新技术创新行业服务和管理方式，在信息消费领域推行"双随机、一公开"监管，完善守信联合激励和失信联合惩戒制度。严厉打击电信网络诈骗、制售假冒伪劣商品等违法违规行为，整顿和规范信息消费环境。深化电信体制改革，鼓励民间资本通过多种形式参与信息通信业投融资。做好自由贸易试验区电信领域开放试点，加大基础电信领域竞争性业务开放力度，适时在全国其他地区复制推广。

（二）加快信用体系建设

健全用户身份及网站认证服务等信任机制，提升网络支付安全水平。结合全面实施统一社会信用代码制度，构建面向信息消费的企业信用体系，加强信息消费全流程信用管理。规范平台企业市场行为，加大对信息消费领域不正当竞争行为的惩戒力度，推动建立健全企业"黑名单"制度，将相关行政许可、行政处罚等信息纳入全国信用信息共享平台和国家企业信用信息公示系统，并依法依规在"信用中国"网站公示，营造公平诚信的信息消费市场环境。

（三）加强个人信息和知识产权保护

贯彻落实网络安全法相关规定，加快建立健全个人信息保护法律法规体系和管理制度。严格落实企业加强个人信息保护的责任，全面规范个人信息采集、存储、使用等行为，防范个人信息泄露和滥用，加大对窃取、贩卖个人信息等行为的处罚力度。健全知识产权侵权查处机制，提升网络领域知识产权执法维权水平，加强网络文化知识产权保护。

（四）提高信息消费安全性

加强网络信息安全相关技术攻关，为构建安全可靠的信息消费环境提供支撑保障。落实网络安全等级保护制度，深入推进互联网管理和网络信息安全保障体系建设，加强移动应用程序和应用商店网络安全管理，规范移动互联网信息传播。完善网络安全标准体系，建设标准验证平台，支持第三方专业机构开展安全评估和认证工作。做好网络购物等领域消费者权益保护工作，依法受理和处理消费者投诉举报，切实降低信息消费风险。

（五）加大财税支持力度

深入推进信息消费试点示范城市建设。鼓励各地依法依规采用政府购买服务、政府和社会资本合作（PPP）等方式，加大对信息消费领域技术研发、内容创作、平台建设、技术改造等方面的财政支持，支持新型信息消费示范项目建设。落实企业研发费用加计扣除等税收优惠政策,促进社会资本对信息消费领域的投入。经认定为高新技术企业的互联网企业,依法享受相应的所得税优惠政策。

(六) 加强统计监测和评价

完善信息消费统计监测制度,进一步明确统计范围,将智能产品、互联网业务、数字内容等纳入信息消费统计。加强中央、地方、行业、重点企业间的协调联动,强化信息消费数据采集、处理、发布和共享。建立健全信息消费评价机制,研究建立并定期发布信息消费发展指数,加强督查检查,指导和推动信息消费持续健康发展。

各地区、各部门要进一步统一思想,充分认识新形势下扩大和升级信息消费对释放内需潜力、促进经济升级、支持民生改善的重要作用,按照本意见要求,根据职责分工,加强组织实施,抓紧制定出台配套政策措施,强化协调联动,形成工作合力。各地方要因地制宜制定具体实施方案,明确任务、落实责任,扎实做好相关工作,确保各项任务措施落实到位。

江苏省政府关于深入推进"健康江苏"建设不断提高人民群众健康水平的意见

各市、县(市、区)人民政府,省各委办厅局,省各直属单位:

健康是人全面发展的基础,关系千家万户的幸福,关系经济发展与社会和谐。习近平总书记深刻指出,没有全民健康,就没有全面小康。近年来,我省认真贯彻党中央、国务院决策部署,着眼于建设"健康江苏",深化医药卫生体制改革,扎实推进基本医疗卫生体系建设,同时在强化医养结合、全民健身等方面采取一系列措施,着力解决影响健康的突出问题,城乡居民健康状况得到有效改善,主要健康指标位居全国前列。但也要清醒地看到,随着经济社会发展和人民生活水平的提高,群众的健康需求日益增长;工业化、城镇化、人口老龄化、疾病谱变化和生活方式的改变,对保障城乡居民健康带来了新挑战。建设经济强、百姓富、环境美、社会文明程度高的新江苏,必须把保护和增进人民健康摆上更加重要的位置,采取更加有力的措施,不断增进群众健康福祉。为深入推进"健康江苏"建设,进一步提高人民群众健康水平,根据中央部署,结合我省实际,现提出如下意见:

一、总体要求

(一)指导思想

以邓小平理论、"三个代表"重要思想、科学发展观为指导,认真贯彻党的十八大、十八届三中四中五中全会和习近平总书记系列重要讲话特别是视察江苏重要讲话精神,按照"四个全面"战略布局,坚持预防为主、防治结合,深化医药卫生体制改革,完善和拓展基本医疗卫生体系,着力推进全民健身和健康养老,大力发展健康产业,让人民群众享有更高水平的医疗卫生服务和更可靠的医疗保障,进一步提升城乡居民健康水平,为"迈上新台阶、建设新江苏"提供有力保障。

(二)基本原则

一是坚持以人为本、健康至上。以保障人民群众健康为根本目的,从城乡居民面临的主要健康问题出发,制定切实可行的健康策略,努力让群众少得病、看得上病、看得起病、看得好病、看病更方便。二是坚持政府主导、社会参与。强化政府在制度、规划、筹资、服务、监管等方面的职责,广泛动员社会各方力量参与,注重发挥市场机制作用,丰富健康产品和服务。三是坚持深化改革、创新发展。紧紧围绕保基本、强基层、建机制,落实医疗、医保、医药"三医"联动,深入推进省级综合医改试点,加快建立体现公益性、调动积极性、保障可持续的医疗卫生体制机制,同时创新健康促进和健康产业发展,为人民群众提供更高水平的健康服务。四是坚持统筹兼顾、突出重点。既着眼长远、统筹谋划,明确总体目标和政策措施,持续加以推进;又立足当前、积极作为,着力解决影响群众健康的重点问题,不断满足群众多层次多样化的健康服务需求,为经济社会转型发展注入新的动力,为促进人的全面发展创造必要条件。

(三)主要目标

到 2020 年,健康环境不断优化,健康生活方式深入人心,群众性健身活动广泛开展,全民医保制度进一步健全,医疗卫生体系更为完善、体制机制活力明显增强、服务能力有效提升,健康服务业不断壮大,健康产品更加丰富,人人享有更高水平的基本医疗卫生服务,城乡居民健康水平进一步提高。

——主要健康指标进一步改善。人均期望寿命达到 80 岁左右,孕产妇死亡率、婴儿死亡率分别控制在 6/10 万和 4‰以内,接近发达国家水平。

——健康素养进一步提升。城乡居民健康知识知晓率达 80%以上,健康行为形成率达 65%以上;有组织参加体育锻炼人口比例达 50%以上,体质合格率达 92%以上。

——医疗卫生服务能力进一步增强。每千人口医疗卫生机构床位数达 6 张以上、执业(助理)医师数达 2.3 人以上、注册护士数达 3.1 人以上,签约服务覆盖率达 50%以上。

——疾病预防控制水平进一步提高。全省甲乙类传染病发病率稳定在 150/10 万以下,传染病疫情态势总体平稳;孕产妇和 0—6 岁儿童健康管理率达 95%以上;严重精神障碍患者管理率达 85%以上;高血压和糖尿病患者规范管理率达 55%以上,建成国家级、省级慢性病综合防控示范区的县(市、区)达 85%以上。

——全民医保制度进一步完善。城乡基本医保覆盖率达 98%以上,筹资和保障水平稳步提高。基本医保、大病保险、医疗救助、商业保险等相结合的重特大疾病风险分担机制建立健全,不同人群基本医疗保障水平差距明显缩小。

——健康养老体系进一步健全。医疗卫生、康复护理和精神慰藉等医养服务覆盖所有老年人;医养融合的社区居家养老服务中心覆盖所有城乡社区;所有养老机构都能为老年人提供基本医疗护理服务,护理型床位占养老床位总数比例达 50%以上。

——健康服务业进一步壮大。建成一批健康服务产业集聚区,产业规模达到 1 万亿元左右;商业健康保险进一步发展,社会资本举办的医疗机构床位数和服务量占比均达 25%以上,人民群众多层次、多样化的健康服务需求得到有效满足。

二、主要任务

(一)大力促进基本公共卫生服务均等化

1. 稳步扩大公共卫生计生服务

逐步提高基本公共卫生服务人均经费标准,在 12 大类 45 项基本公共卫生服务项目的基础上,将一些服务对象广、干预效果好、成本效益高的项目纳入服务范围。组织实施农村妇女"两癌"筛查等重大公共卫生服务项目,规范项目管理,强化实施效果,提高防治水平。建立流动人口卫生和计划生育基本服务制度,实施"流动人口卫生和计划生育基本公共服务均等化工程",缩小城乡、区域和不同人群之间的服务差距,进一步提高服务可及性和均等化水平。到 2020 年,流动人口基本公共卫生计生服务率达到 90％以上。加强应急救护培训,建立卫生应急志愿者队伍,普及应急救护知识与技能,提升城乡居民卫生应急素养和自救互救能力,努力构建网络服务、热线服务和现场服务"三位一体"的公共场所高效急救服务体系,为公众增添更多安全健康保障。

2. 强化传染病和慢性病预防控制

针对严重威胁城乡居民健康的传染病和慢性病,采取有效干预措施,控制传染病危害,降低慢性病患病率和死亡率。在国家免疫规划基础上,新增 1—2 种疫苗纳入地方免疫规划,提高免疫规划疫苗接种率,重点加强流动儿童的免疫接种工作。推进数字化预防接种门诊建设,提高预防接种服务的质量和水平,确保每个儿童公平享有预防接种服务。到 2020 年,适龄儿童免疫规划疫苗接种率以乡(镇)为单位稳定在 95％以上。强化传染病监测,落实学生因病缺课监测报告制度,提高各类传染病的早期发现、诊断和处置能力。切实抓好艾滋病、血吸虫病、结核病等重点传染病防治,加强人畜共患病防治工作,落实碘缺乏病、地方性氟中毒、地方性砷中毒等地方病防治措施。健全慢性病防控工作协调机制和综合防治体系,完善慢性病防治服务网络,提高慢性病综合防治能力。开展慢性病及其危险因素监测,加强全人群死因登记报告和肿瘤登记报告,实施心血管高危人群早期筛查,提高早诊早治率。强化基层医疗卫生机构慢性病管理,加强高血压、糖尿病等慢性病患者的管理和服务,完善对癌症等患者的随访和康复指导。

3. 推进心理健康促进与精神障碍防治工作

建立健全精神卫生预防、治疗、康复服务体系,完善精神卫生综合管理机制,整合精神卫生服务资源,拓宽精神卫生服务渠道。加强心理行为问题干预,以市为单位建设好心理卫生援助热线。建立学生和教师的心理健康普及教育和心理干预机制,加强羁押场所被监管人群的心理咨询和心理矫治工作。医院、学校、社区、企事业单位、监管场所普遍开展精神卫生宣传及心理卫生保健。突出学校指导、家长配合、社会支持的综合效能,逐步建立学校、家庭、社会三方合作的学生心理健康促进模式。依托大中城市精神病专科医院,建立相应规模的肇事肇祸等严重精神障碍患者救治中心,对肇事肇祸等严重精神障碍患者全部实施免费救治。建立病情稳定期贫困精神残疾人日常基本用药保障机制,为纳入基本医保范围的城乡贫困精神残疾人免费提供基本的精神类药物治疗。探索建立精神卫生专业机构、社区康复机构及社会组织、家庭相互支持的精神障碍社区康复体系。到 2020 年,70％以上的县(市、区)设有精神障碍社区康复机构或通过政府购买服务等方式委托社会组织开展康复工作。

4. 加强妇女儿童健康管理和疾病防治

健全妇幼保健体系,推进妇幼保健重点学科和重点人才队伍建设,推动妇幼健康优质服务资源下沉。到 2020 年,省、市、县三级妇幼健康服务机构健全率达到 95％以上,基层医疗卫生机构妇儿门诊和计划生育科标准化建成率达到 80％以上。完善妇幼健康服务规范和技术标准,建立分级服务和质量检查制度。实施免费计划生育技术服务和孕前优生健康检查。建立危重孕产妇和新生儿急救绿色通道,增强母婴急救能力。强化托幼机构卫生保健管理。以婚前医学检查、孕前检查、产前诊断(筛查)和新生儿疾病筛查为重点,落实三级预防措施,强化出生缺陷综合防治效果。到 2020 年,孕产妇住院分娩率稳定在 99％以上,出生缺陷发生率控制在 4‰以内。

5. 提高残疾人康复服务水平

将残疾人康复纳入基本医疗卫生制度,实施重点康复项目,为城乡贫困残疾人、重度残疾人提供基本康复服务。积极推进无障碍环境建设,建立残疾人辅助器具和家庭无障碍改造补贴制度。大力开展社区康复,推进康复进社区、服务到家庭。实施残疾儿童抢救性治疗和康复工程,提高残疾儿童康复率。依托专业康复机构指导社区和家庭为残疾人实施健康档案、康复训练、心理疏导等专业化康复服务。逐步扩大残疾人康复项目纳入医保报销的范围。普及残疾人群众性体育健身活动。加强各级康复机构规范化建设和人才培养。实施残疾预防行动计划,有效预防和控制残疾的发生和发展。

(二)不断提升医疗卫生服务能力

1. 完善医疗卫生服务体系

进一步强化"15 分钟健康服务圈",增强城乡医疗卫生综合服务能力。优化公立医院布局结构,省辖市政府主要办好 1—2 所三级综合医院、1 所三级中医院(中西医结合医院),以及精神、儿童、传染病等专科医疗机构;县级政府主要办好 1 所县级综合医院和 1 所中医院,重点扶持精神、儿童、传染、康复等专科医疗服务能力建设。加强城市社区卫生服务机构建设,健全农村医疗卫生服务网络,有效发挥居民健康"守门人"的作用。落实《学校卫生工作条例》,完善各级各类学校卫生机构建设标准。加强疾病预防控制、卫生计生监督、应急救治、精神卫生、采供血等专业公共卫生机构能力建设,按国家规定标准充实公共卫生人员配备和仪器设备,完善突发公共卫生事件应急机制。整合公共卫生服务资源,完善医疗服务体系的公共卫生服务功能,加强专业公共卫生机构、基层医疗卫生机构和医院之间的协作。

2. 强化医疗卫生科技人才建设

大力推进医学科技创新,实施重点学科、重点专科培育计划和省重点研发计划,加强重点病种规范化诊疗方案研究,集中力量在重点领域、关键技术上取得突破;针对严重危害城乡居民健康的常见病、多发病,加强新型临床诊疗技术攻关;面向农村和城市社区,积极推广适宜卫生技术。深入实施江苏卫生高层次人才"六个一"工程和"科教兴卫"工程,努力打造江苏卫生人才高地。到 2020 年,建设国内一流的临床医学中心(创新平台)12 个、临床医学研究中心 20 个、重点学科(实验室)36 个,培养造就一批医学领军人才、重点人才和创新团队。贯彻强基层原则,创新基层卫生人才培养使用机制,通过实施以全科医生为重点的住院医师规范化培训、基层卫生人才"百千万"提升计划、农村订单定向免费培养等多种渠道,加快提升基层医疗卫生队伍素质和业务水平。

3. 加快发展中医药健康服务

坚持中西医并重,完善中医药事业发展政策和机制,优化中医药资源配置,加快完善中医药服务体系。进一步提高中医药服务能力,扩大服务供给,拓展服务领域,创新服务模式,使中医药在防治疾病、保障健康中发挥更大作用。加强中医药院校教育、毕业后教育、师承教育,完善中医药人才培养体系,推进中医药继承与创新。强化中医重点专科、重点学科和诊疗中心建设,提高中医临床技术水平。到 2020 年,建设省级中医临床研究中心 10 个。大力加强综合性医院、乡镇卫生院和社区卫生服务中心的中医科室建设,积极发展村卫生室、社区卫生服务站的中医药服务,不断提升基层中医药服务可及性,进一步扩大中医药服务覆盖率。到 2020 年,力争使全省所有乡镇卫生院、社区卫生服务机构和95％以上的村卫生室能够提供中医药服务。充分发挥中医药在"治未病"、医疗、保健、康复中的特色优势,组建中医药健康服务团队,进入养老机构、社区和居民家庭,开展融合中医药健康管理理念的健康服务。

(三)着力深化医药卫生体制机制改革

1. 健全完善全民医保制度

按照"增强公平性、适应流动性、保证可持续性"的要求,建立健全以基本医疗保障为主体,其他多种形式医疗保险和商业健康保险为补充,覆盖城乡居民的多层次医疗保障体系,不断提升医保制度运行质量和效率。建立全民参保登记制度,全面落实城乡居民基本医保筹资稳定增长机制,稳步提高医保筹资和保障水平。深化医保支付方式改革,推进总额控制下的按病种付费、按服务单元付费等相结合的混合付费方式综合改革,建立医保经办机构与医疗机构、药品器械生产流通企业之间的谈判机制,强化对医疗服务供需双方的引导和医疗费用的制约作用。健全完善城乡居民大病保险制度,着力提高综合保障水平,并加强与基本医保、医疗救助等的衔接,更好地发挥托底保障功能,防止和减少群众因病致贫、因病返贫。

2. 加大公立医院综合改革力度

以破除"以药补医"为关键,全面推进公立医院管理体制、补偿机制、价格机制、人事分配、监管机制等综合改革,并同步提升服务能力。通过价格调整、医保支付、政府投入等,取消药品加成,实施药品零差率销售,建立稳定长效的公立医院补偿新机制。加快构建符合行业特点的人事薪酬制度,创新编制和人事管理,促进人员由身份管理向岗位管理转变,形成灵活的用人机制;适当放宽对人才密集的医疗卫生机构绩效工资总额控制,加大奖励性绩效工资分配力度,向临床一线、关键岗位、业务骨干和贡献突出人员倾斜,充分调动医务人员积极性。深化管理体制改革,加快建立现代医院管理制度,探索政事分开、管办分开的有效实现形式,完善法人治理结构。加强对公立医院的监管和绩效评估,建立以服务质量、服务效率、服务数量和群众满意度为核心的绩效考核机制,促进医疗服务水平不断提升,群众看病就医感受持续改善。

3. 巩固完善基层医疗卫生机构运行新机制

深化基层医疗卫生机构综合改革,巩固扩大基层医改成效。完善财政补助方式,实行核定任务与定额补助挂钩、适时动态调整等办法,鼓励基层医疗卫生机构提供更多更优服务。完善绩效考核分配办法,依托信息化手段加强量化考核,鼓励引入第三方考核,考核结果与绩效工资总量、财政补助、医保支付等挂钩。进一步加强城乡基层医疗卫生机构服务能力建设,推动社区卫生服务机构、乡镇卫生院、村卫生室建设发展,实施社区卫生服务提升工程,开展示范乡镇卫生院和示范村卫生室建设。到 2020 年,50％以上的政府办乡镇卫生院和 10％以上的村卫生室达到省级示范标准。

4. 加快构建分级诊疗制度

采取医疗、医保、价格等综合性措施,推动形成"基层首诊、分级诊疗、双向转诊"的就医秩序。转变基层医疗卫生机构服务模式,扩大家庭医生制度覆盖面,推进乡村医生签约服务,建立基层医生与城乡居民的契约服务关系,提高群众对基层医疗卫生机构的依从度,提高基层首诊率。推进医疗资源纵向整合,在城市,以大医院为龙头,建立医疗联合体、医疗集团;在农村,以县医院为龙头,推进县乡村医疗服务一体化,促进双向转诊。按照医院不同等级,合理确定医疗服务价格梯度;切实发挥医保杠杆作用,实行差别化医保支付政策,引导群众在基层就近就医。到 2020 年,县域内就诊率达 90% 以上,基层医疗卫生机构诊疗量占总诊疗量的 60% 以上。

5. 进一步健全药品供应保障体系

巩固基本药物制度,完善基本药物配备使用政策,更好地满足基层用药需求。建立廉价、短缺药品供应保障机制,采取定点生产、集中采购、政府定价、常规储备、统一调配等办法,确保满足群众基本用药需求。改革公立医院药品集中采购机制,坚持以省为单位的网上药品集中采购方向,实行一个平台、上下联动、公开透明、分类采购,采取招生产企业、招采合一、量价挂钩、双信封制、全程监控等措施,加强药品采购全过程综合监管,进一步提高医疗机构在药品采购中的参与度,保障药品质量可靠、价格合理、供应及时。

(四)进一步强化健康教育与促进

1. 大力普及健康知识

创新健康教育的方式和载体,充分利用互联网、移动客户端等新媒体传播健康知识,提高健康教育的针对性和实效性。建立健康知识和信息发布平台,开展形式多样的健康素养巡讲和健康咨询活动,引导城乡居民全面掌握健康素养基本技能。加大新闻媒体无偿开展卫生防病知识公益宣传力度,设立健康教育专栏,发布公益健康广告。加强对重点人群的健康教育与促进,开展有针对性的健康培训,强化健康指导和行为干预。推进人口和健康文化阵地建设,弘扬健康文化,传播健康理念。全面开展健康素养干预及监测,每年发布健康素养水平监测分析报告。将健康教育纳入国民教育体系,落实《中小学健康教育指导纲要》,开设中小学健康教育课程,结合各类健康主题日,组织开展经常性宣传教育活动。加强健康教育的内容建设,组织发布科学防病知识,及时监测纠正虚假错误信息,坚决取缔虚假医疗、药品等广告,严厉打击不实和误导宣传行为。

2. 积极营造健康生活环境

大力推进美好城乡建设、生态文明建设和城市环境综合整治、村庄环境整治,改善城乡大气、水环境质量。深入推进大气污染防治,加快完善重污染天气应急体系。加强饮用水源地保护,完善覆盖城乡的饮用水卫生监测网络,推进城乡统筹区域供水。深入开展城乡环境卫生整洁行动,进一步完善环境卫生基础设施,建立健全环境卫生长效管理机制。到 2020 年,全省城市污水处理率达 95% 以上、生活垃圾无害化处理率达 98% 以上,镇、村生活垃圾集中收运率达 90% 以上,农村无害化卫生户厕普及率达 95% 以上。加强食品药品安全监管,推进食品可追溯体系和快速检测体系建设,完善药品不良反应监测、评价、预警机制。深入落实农产品质量安全监管措施,推进无公害农产品、绿色食品和有机食品等基地建设。强化职业病防治,落实用人单位主体责任,加大职业病危害源头控制力度。在全社会强化安全教育,进一步加强安全生产、消防安全和交通安全管理,及时向社会预警伤害高危因素。

3. 引导形成健康生活方式

坚持健康生活方式培育与公民道德建设相结合,倡导健康文明的生活方式。以创建健康促进学校为抓手,发挥示范引领作用,整体推进学校健康促进工作,全面提升学生健康素养。到 2020 年,全省 80% 的中小学达到健康促进学校标准。加强健康生活方式指导员培训,深入社区对居民进行指导。促进居民科学合理膳食,定期开展居民营养状况监测评价。加强儿童、青少年营养膳食管理,推进营养配餐工作。组织开展全民减盐行动,指导适宜人群科学使用低钠盐。开展酒精对健康和公共交通危害的宣传。全面推行公共场所禁烟,普及烟草危害知识,创建无烟医疗卫生机构、无烟学校、无烟单位,开展吸烟行为干预,降低吸烟率,促进形成不吸烟、不敬烟、不劝烟的社会风气。进一步发掘中医药文化资源,广泛传播中医药养生保健知识,促进健康生活方式的形成。

(五)广泛开展全民健身运动

1. 构建健身服务网络

建立健全公共体育服务体系,建成一批城市体育服务综合体、体育公园和户外健身营地,推进健身步道和社区综合健身俱乐部建设。到 2020 年,全省打造 100 个省级体育公园,每个乡镇建有 2 000 平方米左右的多功能运动场、每个行政村建有 1 个标准篮球场或不小于篮球场面积的其他运动项目场地,各市、县(市、区)全面完成省级公共体育服务体系示范区创建任务。加快构建慢行交通网络,推进乡村自行车道和"慢行健身绿道"建设。推动体育社会组织向基层延伸,大力发展形式多样的体育俱乐部,支持体育社会组织参与公共健身服务。促进城乡、区域健身服务均衡发展,推动公共健身服务资源向青少年、老年人、残疾人等群体免费或优惠开放,支持各级各类公共体育场馆在特定时段向社会免费或低收费开放。培育一批群众喜爱的健身消费产品和项目活动品牌,推动竞技体育资源和科技成果服务大众健身。

2. 组织开展群众性健身活动

加快发展农民体育、社区体育、职工体育、老年人体育、残疾人体育和民间传统体育,扩大有组织参加体育锻炼的人口。机关、企事业单位、社会团体、学校等实行工间、课间健身等制度,倡导和落实每天健身 1 小时,鼓励单位为职工健身创造条件,定期举办全民健身运动会、学生运动会和职工运动会等。打造"一县(市、区)一品"特色健身活动,组织创编、推广新优健身项目。推动城乡社区依托传统节日、体育赛事、重大庆典活动和民间体育资源,开展群众喜闻乐见、丰富多彩、特色鲜明的健身活动。取消商业性和群众性体育赛事审批,鼓励体育社会组织、企事业单位举办群众健身活动。开展以社会体育指导员为主体,优秀运动员、教练员、体育教师、科技工作者、学生参加的义务健身辅导活动,形成全民健身志愿服务长效机制。

3. 促进康体紧密融合

加大体育与医疗、养老等融合力度,积极发挥体育在防病、治病、康复等方面的作用。

健全省、市、县三级国民体质监测网络，定期发布国民体质监测报告，免费为城乡居民提供体质测定、健身指导和运动能力评定。依托现有资源加快推进体质测定与运动健身指导站建设，到 2020 年实现每个县（市、区）都有 1 个指导站。积极推动体质测定与运动健身指导站和体检机构的融合建设，打造集体质和疾病检测、运动能力评估、科学健身指导为一体的综合服务平台。引导社会资本开发新型运动康复装备、运动健身指导技术装备、可穿戴式运动设备等新型装备，促进科学健身。整合媒体资源，建立覆盖全省的全民健身健康宣传平台，提高城乡居民的科学健身素养。

（六）加快推进城乡健康养老服务

1. 提升健康养老服务能力

充分利用各类资源，积极为老年人提供多样化、分层次、高质量的健康养老服务，到2020 年养老床位数达到每千名老年人 40 张。大力发展居家养老服务网络，推进城乡社区居家养老服务中心建设，着力提升居家养老服务机构的医疗保健服务能力。基层医疗卫生机构要通过社区养老服务平台，为老年人提供上门医疗保健和康复护理服务。开展老年人健康护理手册进家庭活动。充分发挥公办养老机构托底作用，重点为城乡特困老人、低收入老人、经济困难的失能半失能老人提供无偿或低收费的供养、护理服务。鼓励民间资本通过委托管理等方式运营公有产权的养老服务设施。加大对社会办养老机构扶持力度，引导各类所有制投资主体进入健康养老服务领域。鼓励支持境外投资者在我省独资或合资、合作举办营利性养老机构，在国家政策允许范围内，给予土地政策、税收优惠、财政支持等方面与省内营利性养老机构同等待遇。加快发展农村健康养老服务业，充分利用现有资源，推进农村"老年关爱之家"建设。鼓励各地按照机构投保、保险公司运作、政府支持的原则，建立养老机构综合责任保险和老年人意外伤害保险制度。鼓励老年人投保健康保险、意外伤害保险等人身保险。适应人口老龄化需求，积极开发长期护理保险。

2. 优化老年医疗卫生服务

各级各类医疗机构要积极为老年人提供高质量的医疗服务，拓展为老服务功能，全面落实老年医疗服务优待政策，对老年人看病就医实行优先照顾，在挂号、就诊、收费、取药、住院等窗口设置"老年人优先"标志。全省二级以上综合医院开设老年病科，增加老年病床数量，有条件的医院开设老年病门诊。基层医疗卫生机构建立老年人健康管理服务制度，为老年人建立健康档案，加强老年人健康指标监测和信息管理；定期为 65 岁以上老年人免费体检，开展健康管理服务；与有意愿的老年人家庭建立医疗契约服务关系，提供上门服务，开设家庭病床，方便老年人就医。深入开展老年病防治研究，充分发挥中医药在健康养老中的作用。建立老年人精神关爱服务组织，开展心理讲座和培训，提供专业心理咨询、辅导和康复服务。

3. 大力推进医养结合

积极推动养老机构增加医疗功能，加强养老机构医疗服务能力建设，促进医疗资源与养老服务的无缝对接。床位数 100 张以内的养老机构，就近与医疗服务机构签订合作协议，随时提供诊疗服务，有条件的可设立医务室；床位数 100—200 张的养老服务机构，在院内设立卫生室、医务室等卫生设施,并聘请具有执业资格的医师、护士提供基本医疗护理服务;床位数200张以上的养老服务机构,设置相应的医疗机构或与临近的医疗卫生机构签订协议,为老年人提供优质便捷的医疗服务。鼓励外资养老机构按国家有关规定以多种形式内设医疗机构,开展医养融合服务。大力扶持发展护理院和护理型养老机构建设,支持部分闲置床位较多的一、二级医院和专科医院转型为养老护理院。到2020年,每个县(市)至少建有1所老年护理院。全面加强康复服务,各类养老机构都要配备康复设备,到2020年60%以上的城市社区和有条件的农村社区设立适合老年人的康复场所。对养老机构内设的医疗机构(诊所、卫生室、医务室)以及举办的护理院、康复医院等,符合条件的纳入城乡医保定点范围。

(七)创新发展健康服务业

1. 大力推进社会办医

鼓励各类资本投资医疗健康领域,各有关部门要按照"非禁即入"的原则,全面清理、取消不合理的前置审批条件,整合社会办医疗机构设置、执业许可等审批环节,进一步明确并缩短审批时限,鼓励有条件的地方为申办医疗机构相关手续提供一站式服务。按照国家有关规定,吸引各类外资在江苏举办独资医疗机构,鼓励外资优先投向医疗资源稀缺的区域以及特需医疗服务短缺的领域。进一步落实非公立医疗机构和公立医疗机构在市场准入、医保定点、等级评审、技术准入等方面同等对待的政策。完善监管机制,促进非公立医疗机构规范服务、健康发展。放宽对营利性医院的数量、规模、布局以及大型医用设备配置的限制。符合条件、提供基本医疗卫生服务的非公立医疗机构,其专科建设、设备购置、人才队伍建设纳入财政专项资金支持范围。对非营利性民办健康服务机构给予投资奖励。加快推进医师多点执业,鼓励和规范医师在不同类型、不同层级的医疗机构之间流动,医务人员在职称晋升、职业技能鉴定、专业技术和职业技能培训等方面不因多点执业受影响。引导非公立医疗机构向高水平、规模化方向发展,加快形成公立医疗机构为主导、非公立医疗机构共同发展的多元办医格局。

2. 积极发展多样化健康服务

充分发挥市场机制作用,扩大健康服务供给,创新服务模式,努力满足人民群众健康服务需求。鼓励各地引进国内、国际知名健康服务机构,提供体检、心理咨询、健康咨询等健康服务。引导体检机构、健身机构提高服务水平,开展连锁经营。规范发展母婴护理、养生美容等服务市场,健全行业标准体系。加快发展心理健康服务,培育专业化、规范化的心理咨询、辅导机构。鼓励有条件的地区面向国际国内市场,整合当地优势医疗资源、中医药等特色养生保健资源、绿色生态旅游资源,发展养生、体育和医疗健康旅游,推出一批以医疗保健养生、中医药文化传播为主题的医疗旅游示范产品。积极发展商业健康保险,鼓励保险公司开发与基本医疗保险相衔接的商业健康保险产品,并提供与商业健康保险相结合的疾病防控、健康维护、慢性病管理等健康管理服务。推行医疗责任保险、医疗意外保险等医疗执业保险。鼓励各地在公共服务领域充分运用市场化机制,通过委托保险公司经办或购买保险产品和服务等方式,提升公共养老、健康、"救急难"等服务运行效率。

3. 培育壮大健康服务支撑产业

通过加大科技支撑、深化行政审批制度改革、产业政策引导等综合措施,加快推进医疗、药品、医疗器械等重点产业发展。积极支持自主知识产权药品、医疗器械和其他相关健康产品的研发制造和应用,支持到期专利药品仿制,支持老年人、残疾人专用保健用品、康复辅助器具研发生产。支持数字化医疗产品和适用于个人家庭的健康检测、监测与健康物联网等产品的研发与应用。引导发展专业的医学检验中心和影像中心,积极发展第三方医疗服务评价、健康管理服务评价以及健康市场调查和咨询服务。完善科技中介体系,鼓励发展专业化、市场化的医药科技成果转化服务。促进体育健康产业发展,引进国内外优质健身健康服务资源,打造一批体育健身健康服务、运动康复特色医疗高端平台,建设一批体育健康社区、运动康复医院和健康管理中心。

4. 加快构建健康产业发展载体

推进健康产业集群发展、融合提升,通过创新驱动、政策引导、改革试点等综合措施,积极培育健康产业发展新载体新业态,在社会办医、健康养老、运动康复、医药研发、医疗器械等方面,建设一批健康服务产业集聚区。加强健康服务人才队伍建设,鼓励社会资本举办职业院校,支持高等院校和中等职业学校开设健康服务相关学科专业。对参加相关职业培训和职业技能鉴定的人员,符合条件的按规定给予补贴。加强健康产业统计制度建设,建立完善相关统计方法和指标体系。探索建立健康服务业资源产权交易平台。

(八) 深入实施智慧健康工程

1. 健全智慧健康信息网络

统筹健康信息资源,建立跨部门的业务协同、资源共享机制,逐步实现各领域健康信息互联互通、制度对接。建立完善省、市、县三级健康综合信息平台,构建全省智慧健康信息传输主干网和全员人口、服务资源、健康档案、电子病历、决策支持等5大数据库。到2020年,居民电子健康档案规范化建档管理率达到80%以上,二、三级医院全面应用电子病历。推动商业健康保险信息系统与医疗卫生机构、基本医疗保险信息系统进行必要的信息共享。落实信息安全等级保护制度,推广数字证书运用,强化信息安全保障。利用大数据、物联网、移动互联网、云计算等现代信息技术建设覆盖城乡的健身信息服务体系,为群众提供便利的健身信息咨询服务。

2. 提升智慧健康信息应用水平

完善各级各类健康相关机构信息系统服务功能,有效开展智慧健康信息化务实应用,优化医疗服务组织形式和健康管理模式,强化医疗卫生领域各服务机构之间的合作。加快推进远程医疗服务在县(市)、城乡基层医疗卫生机构的广泛覆盖,推动优质医疗资源纵向流动、横向联动,让群众就近享受高水平的医疗服务。到2020年,所有县(市、区)均建立区域影像、检验检查、病理中心,县级以上公立医院开展面向基层的远程医疗服务比例达到70%以上。

3. 推进智慧健康惠民便民服务

完善省级预约诊疗服务平台,整合省、市级医疗机构资源,对接基层分级诊疗系统,强化跨区域双向转诊服务应用,促进有序就医。到 2020 年,三级医院 50% 以上专家门诊挂号号源,由家庭医生或服务对象通过预约诊疗平台预约。普及应用居民健康卡,实现居民电子健康档案动态更新、人口健康信息有效利用。开展物联网、大数据、云计算、移动医疗等新兴技术应用,为城乡居民提供个性化的健康指导、康复治疗、健康咨询与评估、跟踪随访等健康管理服务。

三、保障措施

(一)加强组织领导

各级政府要充分认识深入推进"健康江苏"建设的重大意义,把这项事关民生幸福、事关江苏未来的重要工作摆上突出位置,切实提高组织程度,形成上下联动、部门协作、务实高效的工作推进机制。将"健康江苏"建设纳入经济社会发展总体规划,研究制定具体实施方案和年度工作计划,加强分类指导和工作督导,确保有序有力推进。要紧紧依靠广大人民群众推进"健康江苏"建设,不断扩大群众参与的载体、渠道和方法,广泛听取各方意见建议,使"健康江苏"建设符合群众意愿、得到社会支持,在共建中共享,在共享中共建。

(二)加大资金投入

建立健全多元化健康投入机制,强化政府对保障人民健康的相关基本公共服务投入,鼓励社会和个人加大健康投入,鼓励社会力量兴办慈善健康服务机构,或向医疗救助、医疗机构捐款。由政府负责保障的健康服务类公共产品可通过购买服务的方式提供,逐步增加政府采购的类别和数量。完善政府投资补助政策,通过公办民营、民办公助等方式,支持社会资本举办和运营非营利性健康服务机构。鼓励各类创业投资机构、融资担保机构支持健康服务领域创新型新业态和小微企业。引导金融机构按照风险可控、商业可持续原则加大对健康服务业的支持力度,创新适合健康服务业特点的金融产品和服务方式,开展银企合作,多渠道满足健康服务业发展的资金需求。

(三)鼓励探索创新

坚持把"健康江苏"建设与全面深化改革紧密结合起来,与省级综合医改试点等专项改革同步推进,通过创新制度安排,最大限度地释放改革红利。紧密结合深化医改,优化健康服务,促进卫生服务模式从疾病管理向健康管理转变。积极开展健康城市创建,结合推进新型城镇化建设,围绕营造健康环境、构建健康社会、培育健康人群等重点,将健康政策相关内容融入城市规划、建设、管理等各项公共政策并保障落实。广泛开展健康社区、健康单位、健康场所创建,积极实践、创造经验,推动健康理念进社区、进学校、进企业、进机关、进营院。

(四)强化宣传引导

大力宣传深入推进"健康江苏"建设的目的、意义和相关举措,宣传政府、社会和个人对健康承担的责任,宣传典型事迹和典型经验,提高公众的认知度和参与意识,合理引导社会预期。探索推广居民健康自我管理小组、健身小组等有效形式,发挥群众组织在自我教育、自我管理、自我服务等方面的积极作用,为广大群众开展自我健康管理搭建平台、提供便利。制定实施"健康江苏"建设的评价体系、考核机制和激励办法,对先进地区、单位和个人进行表彰,推动各项工作任务落到实处、取得实效,不断增进广大人民群众健康福祉。

江苏省政府关于进一步扩大和升级信息消费持续释放内需潜力的实施意见

各市、县(市、区)人民政府,省各委办厅局,省各直属单位:

为贯彻落实《国务院关于进一步扩大和升级信息消费持续释放内需潜力的指导意见》(国发〔2017〕40号),扩大我省信息消费有效供给,促进信息消费升级,持续释放发展活力和内需潜力,支撑江苏高质量发展走在全国前列,现提出以下实施意见。

一、指导思想和发展目标

(一)指导思想

以习近平新时代中国特色社会主义思想为指导,深入贯彻党的十九大精神,认真落实党中央、国务院决策部署,坚持创新、协调、绿色、开放、共享的发展理念,以推进供给侧结构性改革为主线,以新型智慧城市建设为抓手,大力推进人工智能、物联网、大数据等新一代信息技术创新应用,促进信息消费产业链协同发展,优化提升信息消费供给水平;扩大信息消费覆盖面,加强新一代信息基础设施建设,加快智能终端、智能服务普及推广,提升消费者信息技能和应用体验;持续优化信息消费环境,不断完善网络安全保障体系,加强和改进市场监管,充分激发市场活力,打造江苏信息消费升级版,助力民生改善,促进全省经济社会持续健康发展,为推进"两聚一高"新实践、建设"强富美高"新江苏提供有力支撑。

(二)发展目标

到2020年,全省信息消费规模达到6 000亿元,年均增长15%以上。一是信息技术带动消费作用显著增强。培育1 000项新技术新产品、20家百亿级领军企业、200家具有自主知识产权的骨干企业,拉动相关领域产出达到1.5万亿元。二是信息技术服务能力大幅提升。互联网信息服务收入超过5 000亿元,60%的软件企业实现服务化转型,培育12家全国百强互联网企业、50家十亿元规模以上的大数据龙头企业。三是信息消费相关产业规模持续扩大。网络信息技术产业主营业务收入突破6万亿元,其中,电子信息产品制造业达到4.3万亿元,软件和信息服务业达到1.5万亿元,电信业达到2 200亿元。四是信息基础设施建设水平国内领先。城镇和农村家庭宽带达到千兆接入能力,4G网络实现城乡全覆盖,5G网络率先实现商用,高清互动数字电视率先全面普及,移动物联网(NB-IoT)实现全省普遍覆盖,建成一批大数据中心、云计算中心、时空信息共享交换中心和物联网应用支撑平台。五是基于网络平台的新型消费全面提升。电子商务交易额达到5万亿元,网络零售额达到1.5万亿元,共享经济规模超过1万亿元,培育10个品牌效应突出的综合交易平台、20 个位居行业龙头的垂直细分交易平台。六是工业互联网平台体系初步形成。建成 20 个在国内具有一定影响力的工业云平台、30 个示范工业云平台,新增"上云"企业 10 万家,打造 100 个工业互联网标杆工厂、1 000 个智能车间,培育 100 家工业互联网优秀产品提供商、100 家工业互联网优秀服务商,创建 30 个智能制造示范区、30 个"互联网+先进制造"特色基地。信息消费惠民利企成效凸显,在生产类、生活类、公共服务类、行业类和新型信息产品消费等重点领域形成一批满足广大企业和人民群众需求的新产品、新服务、新业态、新平台。网络空间法规制度体系日趋完善,网络信息安全保障能力全面增强,高效便捷、安全可信、公平有序的信息消费环境基本形成。

二、优化提升信息消费供给水平

(一)加快推广数字家庭产品

实施智能家庭建设计划,扩大智慧家庭产品供给,重点加大智能电视、智能音响、家庭服务机器人等新型消费类电子产品供给力度,显著提升城乡居民生活数字化水平。基于人工智能和物联网平台技术,面向消费者场景化、个性化需求,建立完善智慧家庭"云网端"生态体系,引导重点企业向智能化、平台化转型。加快普及高清互动数字电视终端,大力发展 4K 超高清终端。支持数字家庭智能终端研发及产业化,加快发展集成多屏融合、高清互动和智能控制功能的新型数字家庭系统,推进数字家庭示范应用和数字家庭产业基地建设。推动基于 NB-IoT 等物联网基础设施建设,加快融合型家庭网关、家庭智能终端和家庭多制式传感器普及布设。加快培育家庭服务新型业态,积极开展智慧家居平台应用试点,推广家居环境感知与远程控制等综合应用。加快智能家电、家庭智能安防、智能照明及智能环境监测领域智能化信息家居产品研制,培育发展具备自主学习功能的服务型家用机器人。

(二)提升智能化生产服务供给水平

加快推进企业互联网化提升,促进云计算、物联网、大数据在工业企业的深度应用和创新应用。鼓励和支持企业利用软件定义网(SDN)、网络功能虚拟化(NFV)等未来网络技术,构建内外协同、灵活高效、安全可靠的企业级网络。实施工业云平台示范工程,依托省内龙头企业,发挥互联网企业、基础电信运营商作用,在装备制造、电子信息、新能源、汽车、医药等重点行业建设覆盖全产业链、全要素、全价值链的工业云平台。实施云服务体系培育工程,鼓励龙头制造企业成立云服务机构,加快推动工业软件企业和两化融合服务机构发展壮大,提升云服务提供能力。实施星级"上云"企业工程,推进大中型企业信息基础架构和应用系统向云上迁移,实现管理"上云"和业务"上云",鼓励广大小微企业使用成熟的云平台应用服务。推进工业与互联网融合创新试点示范,打造一批基于制造全流程、产品全生命周期、生产全产业链、大数据应用的智能化管控标杆工厂。加强"互联网+先进制造"特色基地建设,推动互联网人才、技术、资本、服务等高端要素在省级以上重点产业园区集聚。推进传统建造模式向设计三维化、构件部品化、施工装配化、管理信息化、服务定制化的现代建造方式转变,促进建筑产业转型升级,推动建筑产业现代化。深化信息技术和智能装备在农业生产全过程的应用,积极发展智能农业、感知农业、精准农业,推动信息技术在农业生产经营中的应用。

(三)大力发展信息产业

加快物联网关键核心产业发展,建设无锡物联网产业核心区,重点培育物联网芯片与器件、传输与终端等产品与应用,打造世界物联网产业发展新高地。推进软件和信息服务业规模发展,大力支持"软件名城"建设,培育一批互联网独角兽企业,发现和支持一大批互联网初创企业。支持地方结合实际发展大数据产业,建设大数据公共服务平台和大数据产业(交易)中心,建设一批特色鲜明的大数据产业园。推进集成电路产业高端发展,建设22/20纳米、16/14纳米等先进生产线,开发移动智能终端芯片、下一代网络通信芯片、智能可穿戴设备芯片以及工业控制、北斗导航、汽车电子、医疗电子、金融电子等行业芯片。重点发展5G、量子通信、卫星通信,加快研制下一代互联网设备,打造天地一体现代通信产业链。积极引导新一代人工智能产业发展,突破人工智能关键技术,集中产学研高端资源重点培育智能识别、智能协作、智能硬件、智慧家庭产品等新型人工智能新产品。推动各类应用电子产品向数字化、网络化、智能化方向发展,在市政、交通、环保、能源等领域开展新型应用示范。积极发展新能源汽车服务网络,推动节能型和新能源汽车发展,促进新一代信息技术在智能网联汽车领域的推广应用。

(四)提升信息技术服务能力

在重点行业领域大力发展"互联网+"人工智能平台,提升消费级和工业级智能硬件产品及服务支撑能力。全面兼容北斗导航系统,建设现代测绘基准体系,基于天地图·江苏等位置服务平台,为公众提供空间定位服务。面向公众实际需要,在联程联运、物流、应急防灾、家居智能、智慧健康、智慧体育、智慧养老、智能建筑、智慧社区、智慧旅游等领域,加强移动互联网、地理信息服务、虚拟增强现实等技术的集成应用,创新服务模式,为城市居民提供方便、实用的新型服务。大力培育移动商务、移动支付和位置服务等新业态、新模式,激发市场创新活力。支持社交平台发展,发挥体验式消费与口碑营销的作用,构建中小企业网上营销平台。推广面向企业全流程、网络化、智能化的信息技术服务,支持工业大数据平台建设,面向中小企业提供产品研发、生产制造、市场营销等服务。加快软件服务、制造资源、标准知识的开放共享,推动形成基于消费需求动态感知的研发、制造和产业组织方式。鼓励企业、科研机构、社会组织和个人积极融入国际开源社区。

(五)丰富数字创意内容和服务

加快文化资源数字化建设,大力发展创意文化产业。加强人工智能、物联网、大数据等技术在数字文化创意、创作、生产领域的应用,鼓励支持企业运用数字创作、数字艺术、工业设计等提升生产效率。统筹文化信息资源共享,打造全媒体传输服务平台,开发特色数字文化产品。加强网络文化产业集聚发展,支持传统媒体和新兴媒体融合发展。鼓励和支持软件企业加强数字文化内容产品和服务开发,推动数字创意在电子商务、社交网络、远程教育、智慧医疗、智慧旅游等领域中的应用,积极发展虚拟现实购物、社交电商等新模式新业态。建成省、市、县、乡、村五级公共文化设施网络,促进公共数字文化资源覆盖各类终端用户。加快建设数字图书馆、数字博物馆、数字文化馆、数字美术馆、数字农家书屋等公益性文化基础设施,实施数字档案馆、数字档案室一体化综合管理工程。推动主流媒体开展网络文化服务,引导社会力量积极开发具有江苏文化特色的网络文化产品。大力发展数字出版、数字影视等新闻出版广播影视业。加强内容资源开发,支持互动电视、手机电视、网络电视、广电宽带等融合型业务发展。促进移动多媒体、动漫游戏、数字音乐等文化产品供给,不断丰富和完善信息消费内容。

(六)全面推进智慧教育和智慧健康

推动各设区市按照新型智慧城市公共服务体系建设要求加快实施信息惠民工程。加快构建网络化、数字化、个性化、终身化教育体系,推动形成人人皆学、处处能学、时时可学的学习型社会。推动优质教育资源共建共享,建成覆盖各级各类教育的公共服务平台,打造苏派优质教育资源。推进信息技术与教育、教学和管理的深度融合与创新。推进智慧校园、智慧课堂、智慧管理和智慧决策建设,开展教育大数据分析应用。支持党校、行政学院、干部学院开展在线教育。实施智慧健康服务工程,加快构建统一、权威、互联互通的全民健康信息平台。积极探索"互联网+"健康医疗服务模式,大力开展远程医疗、互联网健康咨询、网上预约分诊、移动支付、医检结果查询、慢病随访等应用。推进居民健康卡、社会保障卡等应用集成,实现居民就诊"一卡通"。以家庭医生签约服务为基础,激活居民电子健康档案应用,推动覆盖全生命周期一体化电子健康服务。推行"虚拟养老院"建设,推广数字化健康医疗智能设备应用,发展居家健康信息服务,加快构建老龄人口健康保障信息服务体系。大力发展智慧体育,加快建设智慧体育服务网络和平台,完善全民健身电子地图,丰富和改善体育消费产品及服务。建设国民体质大数据管理和服务平台,推行全方位、全过程健康管理。建设智慧体育场馆,鼓励引导多行业、多主体生产智能可穿戴运动装备、运动健身指导技术装备。

(七)深入推进电子商务发展

积极推进电子商务进农村、进社区、进开发园区、进商贸物流、进专业市场、进国际贸易,引导、支持模式创新和技术创新,促进电子商务提质升级。建设完善物流、仓储、配送、金融支付等区域电子商务基础设施,提高南京、苏州、无锡、徐州、常州等国家电子商务示范城市影响力和知名度。支持大型商城和特色市场建设电子商务营销平台,建立完善线上线下融合发展的经营模式。引导有条件的生产经营企业和专业批发市场依法合规开展大宗商品现货市场电子交易。大力发展跨境电商,推进中国(苏州)跨境电子商务综合试验区建设。大力发展工业电子商务,鼓励工业企业积极利用电子商务平台优化采购、分销体系。推动生产企业利用电子商务优化供应链管理,发展网络定制产品。大力发展农村电子商务,在农业现代化集中区和有条件的农村地区重点扶持发展一批电商县、电商镇、电商村。

(八)加快发展智慧旅游

构建省旅游产业综合管理与服务平台,实现旅游与交通、公安、商务等数据信息共享,积极推动旅游业与城市管理、公共服务实现深度融合。大力推动现代信息技术在旅游行业的广泛应用,引导各类旅游企业建设智慧型企业,建立服务智能化、管理数字化、消费便捷化、营销网络化的全新旅游业态,培育一批智慧旅游示范项目和示范单位。加强旅游市场线上线下营销推广体系建设,面向广大游客提供资讯查询、在线预订、虚拟导览、智能导游、电子讲解和支付服务。全面推进旅游基础信息数据、旅游公共信息服务、旅游产业运行管理、旅游市场营销推广体系和平台建设。

三、培育扩大信息消费覆盖面

(一)加快信息基础设施提档升级

深入推进"光网城市"工程,大力实施"光网乡村"工程,大幅提升城乡光纤覆盖水平。加快实现4G网络广度和深度覆盖,加快推进5G网络、未来网络、量子通信网络试点工程。在南京国家级互联网骨干直联点基础上加大带宽扩容力度,加快互联网国际通信专用通道建设,打造面向区域级骨干网络互联的区域交换中心、信息交互中心。加快城域网、接入网、互联网数据中心等信息基础设施的IPv6升级改造。支持南京、苏州等下一代互联网示范城市建设,建设第五代移动通信产业化基地。推进物联网感知设施规划布局,推进NB-IoT省域全覆盖和商用服务,面向室内、交通路网、地下管网等应用场景实现深度覆盖,推动华为、中兴、亨通等IT企业与电信运营企业协同创新,形成窄带物联网产业生态核心能力。利用5G、移动物联网、北斗导航等新一代信息技术,在全省开发区、高新技术产业园区加快部署下一代信息基础设施。完善"网+云+端"的工业信息基础设施,建设低时延、高可靠、广覆盖的工业互联网。大力实施"企企通"工程,加快推进宽带网络进企业、入车间、联设备。推动国家级数据服务中心、呼叫中心、云计算中心、广电网络枢纽等功能性平台建设,打造超级计算中心和超级数据中心。

(二)加快推动信息消费成本下降

引导电信、广电网络运营企业加大面向社会公众的信息资费套餐优惠力度,进一步降低数据流量、语音通话单位价格,充分发挥信息服务的商品边际效益,大幅降低面向"双创"基地、中小微企业的互联网专线接入价格水平,助力大众创业、万众创新。持续开展工业互联网"企企通"工程,进一步降低大中型企业高带宽专线接入价格,优化资费方案,丰富服务供给。推进"互联网+"高效物流,建设一批具有行业和区域影响力的物流信息平台,打造智慧化物流体系。推动交通物流协作,支持城市配送、农村物流、邮政快递信息服务。鼓励银行、证券、期货、保险金融机构融入互联网,运用互联网思维创新金融产品和服务,以客户为中心改善用户体验,畅通线上线下链接渠道,依法合规发展网络信贷、网络证券、互联网保险、网络基金销售、网络消费金融和互联网支付等业务。

(三)推动数据资源共享开放

加快省大数据管理中心建设,构建横向互联、纵向贯通、安全可靠的统一数据共享交换体系,完善自然资源和地理空间、宏观经济、公共信用、人口等基础信息资源库以及重要领域信息资源库,建立全省统一的"大平台、大数据、大系统",推动信息资源跨地区、跨层级、跨部门共享。加强高分辨率遥感卫星和航空影像获取,实施新型基础测绘和地理国情监测,丰富基础地理信息数据资源。围绕智慧江苏建设,在公用事业、城乡环境、健康医疗、减灾救灾、社会保障、交通旅游等领域形成一批大数据典型示范应用,加大智慧城市大数据、政务大数据、工业大数据、大数据安全等领域应用开发力度。实施政府数据资源开放共享工程,加强政府部门数据的全省统筹管理,加快建设省级政府数据统一开放平台,推动建立政府数据开放标准体系,加快制定公共机构数据开放计划,推进公共机构数据资源统一汇聚和集中向社会开放,不断扩大数据开放范围,保证动态及时更新。研究编制数据资源特许使用管理办法。引导企业、科研机构、行业协会等社会组织主动采集并开放数据,建立政府和社会互动的大数据采集形成机制,加强政府数据与社会大数据的汇聚整合和关联分析。

（四）加快推进新型智慧城市建设

深入推进城乡规划、城乡建设、城市管理、城市运行等领域信息化建设,促进城镇运行智慧化、城镇管理精细化和城乡发展一体化,实现县级以上数字城市全覆盖。统筹规范市政、通信、广电等管线资源,深化网络基础设施共建共享,推动跨部门、跨地区共建共享综合性城市管理数据库。大力推进智慧江苏政务云、国土资源云、"时空信息云"、健康医疗云、教育云、旅游云、社保云、交通云等重点领域信息服务云平台建设。大力推动有线电视智慧乡镇建设,满足地方政府政务公开、服务民生的需求。大力推动物联网在工业、农业、交通、物流、电网、医疗、环保、安防、家居等重点领域形成高水平规模化应用。拓展数字化城管平台功能,加快推广基于大数据的网格化管理。加快建设社会治安立体防控体系,推进技防新装备向农村地区延伸。完善安全生产信息网络,实现预测预判预警及智能化控制。建立全省统一的突发事件预警信息发布系统和应急管理地理信息系统,提高应急处置与动态信息管理、调度及可视化能力。加快推进苏南自主创新示范区建设,对标国际先进水平,着力打造苏南智慧城市群。在特色小镇基础上推动发展智慧小镇。开展国家下一代互联网试点城市建设,支持苏州、南京等有条件地区先行探索建设"城市大脑"。加强智慧江苏综合门户资源整合,积极探索主动服务模式,面向社会提供各类公益性服务和增值服务。开展新型智慧城市评价,鼓励社会资本参与城市智能基础设施投资和运营。

（五）提升农村地区宽带接入能力

加大农村宽带建设投入,大力推进电信普遍服务试点项目,加快苏中、苏北农村地区光纤宽带网络全面覆盖,持续优化农村网络带宽结构,提升农村接入网传输交换能力,进一步提升网络整体容量和综合业务承载能力,为各种业务按需提供高速传输通道和质量服务。优化4G网络布局,加强农村地区人口相对聚集区域4G网络深度覆盖,提升移动宽带速率,改善用户体验。加快推进农村有线电视网络双向化和光纤化改造,基本实现有线电视光纤进村入户,建成城乡一体的新一代广播电视网。加快推进农村地区三网融合工作,实现三网融合全面普及。

（六）加快信息终端普及和升级

组织各地采用补贴或购买服务方式,面向低收入人群推广经济适用的智能手机、数字电视等信息终端设备,鼓励面向老年人开发健康管理类智能可穿戴设备。大力提高农村地区信息终端普及率,面向农村开发推广实用的智能信息终端。大力推进农业信息进村入户、农技推广工作,全面提升农村信息化水平。打造江苏农技推广服务云平台、优化升级农村综合信息服务平台,进一步聚集省内涉农网站信息资源,集成各涉农企业、涉农组织提供一站式信息服务。加大对农村电子商务的推广应用力度,在现有信息田园、电商平台的基础上,推动农产品、农资、休闲农业上网交易。

（七）加快提升消费者信息技能

加大对企业家、企业高管的信息化培训力度,定期对各级领导干部、公务人员开展信息化专业知识培训,增强领导干部学网、懂网、用网能力。举办中小企业创新创业、"i创杯""创青春"青年创新创业等大赛,发现和培育一批创新创业团队。充分发挥互联网产业园、互联网众创园、互联网产业人才培训基地等园区机构力量,积极举办互联网创业辅导,组织开展互联网创新创业大赛和互联网风云人物评选。推动高等院校、培训机构和省信息安全产业联盟合作,建设专业人才培训基地。积极开展网络空间安全学院建设,支持社会机构开展各类培训,建设信息化人才培训基地。深入开展全省农民用网推广活动,实现农村信息化知识宣传无死角、农村基层信息化服务全覆盖。支持农村"科技服务超市"网络体系建设,大力开展农村信息化知识普及宣传和实用技能培训,培育一批农村电子商务"经纪人"。

（八）切实提升信息消费体验

组织各地开展信息消费体验周、优秀案例展示等体验活动,推进和完善"线上软博会"平台,实现信息消费线上体验,扩大信息消费影响力。积极培育、拓展信息消费新业态、新模式,大力发展以互联网为载体、线上线下互动的新兴消费。推广基于移动互联网入口的城市服务,构建本地化生活服务O2O平台,培育线上线下结合的社区服务新模式,加快发展医疗、健康、养老、教育、旅游、体育、社会保障等新兴服务,培育金融租赁、节能环保、电子商务、现代物流、家庭服务、文化体育等新型业态。鼓励企业积极开展差异化细分市场需求分析,丰富移动智能终端、可穿戴设备、虚拟增强现实、人工智能设备等产品的应用服务及形态,提升用户体验。加快培育物联网信息服务新模式,重点实施物联网应用示范工程,拓展物联网运营服务和增值服务。推动北斗导航、地理信息产业等新型服务业发展。

四、合力营造信息消费良好环境

（一）加强和改进信息消费监管

建立电子证照互认共享机制,推进跨层级、跨区域、跨部门电子证照互认共享,推进信息消费领域"证照分离"试点,进一步简化优化业务办理流程。全面实行"多证合一、一照一码"登记制度,完善电子营业执照和全程电子化登记管理,建立多部门网上项目并联审批平台,放宽新业态新模式市场准入。积极应用大数据、云计算等信息技术手段,推动行业服务和管理方式改进与创新,增强政务服务的主动性、精准性、便捷性。强化事中事后监管,在信息消费领域推行"双随机、一公开"监管,完善守信联合激励和失信联合惩戒制度。严厉打击电信网络诈骗、制售假冒伪劣商品等违法违规行为,整顿和规范信息消费环境。鼓励社会资本以多种方式参与,形成政府主导、市场引导的信息通信业投融资模式。加快形成城乡基本公共服务监管体系,提高基本公共服务的供给效率和使用效率。加快建设全省统一的市场监管与服务大数据中心,实现精准监管和智慧服务。

(二)加快构建社会信用体系

大力推进省级居民网络身份统一认证系统建设,建立居民网络身份认证信息数据库,实现对全民身份信息的统一管理。健全用户身份及网站认证服务等信任机制,加快提升网络支付安全水平。加快构建社会信用信息体系,加强信用服务产品开发应用。优化拓展省社会法人信用基础数据库、自然人信用基础数据库及信用信息共享平台,营造公平诚信的信息消费市场环境。积极探索信息消费领域的市场准入制度创新,建立健全行业标准规范和规章制度,构建以信用为核心的新型事中事后市场监管机制,营造更加宽松的政策环境。推动公共信用信息平台、市场监管信息平台、政务一张网、行政权力平台的互联互通,实现基于统一社会信用代码的准入登记、许可审批、行政处罚、市场监管、公共信用等信息高度整合、联动共享。加快各地区、各部门信用信息系统的互联互通和信息共享,积极培育第三方信用服务机构,丰富面向公众的信用信息产品和服务,提高政府服务和监管水平。

(三)加强个人信息和知识产权保护

制定个人信息保护管理办法,加强网络社交、电子商务、医疗、金融等重点领域用户隐私信息保护,开展企业数据防护制度、技术和管理实务综合评估及互联网新技术新业务安全评估,严厉打击非法获取、泄露和出卖个人数据等违法行为。加大信息消费领域知识产权执法维权力度,严厉打击知识产权侵权假冒行为,完善网络文化服务市场准入和退出机制,加大网络文化管理执法力度。加强新闻信息采编转载资质管理,规范商业网站转载行为和网络转载版权秩序。

(四)强化信息消费安全保障

加强网络信息安全基础理论研究、关键技术研发、技术手段建设和产品服务创新,建立完善网络信息安全技术支撑体系。坚持依法治网,加快建立政府引领,企业、社会组织、技术社群、公民共同参与、相互协作的互联网治理机制。加强网络安全管理、个人信息保护、互联网信息服务管理,完善网络数据共享、利用等安全管理和技术措施,依法打击网络违法犯罪,营造互联网公平竞争环境。强化互联网企业的主体责任,完善内部管理机制,加强技术管控手段建设,增强网络安全防护能力,引导企业公平竞争、自我管理和改善服务。全面实施网络安全审查制度,落实网络安全等级保护制度,深入开展定级备案、测评整改,推动建立关键信息基础设施风险评估制度和密码应用安全性评估审查制度。建立和落实工业企业网络信息安全管理责任制,指导和督促工业企业完善安全管理制度,健全安全技术措施,强化安全监督检查与服务保障,努力提升工业控制系统信息安全防护水平。制定电子商务信用评价规范,建立互联网网站、电子商务交易平台诚信评价机制。

(五)加大财政支持力度

继续深入推进南京、徐州、苏州等国家信息消费试点示范城市和省信息消费示范试验区建设。对属于投资规模较大、需求长期稳定、价格调整机制灵活、市场化程度较高的基础设施及公共服务类项目,鼓励采用政府购买服务、政府和社会资本合作(PPP)模式。省、市相关财政专项资金积极支持信息消费示范试点项目建设。加快落实产业、金融、科技、人才、教育等方面的配套政策措施,充分发挥政府资金的杠杆作用,引导汇聚各类社会资本共同支持信息消费发展。落实企业研发费用加计扣除等税收优惠政策,促进社会资本对信息消费领域的投入。经认定为高新技术企业的互联网企业,依法享受相应的所得税优惠政策。

(六)加强统计监测和评价

建立信息消费统计监测制度,制定信息消费统计分类指标和标准,进一步明确统计范围,将智能产品、互联网业务、数字内容等纳入信息消费统计,开展信息消费统计、监测工作。各级经济和信息化部门加强信息消费政策研究、服务引导和运行分析,建立健全信息消费评价机制,面向社会定期公开发布信息消费发展指数和相关统计分析信息,合理引导消费预期。加强信息消费政策宣传,进一步激发居民的潜在消费需求。加强信息消费督查检查,指导和推动信息消费持续健康发展。